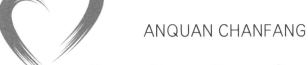

ANQUAN CHANFANG

安全产房

肖 梅　孙国强◎主审

杨 慧　骆 嫚　汤 斐◎主编

长江出版传媒

湖北科学技术出版社

图书在版编目（CIP）数据

安全产房 / 杨慧，骆嫚，汤斐主编. -- 武汉 ：湖北
科学技术出版社，2024. 9. -- ISBN 978-7-5706-3595-5

Ⅰ．R714

中国国家版本馆 CIP 数据核字第 2024CJ3418 号

策　　划：冯友仁　　　　　　　　　　　　　　　　责任校对：秦　艺
责任编辑：程玉珊　　　　　　　　　　　　　　　　封面设计：张子容

出版发行：湖北科学技术出版社

地　　址：武汉市雄楚大街 268 号（湖北出版文化城 B 座 13—14 层）

电　　话：027-87679468　　　　　　　　　　　　　邮　　编：430070

印　　刷：湖北云景数字印刷有限公司　　　　　　　邮　　编：430205

787×1092　　　　　1/16　　　　　　　　　　20. 75 印张　　　　400 千字
2024 年 9 月第 1 版　　　　　　　　　　　　　　2024 年 9 月第 1 次印刷
定　　价：99.00 元

《安 全 产 房》
编 委 会

序 言

　　1977年，湖北省妇幼保健院成立。

　　自医院成立之日起，医院历任产科主任、护士长均高度重视安全产房的工作，在不断完善工作的基础上，坚持做好各项产科指标的质控。

　　20世纪90年代初，产房就先后开展了单间产房、家属陪伴分娩、无痛分娩等一系列安全产房工作。

　　2015年6月20—27日，"无痛分娩中国行"团队来到我们医院工作一周，短短一周的时间，加深了我们对安全产房的重视、理解。

　　2015年12月25日，在湖北省卫生健康委员会（简称卫健委）妇幼处的领导下，医院完善相关设施，麻醉医师、麻醉护士走进产房，驻守产房，真正实现了安全产房要求的工作核心，那就是：

　　当一名产妇分娩时，

　　一名麻醉医师，

　　一名麻醉护士，

　　一名产科医师，

　　一名新生儿医师（随呼随到），

　　两名助产士，

　　一起迎接新生命的到来！

　　真正实现了爱婴医院的宗旨：儿童优先，母亲安全！

　　湖北省安全产房——从湖北省妇幼保健院出发！

　　正是安全产房的工作模式、工作制度、工作流程，使得湖北省妇幼保健院最大程度上保障了母婴安全，得到了社会各界人士一致的高度信任与认可。近20多年来，湖北省妇幼保健院的分娩量一直是全省第一，也是全国分娩大户之一！

　　产科工作繁忙！

　　产科杨慧主任医师与产科其他医护人员一起，在工作之余勤奋耕耘，编写了《安全产房》一书，其内容丰富，可读性、实用性强。希望大家喜欢这本书，爱上这本书！

敬请大家提出宝贵的意见!
谢谢大家!

湖北省妇幼保健院产科

肖梅

2024 年 1 月 29 日凌晨

目 录

CONTENTS

第一章
安全产房的标准与制度

第一节　安全产房的标准

"安全产房"是在原有产房工作流程的基础上，增加麻醉科医师、麻醉科护士驻守产房，实行"五对一"的服务。标准如下：

（1）分娩室提供"24h×7d"服务，即产房24h必须有助产士、产科医师、麻醉医师。

（2）每位产妇生产时，必须有以下人员在场：1名麻醉医师、1名产科医师、1名新生儿科医师（在场或随叫随到）、2名助产士。

（3）高危妊娠分娩时，必须有产科主治及以上医师和新生儿科医师在场。

（4）中转剖宫产能在15min内进行。

（杨　慧　骆　嫚）

第二节　安全产房的硬件和实施

一、产房的布局与设施

（1）设有独立产房，设有专门待产室，面积>15m²，同时设有隔离待产室和隔离分娩室，周边清洁无污染源。

（2）分娩区总面积>100m²以上，单间分娩室>20m²，有两张产床的分娩室>40m²。布局合理、分区明确，产房应集中设在病区一端，或者独立单元，远离污染源，应设有污染区、缓冲区、清洁区、无菌区。污染区设卫生间、污物处理间及污物通道；缓冲区（面积≥20m²）内有更衣室、换鞋处、产妇接受车辆转换处；清洁区设器械室、待产室、隔离待产室；无菌区设洗手间、无菌物品存放间、分娩室。

（3）洗手区域水龙头为非手触式水龙头：脚踏式、肘式、感应式。

（4）分娩室内配备动态空气消毒装置。

（5）空调调温系统，控湿设备，温度保持24~26℃，相对湿度以50%~60%为宜。

（6）各房间有供氧系统，配置足够的电源接口。

（7）隔离待产室和隔离分娩室所有器械应单独使用，用后产房、产床彻底消毒。

（8）有单独可以实施一对一陪产的独立分娩室。

（9）产房设有独立的产科手术室，或者产房有到达手术室的快速通道。

附：水中分娩室的布局与设施。

（1）地面应有必要的防滑设计，以防产妇发生意外。

（2）有可控排水装置，为防止分娩池水的污染，须不间断更换分娩用水。

（3）应有防止助产士和医师腰背部劳损的设计，避免医护人员为保护会阴而长时间蹲、跪。

（4）必须配备有专业的水净化处理设备以提供经过处理的符合标准的分娩用水。

除了分娩池，还要具备：①面积比单间产房大，可摆放水中分娩池、多功能产床等；②净水循环系统；③24h热水供应系统；④自动升降产床一张；⑤水下胎儿监护仪一台；⑥多功能远红外线辐射抢救台及电子秤；⑦新生儿喉镜+新生儿复苏囊；⑧中心供氧装置；⑨空调；⑩空气消毒机。

二、产房手术间的布局与设施

（1）产房急诊手术间应位于产房尽端或干扰最小的区域。

（2）必须进行防水、防震、隔音处理，墙角呈圆形，防止积灰。观片灯及药品柜、操作台等应设在墙内。

（3）有洗手池及外科洗手装置。

（4）有温度及湿度控制设备。温度应保持在24~26℃；相对湿度以50%~60%为宜，配备空气消毒机及净化装置。

（5）有和手术室相同的急救器械（呼吸机、深静脉穿刺器械、有创监测器械、加压加温输液及新生儿抢救器械）。实行24h麻醉医师、麻醉护士值班制度，可以随时启动紧急剖宫产抢救程序。

三、产房抢救设备

床旁监护系统、便携式监护仪、呼吸机（或便携式呼吸机）、输液泵和微量注射泵、心电图机、除颤仪、心肺复苏急救车（车上备有喉镜、气管导管、各种管道接头、急救药品及其他抢救用物等）。

四、产房的药品、物资、设备管理

(一) 药品

宫缩剂：催产素（短效、长效）、前列腺素。止血剂：氨甲环酸。心血管系统药物：肾上腺素、去甲肾上腺素、阿托品、去乙酰毛花苷、多巴胺等降压药及升压药。镇静药：地西泮。利尿剂：呋塞米、甘露醇。扩容剂：生理盐水、5%或10%葡萄糖、复方氯化钠注射液、低分子右旋糖酐、代斯（羟乙基淀粉200/0.5氯化钠注射液）等。纠酸药。解痉药：25%硫酸镁。麻醉药：2%利多卡因，其他药品如罂粟碱、氨茶碱、纳洛酮、地塞米松、肝素、10%的葡萄糖酸钙、各种消毒剂。

(二) 物资及设备

1) 基本设备：产床、新生儿复苏台、急救柜（车）、新生儿复苏设备（一次性吸痰管、新生儿T-组合复苏器，新生儿复苏囊、气管插管全套）、会阴切开缝合包、胎心监护仪、胎头吸引器、心电监护仪、氧气瓶或中心供氧、低压电吸引器、抢救子痫患者所用器具（压舌板、墨镜、开口器）、羊水栓塞抢救包、宫腔填塞纱布或球囊、消毒产包、麻醉穿刺包、静脉切开包、气管切开包、中心静脉留置管、输液泵等。

2) 麻醉机、除颤仪、B超机。

3) 其他设备：电脑（能联网）、器械台、敷料柜、婴儿秤、婴儿身长测量软尺、新生儿保暖包、新生儿手圈、印泥、血压计、听诊器、多普勒胎心仪、可调式电吸引器、沙袋等。配有会阴冲洗设备、阴道检查及人工破膜包、清宫包、导尿包，以及各种产科器械如产钳、阴道拉钩、宫颈钳等器具，备有剖宫产包等。备有产房抢救药箱（产后出血箱、子痫抽搐箱、羊水栓塞箱）。

（1）产后出血箱。①药品：0.9%氯化钠、乳酸钠林格、5%葡萄糖、地塞米松、葡萄糖酸钙、氨甲环酸。冰箱备卡前列素氨丁三醇注射液、卡贝缩宫素注射液、注射用血凝酶。②物品：输血器、取血卡、采血针、采血试管、各种型号注射器、留置针、输液器、子宫填塞球囊、导尿包、清宫包、流血用具包、卵圆钳。

（2）子痫抽搐箱。①药品：25%硫酸镁、酚妥拉明、硝苯地平、地西泮、哌替啶、5%碳酸氢钠。②物品：氧管、氧气面罩、吸痰管、压舌板、开口器、舌钳、约束带、导尿管、导尿包、输液器、采血针、采血管、留置针。

（3）羊水栓塞箱。①药品：地塞米松、氢化可的松、阿托品、氨茶碱、0.9%氯化钠、复方氯化钠注射液、低分子右旋糖酐、多巴胺、间羟胺、去乙酰毛花苷、呋塞米、20%甘露醇、5%碳酸氢钠、肝素、氨甲环酸、5%葡萄糖、10%葡萄糖。②物品：氧管、氧气面罩、吸痰管、导尿包、输液器、采血针、采血管、留置针、输血器。

（三）管理制度

常用、抢救仪器设备须按要求配置，种类、数量、规格保证一定基数，处于应急、随时可用状态，管理制度如下。

1）定点放置：各种仪器设备和抢救物品等放在易取放的位置，并定点放置、标识明显，不得随意挪动位置。

2）定人保管：各抢救仪器有专人负责保管，所有护理人员均应具备识别主要报警信息的基本知识与技能。

3）定期检查：建立急救物品交接本，每班专人清点记录，开机前检查仪器设备，保持仪器设备性能良好呈备用状态。护士长每周检查1次。

4）定期消毒：仪器表面每周两次由消毒班以250～500mg/L有效氯消毒液擦拭，有传染病史的患者，使用完后根据仪器属性即可给予消毒液擦拭、浸泡等相关处理。

5）为不影响本病区使用，设备仪器、抢救用品不得随意外借，特殊情况经领导同意后方可出借。

6）定期保养：

（1）科室专管人员每周清洁保养1次。

（2）设备科及仪器设备厂家专业人员应定期给予临床使用及保养指导，定期校对相关仪器设备，延长仪器设备使用寿命，精准使用结果。

（骆　嫚　吴　慧）

第三节　安全产房的人员配置及培训

一、人员配置

（1）人员配备数量，助产士数：产科床位数≥3∶5，或年分娩数≥0.6％；产房医师数：助产士数≥1∶2。

（2）有指征开展无痛分娩，麻醉师全程陪同。

（3）有主治、副主任医师及以上医师负责产房质量管理，产房护士长为主管护师以上职称并相对固定。

（4）产科医师、助产士应熟悉助产技术操作和各种常见产科高危因素处理方法，包括：产科危急重症的早期识别；各种催引产技术和并发症的处理；正确绘制产程图；产程中母婴监测技术（阴道检查、生命体征的检查、胎心监护、羊水异常的识别）；软产道损伤处理技术；正确测量及估计出血量的方法；产科出血的预防、诊断与处理；心肺复苏技术；消毒和隔离技术；健康教育和咨询指导技术；母乳喂养适宜技术；胎儿宫内复苏措施；新生儿基础复苏能力。

（5）各种记录全面：待产记录、产程图、分娩记录、新生儿记录、病程记录、知情同意谈话等记录。规范使用分娩登记本，做好实名登记、及时录入计算机并上传。做好出生医学证明签发和管理，出生医学证明签发当日上传，废证率＜1％。做好出生缺陷上报工作，及时上报出生缺陷报告卡。

（杨 慧 骆 嫚）

二、人员培训与考核

（一）医师培训

1.培训对象

1）一线医师：住院医师。

2）产房住院总医师：高年资住院医师/主治医师。

3）准二线医师：高年资主治医师/副主任医师。

4）二线医师：高年资副主任医师/主任医师。

2.培训目标

通过培训，全面提升产科医师队伍综合素质和技能。熟悉产房工作的范围、特点及发展趋势，掌握产房运作及掌握专科理论及操作技术，产房管理规章制度，岗位职责及工作流程，提高正常与异常产程观察判断能力及处置能力，具备识别异常情况及应急处理的能力，具备抢救处理急危重症孕产妇的救治能力。

3.培训要求与内容

1）住院医师：

（1）对于新入职的住院医师，先集中进行岗前培训，内容包括医院管理制度，医德医风教育，各类人员相关的培训标准、文件等，确保新职工的行为举止、精神面貌和医院要求一致。

（2）熟悉产科专业的各项规章制度、诊疗常规，掌握本专科病种、基本知识、基本技能的要求。在上级医师的指导下，完成相关病历书写。

（3）专人带教，由产房护士长安排有经验的助产士负责带教，能进行正常产程观察及处理，掌握顺产接生技术和会阴侧切缝合技术。3个月内主接生次数不得少于100次。

2）高年资住院医师/主治医师：

（1）掌握医疗18项核心制度、岗位职责，掌握相关医院感染（简称院感）知识。

（2）正确评估产程，及时处理异常产程。

（3）掌握产科急、危、重症的急救预案及流程，在上级医师的指导下完成难产接生，能进行急救，掌握新生儿窒息复苏抢救。

（4）指导下级医师工作。

3）高年资主治医师/副主任医师：

（1）完成难产接生、较复杂的阴道裂伤的缝合、对疑难孕妇及高危新生儿的观察处理。

（2）掌握孕产妇的抢救制度、报告原则及产科紧急情况的人员调配原则。

（3）承担一定的教学任务，制定实习生考核方案。完成带教工作，指导下级医师工作。

（4）积极参与新技术、新业务的引进及科研活动。

4）高年资副主任医师/主任医师：

（1）承担产房的主要教学任务，制定一线医师、产房住院总医师、准二线医师的考核方案。

（2）完成带教工作，指导下级医师工作。

（3）完成急危重症的人员调配及抢救工作，掌握复杂性毁胎术、复杂性阴道壁血肿缝合术、会阴Ⅲ度裂伤修补术。

（4）积极开展新技术、新业务，树立产房医、助、护等的科研意识。

4.培训方式

1）对新职工有专人带教，由产房护士长安排有经验的助产士，负责进行助产技术的培训。

2）加强专科业务知识学习，系统学习妇产科学、新生儿复苏、围生期知识、产科疾病相关的各种指南和专家共识，全科人员参与，大家轮流备课，每周1次。

3）每周交班小讲课，每周业务学习1次，对重点知识提问，每季度理论与技术操作考核1次。

4）对于产科各种急危重症进行应急演练，每季度1次。

5.考核安排

医师能力理论与实践考核安排见表1-3-1。

表1-3-1　医师能力理论与实践考核安排

月份	考核项目	考核人员	监考人
一月	①产前检查；②骨盆内外测量；③母乳喂养技术	一线医师	
二月	①助产相关法律法规；②医院感染与职业防护	一线医师、产房住院总医师、准二线医师	
三月	①正常分娩接产技术；②会阴侧切缝合术；③会阴Ⅰ、Ⅱ度裂伤修补术	一线医师	
四月	①人工剥离胎盘技术；②清宫术；③宫颈裂伤缝合术	产房住院总医师	
五月	产科日常诊疗常规	一线医师、产房住院总医师、准二线医师	

月份	考核项目	考核人员	监考人
六月	产科急危重症处理流程	一线医师、产房住院总医师、准二线医师	
七月	新生儿窒息复苏技术	一线医师、产房住院总医师、准二线医师	
八月	急救技术：①心肺复苏术（CPR）；②除颤技术	一线医师、产房住院总医师、准二线医师	
九月	臀位接产技术	产房住院总医师	
十月	毁胎术	产房住院总医师	
十一月	①产钳助产技术；②阴道壁血肿缝合术	准二线医师	
十二月	头位剖宫产术	产房住院总医师	

6.考核内容

医师能力理论与实践考核内容见表1-3-2。

表1-3-2 医师能力理论与实践考核内容

项目	考核内容
专科知识	助产相关法律法规（包括母婴保健法）
	工作职责和工作制度
	医院感染和职业防护
	产科诊疗常规
	产科各种并发症、合并症的处理
	产科各种急、危重症抢救流程
	产科临床辅助检查及检验结果解释（包括危急值管理）
	母乳喂养知识
	产后观察与宣教
专科技术	四步触诊法、骨盆内外测量
	胎心听诊及胎儿监护
	正常分娩接生
	产程观察
	会阴切开缝合术
	会阴裂伤修补术
	宫颈裂伤缝合术
	新生儿窒息复苏
	人工剥离胎盘术

项目	考核内容
专科技术	清宫术
	产钳助产
	臀位分娩
	肩难产
	毁胎术
	Bakri球囊置入术
	头位剖宫产术

7.考核标准

医师能力理论与实践考核标准见表1-3-3~表1-3-11。

表1-3-3　四步触诊法操作考核表

项目	标准分（分）	要求		分值（分）	得分（分）
测量宫高腹围	10	排空膀胱，仰卧，双腿伸直		2	
		检查者在孕妇右侧		2	
		以耻骨或脐部为指示点，手测宫底高度；或用皮尺于耻骨联合上方中点测量至宫底的长度		4	
		绕脐一周测量腹围		2	
四步触诊	74	第一步	仰卧，双腿略屈曲，稍分开，腹肌放松	5	
			检查者面向孕妇头部	2	
			两手交替辨别宫底部的胎儿部分	5	
			形状规则、质硬、浮球感的为头	5	
			大而软、形状不规则的为臀	5	
		第二步	双手置于腹部左右侧，交替触及规则平坦、饱满的为胎儿背部	5	
			较软、不规则，甚至可触及胎动的为肢体	5	
		第三步	拇指和四指分别置于耻骨联合上方先露两侧，核实先露与骨盆入口的关系	5	
			在骨盆深处固定不动，示衔接（入盆）	5	
			在耻骨联合上方浮动，尚未衔接（入盆）	5	
		第四步	检查者面向孕妇足端	2	
			双手置腹部左右侧，交替触及核实先露是头还是臀	5	
			左右推动，了解先露与骨盆的关系	5	

续表

项目	标准分（分）	要求		分值（分）	得分（分）
四步触诊	74	第四步	推面不动，先露已经衔接（入盆）	5	
			左右浮动，先露尚未衔接（入盆）	5	
提问	10	针对操作提出2~3个问题		10	
爱伤观念	6	与患者沟通、照顾、协助等		6	
总分	100			100	

表1-3-4 绘制妊娠图考核表

项目	标准分（分）	要求		分值（分）	得分（分）
了解患者一般情况	5	了解患者具体情况，有重点地进行一般检查		5	
检查准备	10	孕妇排空膀胱		2	
		孕妇取仰卧位，暴露腹部		5	
		准备检查用品（产程图表、皮尺）		3	
检查操作	70	测量宫高	标志点选择	10	
			准确	5	
		腹围测量	标志点选择	10	
			准确	5	
		填写血压、体重、胎位、先露与骨盆的关系、胎心率、孕妇蛋白尿等		10	
		绘制妊娠图		10	
		书写围产保健病历		10	
		操作流畅、熟练		5	
		图表、病历干净、整齐		5	
提问	10	针对操作提出2~3个问题		10	
爱伤观念	5	与患者沟通、照顾、协助等		5	
总分	100			100	

表1-3-5 骨盆测量操作考核表

项目	标准分（分）	要求			分值（分）	得分（分）
骨盆外测量	45	入口平面	横径		1	
			体位：孕妇取仰卧，双腿伸直		1	
			髂棘间径	两侧髂前上棘外缘的距离	3	
				正常值为23～26cm	2	
			髂峰间径	两侧髂峰外缘最宽的距离	3	
				正常值为25～28cm	2	
			前后径：骶耻外径		1	
			体位：孕妇左侧卧位，左腿屈曲，右腿伸直		1	
			耻骨联合上缘中点到第5腰椎棘突下缘的距离（髂峰后连线与脊柱相交的中点下1.5cm处或米氏菱形窝的上角处检查）		4	
			正常值18～20cm		2	
		骨盆出口平面	横径：坐骨结节间径或出口横径		1	
			体位：仰卧位，双手抱双膝将双腿向腹部屈曲充分外展		2	
			在外阴部后联合中部，测量两侧坐骨结节内侧缘的距离		2	
			正常值8.5～9.5cm，<8cm应测量后矢状径		4	
			耻骨弓角度	双拇指分别放在耻骨弓降支下缘，测量两拇指间所形成的角度	2	
				正常值90°，<80°为不正常	2	
			前后径 后矢状径		1	
			坐骨结节间径的中点到骶骨尖端之间的距离		2	
			戴指套的食指经肛门，触及骶尾关节处，拇指置于体外骶尾部，两指内外结合找到骶尾关节处		2	
			应用汤姆斯骨盆测量器一端置于骶尾关节处，另一端放于坐骨结节连线的中点处（坐骨结节连线放一把尺），测出后矢状径		2	
			正常值8～9cm，与出口横径相加>15cm，提示骨盆出口平面不存在狭窄		5	
骨盆内测量	40	前后径 骶耻内径（对角结合径）			2	
		一手食指、中指经阴道，用中指触及骶骨岬上缘中点。食指上缘紧贴耻骨联合的下缘，另一手食指标记此接触点，用皮尺测量检查手中指尖到此接触点的距离			6	
		正常值12.5～13cm。减1.5～2cm，即为骨盆入口平面的前后径（真结合径）			8	
		28～34周进行测量为宜，过早阴道较紧，不易操作			2	

续表

项目	标准分（分）	要求		分值（分）	得分（分）
骨盆内测量	40	中骨盆平面	横径 坐骨棘间径	1	
			食指和中指涂润滑剂经阴道触及一侧坐骨棘，再滑向另一侧坐骨棘，估计两侧坐骨峤间的距离，为中骨盆的横径	4	
			正常应可容纳6指，提示坐骨棘间径约10cm	3	
			前后径 坐骨切迹宽度：代表中骨盆平面的后矢状径	2	
			食指和中指触及一侧坐骨棘和骶骨下段之间切迹的宽度，即骶棘韧带的宽度	3	
			正常应该是可以容纳3指（5.5～6cm）骨盆出口平面 前后径	1	
			食指中指经阴道触及骶尾尖端，食指上端紧贴耻骨联合下缘	2	
			另手食指在此处作一标记，测量检查中指尖到标记处的长度，为出口前后径值	2	
			正常应该是11.5cm	2	
提问	10	针对操作提出2～3个问题提问		10	
爱伤观念	5	与患者沟通、照顾、协助等		10	
总分	100			100	

表1-3-6　胎心监护仪使用考核表

项目	标准分（分）	要求		分值（分）	得分（分）
了解患者一般情况	5	了解患者具体情况（孕周、有无合并症）		5	
检查准备	10	孕妇取坐位或半卧位		5	
		检查胎心监护仪		3	
		连接胎心监护仪		2	
胎心监护检查	70	腹部（胎心音区）放置涂有耦合剂的多普勒探头		5	
		在描记胎心率的同时，嘱孕妇凭自觉有胎动时，手按击按钮在描记胎心率的纸上做出记号		5	
		连续记录20min，如20min内无胎动再延长20min		15	
		宫缩激惹试验		15	
		胎心电子监护结果判读	判断正常（包括基线、变异、加速及减速）	15	
			识别异常	10	
		整个过程操作流畅、熟练		5	
提问	10	针对操作提出2～3个问题提问		10	

续表

项目	标准分 （分）	要求	分值 （分）	得分 （分）
爱伤观念	5	与患者沟通、照顾、协助等	5	
总分	100		100	

表 1-3-7　接生操作（正常分娩）考核表

项目	标准分 （分）	要求	分值 （分）	得分 （分）
了解患者一般情况	5	了解患者具体情况，有重点地进行检查	5	
接生前准备	10	孕妇取膀胱截石位	2	
		外阴冲洗消毒	5	
		打开产包，铺好消毒巾准备接生	3	
接生操作	70	接生者按无菌操作常规洗手、戴手套、穿手术衣	10	
		保护会阴方法	5	
		按分娩机制协助胎头仰伸	5	
		清理呼吸道及口鼻的羊水和黏液	5	
		协助胎头复位及外旋转	5	
		相继娩出前、后肩，协助胎体及下肢娩出	5	
		剪断脐带	5	
		娩出胎盘	5	
		仔细检查胎盘、胎膜是否完整	5	
		检查软产道有无损伤，如有裂伤，应予缝合	5	
		新生儿的处理	5	
		无菌观念	5	
		操作流畅、熟练	5	
提问	10	针对接生操作提出2~3个问题	10	
爱伤观念	5	与患者沟通、照顾、协助等	5	
总分	100		100	

表1-3-8 人工破膜术操作考核表

项目	标准分 （分）	要求	分值 （分）	得分 （分）
了解患者一般情况	5	了解患者具体情况，有重点地进行一般检查	5	
术前准备	10	孕妇取膀胱截石位	2	
		外阴按照接生准备冲洗消毒	4	
		外阴冲洗后，臀部下方铺无菌巾	4	
手术操作	70	术者戴无菌手套正确	5	
		上台再次碘附（或新洁尔灭）消毒外阴、阴道	5	
		一手食指、中指先检查，确认骨产道、软产道正常，排除头盆不称	15	
		破水后手不要立即取出，让羊水缓慢流出，观察羊水颜色	10	
		同时嘱咐台下人员听胎心	10	
		确认羊水、胎心正常，无阴道流血，无脐带先露或脱垂等，左手退出	5	
		无菌观念	5	
		全套操作流畅、熟练	5	
提问	10	针对操作提出1～2个问题	10	
爱伤观念	5	与患者沟通、照顾、协助等	5	
总分	100		100	

表1-3-9 会阴切开缝合术操作考核表

项目	标准分 （分）	要求	分值 （分）	得分 （分）
了解患者一般情况	10	了解患者具体情况，有重点进行一般检查	10	
术前准备	10	孕妇取膀胱截石位	2	
		外阴按照接生准备冲洗消毒	4	
		外阴冲洗后，臀部下方铺无菌巾	4	
手术操作	65	术者穿无菌手术衣、戴无菌手套正确	4	
		上台再次碘附（或新洁尔灭）消毒外阴、阴道	4	
		内诊检查，确认骨产道、软产道正常，了解宫口情况、胎方位、先露位置等	15	
		会阴局部和阴部神经阻滞麻醉手法正确	10	

续表

项目	标准分 （分）	要求	分值 （分）	得分 （分）
手术操作	65	切开会阴手法正确	5	
		切开会阴角度适宜	4	
		皮肤与黏膜面切口大小一致	4	
		切开后用纱布加压止血	4	
		缝合层次正确（黏膜、肌层、皮肤）	6	
		检查直肠有无肠线穿透、阴道有无纱布遗留	4	
		全套操作流畅、熟练	5	
提问	10	—	10	
爱伤观念	5	—	5	
总分	100		100	

表1-3-10　正常新生儿查体及处理考核表

项目	标准分 （分）	要求	分值 （分）	得分 （分）
一般情况	20	全身皮肤颜色、皮肤温度	5	
		四肢肌张力	5	
		新生儿反应（吸吮、拥抱反射）	5	
		哭声（响亮、微弱、尖叫）	5	
头颈部	25	外观畸形	5	
		囟门、头颅血肿、水肿	10	
		皮肤损伤或颅骨及锁骨骨折	10	
胸部	15	呼吸频率和呼吸音	5	
		心率、心跳节律和心音强度	10	
腹部	10	观察脐带根部	4	
		腹部触诊肝脾和腹肌张力	6	
四肢	10	畸形	5	
		肌张力和反射（弹足底）	5	
肛门外生殖器	5	肛门和外生殖器有无畸形	5	

续表

项目	标准分（分）	要求	分值（分）	得分（分）
无菌、爱伤观念	5	洗手、戴口罩、保暖遮盖意识	5	
操作	5	全套操作熟练、流畅	5	
临床思维	5	提问2个小问题，即时回答	5	
总分	100		100	

表1-3-11 清宫术操作考核表

项目	标准分（分）	要求	分值（分）	得分（分）
术前准备	4	与患者沟通，简单告知清宫的目的，缓解患者紧张情绪，解除患者思想顾虑	2	
		测量生命体征，全身检查，妇科检查	1	
		精神紧张者，适当给予镇静药物	1	
手术操作	60	消毒阴道、穹隆、宫颈（顺序、注意事项）	12	
		以扩阴器暴露宫颈，消毒阴道（碘附）、宫颈（碘附）	12	
		以宫颈钳钳夹宫颈前唇中部，稍向外牵拉，使子宫呈水平位	12	
		探测宫腔深度、曲线（探针顺宫腔方向）	12	
		送入刮匙，顺时针或者逆时针搔刮宫腔1～2周，紧贴宫壁上下移动，致宫壁粗糙、宫腔缩小	12	
术后处理	3	告知术后注意事项	3	
避孕指导	4	提供信息正确，有针对性、个体化指导	4	
无菌观念	10	各环节操作有无菌意识，按要求、无菌与清洁区域之间防护、使用和未使用器械的放置（器械台）等	10	
爱伤观念	3	与患者沟通，关心、帮助患者	3	
提问	20	针对操作、并发症防治提出相关内容	20	
总分	100		100	

（二）助产人员培训

1. 培训对象

1）毕业5年内初级助产士。

2）护师级助产士。

3）主管级助产士。

2. 培训目标

通过培训，全面提升助产士队伍综合素质和技能。夯实专业基础，强化助产理论和操作技能，规范助产行为，根据孕产妇及胎婴儿的特点，为母婴提供安全、有效的助产帮助，以提升助产士的核心能力，达到助产专业化培训目的。具体实践标准和目标如下：

1）明确助产士的角色及功能定位，掌握助产工作的范围、特点及发展趋势。

2）培养和更新助产士在社会、人文、心理等方面关于助产的专业理念。

3）掌握助产学理论知识及常用助产技术，并保持更新。

4）掌握正常及异常产程观察要点，具备识别异常情况及应急处理的能力。

5）掌握陪产技巧，能有效应用体位、非药物镇痛技术等促进正常分娩。

6）掌握孕期保健的相关理论，提高健康咨询的能力。

7）掌握母乳喂养及新生儿的护理知识，提高母乳喂养的成功率。

8）掌握母婴急救监护技术及常见仪器设备的应用和管理。

9）掌握产房医院感染预防与控制的原则。

10）掌握产房核心制度及工作流程。

11）掌握产房外的助产延伸服务内容和范围。

3. 培训要求与内容

对于工龄1~2年的初级助产士要求如下：

1）基础理论及专科知识。

（1）明确各班的工作职责、流程和规章制度。

（2）能按照孕妇入院的护理流程指导孕妇正确办理入院手续和完成入院的准备工作。

（3）能准确划分3个产程及正确判断临产情况。

（4）能独立完成正常孕妇及新生儿的护理记录。

（5）能进行产房内常用仪器的使用和保养。

（6）明确催产素、硫酸镁的基本作用、用途、给药方法、不良反应及药物配伍禁忌。

2）专科技能。

（1）能完成正常待产孕妇及胎儿的一般护理常规。

（2）能进行四步触诊及骨盆外测量。

（3）能进行正常产程的观察，实施正确护理措施。

（4）能正确描绘产程图。

（5）能做好顺产接生的物品准备工作及完成顺产接生。

（6）能正确执行医嘱，并及时观察各项治疗的反应。

（7）能按照标本采集程序为孕妇正确采集标本。

（8）用健康保健知识对孕产妇进行健康宣教。

3）应急处理与抢救能力。

（1）明确抢救车的药品和物品管理及抢救器械的放置。

（2）能正确准备新生儿窒息抢救的用品。

（3）掌握孕产妇的抢救制度与流程、报告原则及产科紧急情况的人员调配原则。

（4）遇到突发事件或投诉时，能懂得寻求帮助与汇报。

（5）能根据职业暴露处理原则，正确处理锐器损伤事件。

4）综合管理能力。

（1）能整理、清洁、维护各种仪器、设备和用物。

（2）能够与同事积极沟通、配合默契并做好与孕产妇的沟通。

5）教学及培训能力。

（1）参加科室、护理部及医院组织的业务学习、查房、病例讨论，不断更新知识及护理技能。

（2）自觉参加基本理论、基本知识、基本技能（简称"三基"）及专科规范化培训，完成考核及获得继续教育学分。

（3）在上级助产士的指导下，学习并完成相关病历书写。

对于工龄3~5年的初级助产士要求如下：

1）基础理论及专科知识。

（1）熟悉并执行产房的工作制度。

（2）能正确收集产妇孕期资料并完成护理文书记录。

（3）对正常与异常产程能做出正确的判断。

（4）能识别分娩基本临床观察指标、正常值、临床意义及常用监护仪器各参数的正常值及意义。

2）专科技能。

（1）能分析产程图及时发现异常产程。

（2）能使用专科常用仪器，能独立为孕妇进行胎儿监护，具有判断监测结果的能力。

（3）能对孕妇待产过程中出现的异常情况做出初步分析，及时报告医师，配合处理。

（4）能准备不同分娩方式的接生用品，完成顺产难产接生及会阴侧切缝合术，完成多胎分娩的助产技术。

（5）做好传染病孕妇分娩前后的消毒隔离工作。

3）应急处理与抢救能力。

（1）能正确使用产房内常用的抢救仪器。

（2）能进行急救、新生儿复苏和危重监护技术及专科技术中涉及的护理工作。

（3）能配合医师对窒息新生儿实施抢救。

（4）能应用应急预案对科室突然停水、停电和突然收治大量患者等突发事件进行处理。

4）综合管理能力。

（1）能做好与相关部门之间的良好沟通。

（2）及时发现医嘱存在的问题。

（3）严格执行消毒隔离制度，做好进入产房人员与物品的监督与管理。

5）教学及培训能力。

（1）通过不同的学习渠道及方式，增强专业技术及综合能力。

（2）完成专科理论及基础技术考核。

对于护师级助产士要求如下：

1）基础理论及专科知识。

（1）能正确评估并消除各种安全隐患的因素。

（2）明确分娩期并发症的病因、临床表现和处理原则。

2）专科技能。

（1）结合产程图结果，对异常产程能做出正确判断，并及时报告医师采取相应处理措施。

（2）能进行高危孕妇的产程观察，完成顺产接生工作。

（3）能进行危重产妇的产程监护及配合医师进行治疗工作。

（4）能进行软产道检查、阴道裂伤缝合，配合医师进行宫颈裂伤缝合及阴道壁血肿缝合。

（5）能配合医师进行新生儿窒息复苏抢救工作。

（6）能正确使用产房内的专科特殊器械及设备。

3）应急处理与抢救能力。

（1）对孕妇及新生儿突然发生的病情变化，能应用抢救制度和报告原则做出初步判断及处理。

（2）熟练掌握新生儿窒息抢救技术。

（3）遇紧急分娩能选择适当的方式进行接生，保证母婴安全。

4）综合管理能力。

（1）能对难产产妇及妊娠合并并发症的产妇提供适合个体的健康宣教。

（2）发现工作中的问题，能够对科室工作制度及流程提出合理化建议。

5）教学及培训能力。

（1）参加教学培训，具有带教的能力。

（2）能制定护生的临床实习带教计划，并组织实施。

（3）具有制作课件及讲课能力，担任小讲课。

对于主管护师级助产士要求如下：

1）基础理论及专科知识。

（1）监督及评价各种无菌技术操作、消毒隔离制度的落实。

（2）分析产房内的护理工作情况并对工作质量进行评价，提出持续改进的意见。

（3）指导及质控下级助产士正确书写各种护理记录。

（4）明确高危妊娠的病因、临床表现和处理原则。

2）专科技能。

（1）及时发现难产征象，配合医师进行难产接生及掌握Ⅲ度会阴裂伤缝合术操作规程，协助医师行会阴Ⅲ度裂伤缝合术。

（2）熟练掌握疑难患者观察护理重点，对孕产妇的并发症，能迅速作出判断，做初步处理，及时报告医师。

（3）能指导下级助产士对产妇及新生儿的潜在并发症有充分的预判，并能预先做好相关的准备。

（4）能排除仪器及设备的常见故障。

3）应急处理与抢救能力。

（1）对产科急症能迅速判断并组织抢救处理措施。

（2）对危重孕妇能迅速做出反应并实施有效的抢救处理措施。

（3）遇紧急情况，当护士长不在场时，主动承担指挥者的角色。

（4）遇多胎接生或分娩产妇突然发生异常情况，能迅速启动科室"人力资源紧急调配方案"，以确保人力资源能够满足孕妇服务需求。

4）综合管理能力。

（1）参与科室管理，能对工作质量进行分析及评价并提出持续质量改进的意见。

（2）指导下级护士管理病房的物品、药品、抢救设备等，能对产房管理质量进行评价。

（3）培训下级助产士的急救技术。

5）教学及培训能力。

（1）具有较强的授课能力，承担一定的教学任务，制定实习生考核方案。

（2）指导下级助产士配合难产接生、较复杂的阴道裂伤的缝合、对疑难孕妇及高危新生儿的观察护理。

（3）对下级助产士进行新生儿窒息复苏及急救技术的培训。

（4）对下级助产士的工作进行指导。

（5）积极参与新技术、新业务的引进及科研活动，树立护理科研意识。

4. **培训方式**

1）参加护理部每月组织的业务学习及护理查房，没有参加的人员科室实行二次培训，有考核记录。

2）参加"三基"培训及考核：根据护理部统一安排，每月进行培训考核。

方法：首先组织科内护理骨干进行培训，合格后对本科护理人员进行技术指导，然后由护理部对全体护理人员进行统一考核。

3）进行新生儿窒息复苏及各项孕产妇急救演练。

4）进行模拟会阴缝合演练。

5）参加科内每月组织的业务学习及护理查房。

6）参加科内每月组织的专科技能操作培训及考核。

5. **考核安排**

助产士技术能力理论与实践考核计划见表1-3-12～表1-3-14。

表1-3-12　产房护理查房考核安排

月份	考核项目	考核人员	监考人
一月	肩难产诊断与处理	N1～N2级助产士	
二月	产后尿潴留	N1～N2级助产士	
三月	阴道壁血肿	N1～N2级助产士	
四月	产后出血的观察及处理	N1～N2级助产士	
五月	胎心监护的观察及异常的处理	N1～N2级助产士	
六月	产程与体位管理	N1～N3级助产士	
七月	妊娠期及产褥期脓毒血症诊断和治疗共识	N1～N3级助产士	
八月	妊娠合并甲状腺功能异常	N1～N2级助产士	
九月	剖宫产后阴道分娩（VBAC）的产程观察及护理要点	N1～N3级助产士	
十月	妊娠期糖尿病的筛查最新指南解读	N1～N2级助产士	
十一月	妊娠期高血压及HELLP综合征	N1～N3级助产士	
十二月	围生期抑郁症筛查与诊治专家共识	N1～N3级助产士	

表1-3-13　产房业务学习考核安排

月份	考核项目	考核人员	监考人
一月	助产相关法律法规	N1～N3级助产士	
二月	助产学基本理论	N1～N3级助产士	
三月	助产人员工作职责和制度	N1～N3级助产士	
四月	常见疾病的护理常规	N1～N3级助产士	
五月	产科急救与配合	N1～N3级助产士	
六月	产科并发症的处理	N1～N3级助产士	
七月	正常接产技术	N1～N3级助产士	
八月	母乳喂养培训	N1～N3级助产士	
九月	药物催引产的使用及观察	N1～N3级助产士	
十月	产科临床辅助检查及检验结果分析	N1～N3级助产士	
十一月	急救仪器设备的使用、维护与保养	N1～N3级助产士	
十二月	医院感染与职业防护	N1～N3级助产士	

表1-3-14　产房技术操作考核安排

月份	考核项目	考核人员	监考人
一月	①手卫生（外科洗手）；②产前检查	N1～N3级助产士	
二月	①静脉留置针穿刺术；②肩难产接产技术	N1～N3级助产士	
三月	①吸痰技术；②产钳助产技术	N1～N3级助产士	
四月	①会阴冲洗技术；②臀助产接产技术	N1～N3级助产士	
五月	①胎心监测技术；②人工剥离胎盘技术	N1～N2级助产士	
六月	①胰岛素泵注射技术；②催引产术	N1～N2级助产士	
七月	①密闭式静脉输血技术；②会阴切开缝合技术	N1～N2级助产士	
八月	①动脉血气分析采集术；②正常分娩接产技术	N1～N2级助产士	
九月	①血糖监测技术；②母乳喂养技术	N1～N2级助产士	
十月	①心电监测技术；②呛奶处理流程	N1～N2级助产士	
十一月	急救技术：①心肺复苏术（CPR）；②除颤技术；③新生儿窒息复苏技术	N1～N3级助产士	
十二月	①静脉输液泵的使用；②会阴裂伤缝合术	N1～N2级助产士	

6. 考核内容

助产士技术能力理论与实践考核内容见表1-3-15。

表1-3-15　助产士技术能力理论与实践考核内容

项目	考核内容
专科知识	助产相关法律法规（包括母婴保健法）
	助产学基本理论
	工作职责和工作制度
	常见疾病的护理常规
	医院感染和职业防护
	产科临床辅助检查及检验结果判读（包括危急值管理）
	常用急救仪器设备的使用、维护保养和故障排除能力
	产科危重症抢救流程
	产科并发症的处理
	母乳喂养知识
	产后观察与宣教
	催产素的使用及观察
专科技术	四步触诊法、骨盆外测量
	胎心听诊及胎儿监护
	产时会阴冲洗
	仪器的使用：胎心多普勒、输液泵、开放辐射抢救台、心电监护仪等
	正常分娩接生
	静脉留置针
	产程观察
	会阴切开缝合术
	会阴裂伤修补术
	人工剥离胎盘术
	新生儿窒息复苏技术
	产钳助产术
	臀位分娩助产
	肩难产

续表

项目	考核内容
专科技术	晚期妊娠引产
	产科急救配合
	产科特殊用药：米索前列醇、卡前列素氨丁三醇等
	宫腔填塞止血（纱布、COOK水囊压迫止血）
综合能力	团队精神
	应急反应能力
	沟通能力
	创造性解决问题能力
	完成顺产接生病例100例
	完成产后出血等急救10例

7.考核标准

助产士技术能力理论与实践考核标准见表1-3-16～表1-3-33。

表1-3-16 测量宫高、腹围评分标准

项目		标准分（分）	要求	分值（分）	得分（分）
操作前	素质要求	10	服装、鞋帽整洁	2	
			仪表大方，举止端庄	2	
			语言柔和恰当，态度和蔼可亲	3	
			修剪指甲、洗手、戴口罩	3	
	环境准备	3	环境整洁，关闭门窗，挡屏风	2	
			室温适宜	1	
	用物准备	2	纸、笔、尺、孕妇保健卡或病历	2	
	孕妇评估	5	评估孕妇（孕周；是否属于高危妊娠；腹形及大小；腹部有无妊娠纹、手术瘢痕和水肿）	5	
操作步骤	核对解释	13	核对孕妇姓名（床号、住院号）	2	
			向孕妇解释检查目的	3	
			叮嘱孕妇排空膀胱、保护隐私	2	
			协助孕妇取仰卧屈膝位，头部稍垫高；暴露腹部；双腿略曲稍分开，腹肌放松	6	

续表

项目		标准分（分）	要求	分值（分）	得分（分）
操作步骤	测量宫高	20	操作者站立于孕妇右侧	5	
			左手持皮尺零端置于耻骨联合上缘中点	5	
			右手将皮尺向上拉开至子宫底部	5	
			使皮尺紧贴于腹部，记录读数	5	
	测量腹围	10	协助孕妇抬起腰部放置皮尺	5	
			将皮尺以脐为水平绕腹部一周，记录读数	5	
	沟通	2	操作过程中关注孕妇的反应，询问有无不适；适时沟通交流	2	
操作后	孕妇	10	协助孕妇穿裤，置舒适体位，缓慢坐起休息后再下床	3	
			告诉孕妇检查结果，并做适当解释；告知下次检查时间和注意事项	5	
			指导孕妇学会自我监测胎心计数	2	
	用物处理	2	整理床单位，清理用物	2	
	评估	3	能根据测量结果结合孕周正确判断，如有异常及时联系医师	3	
	助产士	5	洗手；并将检查结果正确记录	3	
			报告操作结束	2	
理论		15	测量宫高、腹围的目的、注意事项；不同孕周的宫底高度	15	
总分		100		100	

表1-3-17 骨盆测量评分标准

项目		标准分（分）	要求	分值（分）	得分（分）
操作前	素质要求	4	服装、鞋帽整洁	1	
			仪表大方，举止端庄	1	
			语言柔和恰当，态度和蔼可亲	1	
			修剪指甲、洗手、戴口罩	1	
	环境准备	2	整洁，关门窗，挡屏风	1	
			室温适宜	1	

项目		标准分（分）	要求	分值（分）	得分（分）
操作前	用物准备	2	骨盆测量仪、扩阴器、无菌手套，纸、笔、孕妇保健卡或病历等	2	
	孕妇评估	2	评估孕妇（核实孕周、心理状况等）	2	
操作步骤（骨盆外测量）	核对解释	5	核对孕妇姓名（床号、住院号）	1	
			向孕妇解释检查目的	1	
			叮嘱孕妇排空膀胱、保护隐私	2	
			协助孕妇仰卧于检查床	1	
	髂棘间径	8	体位：嘱伸腿仰卧位，检查者站于孕妇右侧	2	
			正确定位孕妇两侧髂骨的髂前上棘	2	
			用骨盆测量器测量两侧髂前上棘外缘的距离	2	
			判断髂棘间径是否正常，正常值为23~26cm	2	
	髂嵴间径	6	体位：孕妇取伸腿仰卧位	2	
			测量两髂嵴外缘间最宽距离	2	
			判断髂嵴间径是否正常，正常值为25~28cm	2	
	骶耻外径	6	体位：孕妇取左侧卧位，右腿伸直，左腿屈曲	2	
			测量第5腰椎棘突下（米氏菱形窝的上角）至耻骨联合上缘中点的距离	2	
			判断骶耻外径是否正常，正常值为18~20cm	2	
	坐骨结节间径	6	体位：孕妇取仰卧位，双手抱膝使双腿向腹部屈曲	2	
			测量两坐骨结节内侧缘间的距离	2	
			判断坐骨结节间径是否正常，正常值为8.5~9.5cm	2	
	出口后矢状径	8	体位：孕妇取仰卧位，双腿屈曲稍分开	2	
			右手食指戴指套，正确定位坐骨结节间径中点	2	
			正确定位骶尾尖端，测量该径线距离	2	
			判断出口后矢状径是否正常，正常值为8~9cm	2	
	耻骨弓角度	6	体位：孕妇取仰卧位，双腿屈曲稍分开	2	

续表

项目		标准分（分）	要求	分值（分）	得分（分）
操作步骤（骨盆外测量）	耻骨弓角度	6	双手拇指指尖在耻骨联合下缘对拢，两拇指分别平放在耻骨降支上，两拇指间的角度为耻骨弓角度	2	
			判断耻骨弓角度是否正常，正常值为90°	2	
操作步骤（骨盆内测量）	操作前准备	4	再次确认孕妇孕周：34～36周，体位：取仰卧截石位	1	
			正确消毒外阴部	2	
			操作者戴手套并涂以润滑液	1	
	对角径	6	检查者将一手食指、中指伸入阴道内，用中指尖触及骶岬上缘中点，食指上缘紧贴耻骨联合下缘，另一手食指固定标记此接触点	2	
			抽出阴道内手指，测量中指尖至此接触点的距离	2	
			判断对角径是否正常，正常值为12.5～13cm	2	
	坐骨棘间径	4	检查者将一手食指、中指伸入阴道内，分别触及两侧坐骨棘，估计其间的距离	2	
			判断坐骨棘间径是否正常，正常值为10cm	2	
	坐骨切迹宽度	4	检查者将阴道内食指置于骶棘韧带上移动，估计其宽度	2	
			判断坐骨切迹宽度是否正常，正常值为5.5～6cm	2	
	沟通	2	操作中关注孕妇的反应，询问孕妇有无不适，并适时沟通交流	2	
操作后	孕妇	4	协助孕妇穿裤，置舒适体位，缓慢坐起休息后再下床	1	
			告诉孕妇检查结果，并做适当解释；告知下次检查时间和项目注意事项	2	
			指导孕妇学会自我监测	1	
	用物处理	1	整理床单位，清理用物	1	
	评估	2	能根据测量结果结合孕周正确判断，如异常及时联系医师	2	
	助产士	2	洗手；并将检查结果正确记录	2	
		1	报告操作结束	1	
理论		15	骨盆测量的目的、注意事项	15	
总分		100		100	

表 1-3-18 观察宫缩评分标准

项目		标准分 (分)	要求	分值 (分)	得分 (分)
操作前	素质要求	8	服装、鞋帽整洁	2	
			仪表大方，举止端庄	2	
			语言柔和恰当，态度和蔼可亲	2	
			洗手、戴口罩	2	
	环境准备	4	整洁	1	
			保护隐私：关门窗、挡屏风（拉幕帘）	2	
			室温适宜（24~26℃）	1	
	用物准备	4	胎心电子监护仪、耦合剂、固定探头绑带、纸、笔	2	
			检查连接线、电源	2	
	孕妇评估	4	产检病史	2	
			产程进展	1	
			配合程度	1	
操作步骤	核对解释	10	携用物至床边	1	
			核对孕妇姓名及腕带信息（床号、住院号）	2	
			向孕妇解释检查目的	2	
			嘱孕妇排空膀胱	2	
			协助孕妇取舒适体位	2	
			注意保暖	1	
	触诊 观察法	21	检查前手先预热	1	

续表

项目		标准分（分）	要求	分值（分）	得分（分）
操作步骤	触诊观察法	21	助产士将手掌放于孕妇的腹壁近宫底部下3指处	2	
			感受宫缩时子宫的变化（宫缩时宫体部隆起变硬、间歇期松弛变软）（识别宫缩期、间歇期各3分）	6	
			触诊观察3次以上的宫缩，时间＞10min	2	
			准确记录宫缩开始时间、持续时间、结束时间、宫缩强度、间歇时间（每项各2分）	10	
	胎儿电子监护法	17	将监护仪上的宫缩探头固定在孕妇腹壁近宫底部下3指处	3	
			将胎心探头涂上适量耦合剂置于胎背侧胎心音最清晰处	3	
			固定绑带，松紧适宜	2	
			将监护仪宫缩描记指针归零	1	
			打开监护仪走纸开关	1	
			走纸上注明床号、姓名、住院号、开始时间、结束时间（每项各1分）	5	
			连续描记20min	2	
	沟通	2	操作中关注孕妇的反应，询问孕妇有无不适，并适时沟通交流	2	
操作后	孕妇	6	将孕妇腹部耦合剂擦净	2	
			协助孕妇整理衣裤，置舒适体位或协助起床	2	
			告诉孕妇检查结果	2	
	用物处理	2	整理床单位，清理用物	2	
	评估	2	观察监护过程中如异常及时联系医师	2	
	助产士	4	洗手；正确记录	4	
		4	电子监护分析图形，医师签字	4	
		2	报告操作结束	2	
理论		10	观察宫缩的目的、注意事项	10	
总分		100		100	

表 1-3-19　胎心听诊评分标准

项目		标准分 （分）	要求	分值 （分）	得分 （分）
操作前	素质要求	10	服装、鞋帽整洁	2	
			仪表大方，举止端庄	2	
			语言柔和恰当，态度和蔼可亲	2	
			修剪指甲、洗手	2	
			戴口罩，预热双手	2	
	环境准备	4	整洁，关门窗，挡屏风	2	
			室温适宜	2	
	用物准备	4	胎心音听诊器或胎心音多普勒仪、耦合剂、秒表、纸巾	4	
	孕妇评估	6	评估孕周、胎位及产程进展	2	
			了解孕妇自理能力、合作程度及耐受力	2	
			局部皮肤情况	2	
操作步骤	核对解释	12	核对孕妇姓名（床号、住院号）	2	
			自我介绍	2	
			向孕妇解释检查目的	3	
			叮嘱孕妇排空膀胱	3	
			协助孕妇仰卧于检查床上头部稍抬高	2	
	体位摆放	8	嘱仰卧屈膝位，检查者在孕妇右侧	3	
			暴露腹部，双腿放平，腹肌放松	2	
			注意保暖及保护隐私	3	
	胎心听诊	14	用四步触诊法确定胎背位置	4	
			使用秒表，在靠近胎背上方的孕妇腹壁处听诊1min	4	
			在宫缩间歇时听诊	3	
			判断胎心率是否正常	3	
	沟通	2	操作中关注孕妇的反应，询问孕妇有无不适，并适时沟通交流	2	

续表

项目		标准分（分）	要求	分值（分）	得分（分）
操作后	孕妇	10	听诊完毕，用纸巾擦净孕妇腹部及探头上的耦合剂	3	
			协助孕妇穿裤，置舒适体位，缓慢坐起休息后再下床	2	
			告诉孕妇胎心率值，并做适当解释	3	
			指导孕妇学会自我监测	2	
	用物处理	2	整理床单位，清理用物	2	
	评估	3	能根据胎心率判断是否在正常，如异常及时联系医师	3	
	助产士	3	洗手；并将检查结果正确记录	3	
		2	报告操作结束	2	
理论		20	胎心听诊的目的	10	
			胎心听诊的注意事项	10	
总分		100		100	

表1-3-20 胎心监护评分标准

项目		标准分（分）	要求	分值（分）	得分（分）
操作前	素质要求	10	服装、鞋帽整洁	2	
			仪表大方，举止端庄	2	
			语言柔和恰当，态度和蔼可亲	3	
			修剪指甲、洗手、戴口罩	3	
	环境准备	3	整洁，关门窗，挡屏风	2	
			室温适宜	1	
	用物准备	2	胎心监护仪、耦合剂、监护带、纸巾等	2	
	孕妇评估	5	评估孕周、宫高、腹围，孕妇自理能力、理解情况和合作程度，局部皮肤情况，胎方位、胎动情况（如临产，还要评估产程进展等）	5	

续表

项目		标准分 （分）	要求	分值 （分）	得分 （分）
操作步骤	核对解释	10	核对孕妇姓名及腕带信息	2	
			向孕妇解释检查目的，取得合作	2	
			叮嘱孕妇排空膀胱、保护隐私	3	
			协助孕妇取合适的体位（半卧位、低半卧位或侧卧位、坐位）	3	
	实施胎心监护	40	接通电源，打开监护仪开关，核对时间	3	
			适当暴露孕妇腹部，注意保暖和保护孕妇隐私，触诊确定胎背位置	4	
			涂耦合剂，用胎心探头找到胎心最强处，固定	6	
			如为无应激反应，将胎动计数钮交予孕妇，嘱其自觉胎动时按按钮；如为宫缩应激试验，将宫缩压力探头置于子宫底部，固定	6	
			在无宫缩时将宫缩压力调整到基线起始状态	5	
			打开描记开关，观察胎心显示，以及胎心、宫缩曲线描记情况	10	
			监测20min，视胎心、胎动及监测情况决定是否延长监测时间	6	
操作后	孕妇	3	监测完毕，取下监护探头	1	
			擦净孕妇腹部的耦合剂，协助孕妇置舒适体位	2	
	仪器处理	2	取下监护记录纸，关闭监护仪开关，拔去电源，胎心监护仪归位放置	2	
	结果分析	10	能根据监测结果结合孕周正确判断，如异常及时联系医师	10	
	助产士	3	洗手，记录，并将监护结果告知孕妇	3	
		2	报告操作结束	2	
理论		10	胎心监护的目的、注意事项	10	
总分		100		100	

表1-3-21　阴道检查评分标准

项目		标准分 （分）	要求	分值 （分）	得分 （分）
操作前	素质要求	8	服装、鞋帽整洁	2	
			仪表大方，举止端庄	2	
			语言柔和恰当，态度和蔼可亲	1	
			佩戴口罩方法正确	1	
			指甲平整	1	
			注意手卫生	1	
	环境准备	4	关门窗，挡屏风	2	
			室温适宜	1	
			注意保护隐私	1	
	用物准备	3	碘附纱球	1	
			无菌手套	1	
			需要更换的敷料	1	
	孕妇评估	5	孕期检查病史	2	
			产程进展	2	
			配合程度	1	
操作步骤	核对解释	8	核对孕妇信息	1	
			核对方法正确	1	
			向孕妇解释检查目的	1	
			嘱孕妇排空膀胱	1	
			告知并协助孕妇取合适体位	1	
			检查床头稍抬高	1	
			注意保暖	1	
			注意遮挡，保护隐私	1	
	消毒	8	检查者站在孕妇右侧	1	
			检查者右手戴无菌手套方法正确	1	
			嘱产妇取膀胱截石位	1	

续表

项目		标准分 （分）	要求	分值 （分）	得分 （分）
操作步骤	消毒	8	第一个碘附纱球消毒：阴道口	1	
			小阴唇	1	
			大阴唇	1	
			第二个纱球消毒：阴道口	1	
			分泌物较多时，直至擦净为止	1	
	检查方法 与内容	33	耐心等待宫缩来临时	1	
			待宫缩来临时进行检查	2	
			左手置于宫底部，轻压宫底	2	
			右手食指和中指指腹向上，轻轻滑入阴道	1	
			其余手指屈曲	1	
			食指指腹向后触及尾骨尖端，了解尾骨活动度	2	
			触摸两侧坐骨棘是否突出	2	
			触摸胎先露，了解先露部位	2	
			确定胎先露高低	2	
			了解胎先露前有无异常（搏动、其他组织）	2	
			胎膜情况（有无羊膜囊）	1	
			指腹探查宫口，摸清其四周边缘	2	
			宫颈软硬度	2	
			宫颈位置	2	
			估计宫口的直径，估算宫口扩张厘米数	2	
			头先露：矢状缝位置	2	
			头先露：大小、囟门位置	2	
			羊水颜色、性质	2	
			阴道有无隔膜阻碍	1	
	沟通	6	操作中关注孕妇的反应	2	
			询问孕妇有无不适，并适时沟通交流	2	
			检查后及时告知产程进展情况	2	
操作后	孕妇	6	协助孕妇穿裤	2	
			协助置舒适体位	2	
			指导产妇呼吸技巧及自由体位	2	

续表

项目		标准分（分）	要求	分值（分）	得分（分）
操作后	记录	4	记录及时	1	
			记录完整	1	
			记录准确	1	
			字迹清晰	1	
	用物处理	5	整理床单位	2	
			清理用物	3	
理论		10	阴道检查的目的、注意事项	10	
总分		100		100	

表1-3-22　人工破膜评分标准

项目		标准分（分）	要求	分值（分）	得分（分）
操作前	素质要求	10	服装、鞋帽整洁	2	
			仪表大方，举止端庄	2	
			语言柔和恰当，态度和蔼可亲	3	
			修剪指甲、洗手、戴口罩	3	
	环境准备	2	整洁，关门窗，挡屏风	1	
			室温适宜	1	
	用物准备	4	人工破膜包，冲洗壶，皂球、消毒液纱球、干纱球、血管钳、温开水	2	
			检查无菌物品名称、有效期，外包布有无破损和潮湿	2	
	孕妇评估	4	评估孕妇（孕周；是否属于高危妊娠；是否有禁忌证，是否有宫缩）	4	
操作步骤	核对解释	10	核对孕妇、腕带信息及医嘱	2	
			向孕妇及家属说明操作目的	3	
			叮嘱孕妇排空膀胱、保护隐私	3	
			使用床帘或屏风遮挡	2	
	操作中	38	协助孕妇上产床，取膀胱截石位	4	
			测量血压和胎心率	4	
			进行产科外阴消毒	4	

项目		标准分（分）	要求	分值（分）	得分（分）
操作步骤	操作中	38	垫消毒巾于臀部	2	
			打开人工破膜包，注意无菌原则，为医师做好破膜准备工作	4	
			破膜时观察宫缩情况（手触及宫底部，了解宫缩情况）	4	
			若有宫缩，及时告知医师	2	
			宫缩间歇进行人工破膜	4	
			破膜后与医师共同观察羊水色、量及性状	6	
			听胎心并做好记录	4	
	沟通	2	操作中关注孕妇的反应，询问孕妇有无不适，并适时沟通交流	2	
操作后	孕妇	10	更换垫于臀部的消毒巾，协助孕妇取舒适体位	2	
			告知孕妇羊水及胎心情况	3	
			给予健康指导	5	
	用物处理	2	整理床单位，清理用物	2	
	评估	3	如在破膜的过程中，发现脐带脱垂、羊水Ⅱ度以上，则配合医师做好急救准备	3	
	助产士	5	洗手，并将检查结果正确记录	3	
			报告操作结束	2	
理论		10	人工破膜的目的、注意事项	10	
总分		100		100	

表1-3-23 刷手（外科洗手法）评分标准

项目		标准分（分）	要求	分值（分）	得分（分）
操作前	素质要求	10	服装、鞋帽整洁	2	
			仪表大方，举止端庄	2	
			语言柔和恰当，态度和蔼可亲	3	
			修剪指甲	3	

项目		标准分（分）	要求	分值（分）	得分（分）
操作前	环境准备	5	刷手台整洁	2	
			室温适宜	3	
	用物准备	10	消毒手刷、无菌毛巾、外科手消毒液，无菌镊子罐，无菌纱布桶或毛巾桶，洗手液；将刷手衣袖卷至肘上10cm	10	
	孕妇评估	5	评估孕妇情况，如接产前刷手，应了解产程进展情况	5	
操作步骤	核对解释	10	核对孕妇腕带（姓名、住院号）	5	
			向孕妇解释暂时离开刷手，为接产准备	5	
	清洁手	30	用洗手液六步洗手，纸巾擦手后，戴口罩	3	
			用流动水冲洗双手、前臂和上臂下1/3	3	
			取适量洗手液进行七步洗手，至肘上10cm，然后用清水冲净皂迹，整个洗手时间不应少于30s	5	
			取无菌纱布或无菌毛巾擦干双手	3	
			取无菌手刷，蘸取外科手消毒液，从手指尖、渐渐往上刷至肘上10cm，双侧应对称向上刷，刷手过程共3min	5	
			刷手顺序：手指尖（指甲）→指缘内外侧→掌侧→手背侧，同样顺序刷另一只手，接着刷前臂→肘部→肘上10cm，双侧应对称进行	5	
			流动水冲手	1	
			取两块无菌纱布或小毛巾，擦净双手，然后将纱布或小毛巾折成三角巾式，角朝向指端放于腕上，另一只手捏住其余两角，均匀用力，旋转擦至肘上后，松开内角，从手臂外侧抽出，弃纱布或小毛巾于收集容器内，同样擦净对侧。刷手后拱手于胸前，进入分娩间	5	
	消毒手	5	取适量手消毒液，按刷手顺序分段涂擦双手、前臂和肘上6cm，待手臂自然干燥	5	
		5	刷手完毕，将双手放在胸前	2	
			进入产房时用身体开门，避免手被污染	3	
	沟通	5	与产妇沟通，告诉产妇准备接生，指导用力，注意产程进展	5	

续表

项目		标准分 （分）	要求	分值 （分）	得分 （分）
操作步骤	用物处理	2	操作完毕，将刷手用物按照垃圾分类进行分类	2	
		3	整理操作台	3	
理论		10	刷手的注意事项	10	
总分		100		100	

表1-3-24　产时会阴清洁与消毒（会阴冲洗）评分标准

项目		标准分 （分）	要求	分值 （分）	得分 （分）
操作前	素质要求	10	服装、鞋帽整洁	2	
			仪表大方，举止端庄	2	
			语言柔和恰当，态度和蔼可亲	3	
			修剪指甲、洗手、戴口罩	3	
	环境准备	3	环境整洁	1	
			关门窗，挡屏风	1	
			室温适宜	1	
	用物准备	5	冲洗车或冲洗盘、无菌接生巾1块、一次性冲洗垫1个	5	
	孕妇评估	2	评估孕妇情况，如产程进展	2	
操作步骤	核对解释	5	核对孕妇腕带（姓名、住院号）	3	
			向孕妇解释操作目的	2	
	清洁步骤	35	嘱产妇仰卧位，两腿屈曲分开，充分暴露外阴部，拆产台或正位接产检查时，操作人员站在床尾部。连产台时操作人员站在产妇右侧	3	
			将产床调节成床尾稍向下倾斜的位置，并将产妇腰下的衣服向上拉，以免冲洗时打湿产妇的衣服。臀下放一次性冲洗垫	5	
			用镊子夹取肥皂水纱布1块/棉球1个/大头棉签2根，先擦洗阴阜、左右腹股沟、左右大腿内侧上1/3，再擦洗会阴体、两侧臀部，擦洗时稍用力，然后弃掉纱布	8	

续表

项目		标准分（分）	要求	分值（分）	得分（分）
操作步骤	清洁步骤	35	再取肥皂水纱布1块/棉球1个/大头棉签2根，按下列顺序擦洗：阴裂、左右小阴唇、左右大阴唇、会阴体。该处稍用力，反复擦洗，最后擦肛门，弃掉纱布及镊子，此过程需要150s	8	
			用温水由外至内缓慢冲净皂迹，约需1min（冲洗前，操作者应将少量的水倒在手腕部测温，待温度合适后，再给产妇冲洗）	3	
			按上述步骤再重复一遍	8	
	消毒步骤	10	用无菌镊子夹取碘附原液纱布1块/棉球1个/大头棉签2根，消毒外阴一遍。按下列顺序：阴裂、左右侧小阴唇、左右侧大阴唇、阴阜、腹股沟、大腿内上1/3、会阴体、肛门。注意不要超出肥皂擦洗清洁范围，弃掉镊子	5	
			消毒范围内的皮肤全部都涂抹到消毒液	3	
			撤出臀下一次性会阴垫，垫好无菌接生巾	2	
	沟通	5	操作中关注孕妇的反应，询问有无不适，如宫口开全，指导用力	5	
操作后	用物处理	5	清理用物	5	
	评估	5	产程进展，适时协助铺产台	5	
	助产士	5	洗手；补充冲洗盘和冲洗车中的用物	5	
理论		10	会阴冲洗的注意事项	10	
总分		100		100	

表1-3-25 会阴切开及缝合术评分标准

项目		标准分（分）	要求	分值（分）	得分（分）
操作前	素质要求	10	服装、鞋帽整洁	2	
			仪表大方，举止端庄	2	
			语言柔和恰当，态度和蔼可亲	3	
			修剪指甲、洗手、戴口罩	3	

续表

项目		标准分（分）	要求	分值（分）	得分（分）
操作前	环境准备	3	整洁，关门窗，幕帘或屏风遮挡	2	
			空调（调节室温24～26℃）	1	
	用物准备	2	①侧切包内置侧切剪1把、有（无）齿镊各1把、持针器1把、治疗巾1块、弯盘1个、可显影有尾纱1块及纱布若干。②缝线。③其他同接产术	2	
	孕妇评估	5	评估产程进展、胎心情况、羊水性状及颜色	3	
			评估会阴条件	2	
操作步骤	核对解释	10	核对孕妇姓名（床号、住院号）	2	
			向孕妇解释操作目的	3	
			协助孕妇排空膀胱	2	
			协助孕妇取仰卧膀胱截石位	3	
	消毒铺巾麻醉	6	常规会阴冲洗消毒	2	
			操作者穿手术衣、戴无菌手套，铺消毒巾	2	
			行阴部神经阻滞麻醉及会阴局部麻醉	2	
	会阴切开	14	操作者左手食指和中指伸入阴道内胎先露与阴道后壁之间，撑起阴道壁，以引导切口方向和保护胎儿先露部，右手持侧切剪以会阴后联合为支点，与正中线成45°～60°，剪刀切面与会阴皮肤方向垂直，在宫缩时剪开皮肤及阴道黏膜，切口应整齐，内外一致	5	
			据产妇及胎儿情况选择切开方式及切口大小，一般长度为4～5cm	3	
			会阴正中切开术：自会阴后联合处向肛门方向垂直切开，长为2～3cm	3	
			止血有出血点用纱布压迫止血，必要时结扎出血小血管或用止血钳止血	3	
	会阴缝合（胎儿胎盘娩出后）	20	检查软产道	2	
			阴道放入有尾纱，检查会阴伤口有无延伸，检查阴道壁是否裂伤、有无血肿	3	
			操作者左手食、中指暴露阴道黏膜切口顶端，用2-0可吸收缝合线从切口顶端上方超过0.5cm处开始间断或连续缝合黏膜及黏膜下组织，至处女膜环处打结	5	

续表

项目		标准分（分）	要求	分值（分）	得分（分）
操作步骤	会阴缝合（胎儿胎盘娩出后）	20	用2-0可吸收缝合线间断缝合肌层	5	
			用丝线间断缝合皮肤，并记录皮肤缝线针数。或用3-0可吸收缝线行皮下包埋缝合	5	
	缝合后处理	8	缝合结束，取出阴道内有尾纱，检查阴道切口黏膜有无渗血、血肿；对合会阴处皮肤	2	
			擦净外阴部及周围血渍，消毒切口	2	
			肛门指检有无肠线穿透直肠黏膜及有无阴道后壁血肿	2	
			准确评估术中出血量，清点尾纱、纱布和器械数目	2	
	沟通	2	操作中关注孕妇的反应，询问孕妇有无不适，并适时沟通交流	2	
操作后	用物处理记录	8	安置好产妇，清理用物，分类处理	3	
			脱手套，洗手	3	
			记录	2	
		2	报告操作结束	2	
理论		10	目的、注意事项	10	
总分		100		100	

表1-3-26　正常接产技术评分标准

项目		标准分（分）	要求	分值（分）	得分（分）
操作前	素质要求	4	服装、鞋帽整洁	1	
			仪表大方，举止端庄	1	
			语言柔和恰当，态度和蔼可亲	1	
			修剪指甲、洗手、戴口罩	1	
	环境准备	4	接产环境整洁，关闭门窗，减少人员走动	2	
			室温调节到26~28℃	2	
	用物准备	4	无菌手套、产包、处理脐带用物、新生儿复苏用物，必要时备会阴切开包	4	
	人员准备	1	除接产人员，还要至少有一名熟练新生儿复苏技术的人员	1	

项目		标准分（分）	要求	分值（分）	得分（分）
操作前	产妇评估	2	评估产程进展情况、胎儿情况，适时准备刷手、铺台	2	
操作步骤	核对解释	9	核对产妇腕带（姓名、住院号）	2	
			向孕妇解释产程进展	2	
			注意保暖，适当遮挡产妇	3	
			协助产妇采取舒适体分娩体位	2	
	接产	9	刷手、铺台，将用物摆放在方便使用的位置；指导产妇自主用力和休息	2	
			观察胎先露拨露程度，适度使胎头俯屈和保护会阴；示教产妇做"哈气"动作	3	
			胎头大径娩出时能够控制胎头缓慢娩出，减少会阴裂伤	2	
			协助胎头外旋转；正确娩出胎儿肩部	2	
	新生儿即时护理	16	将新生儿置于母亲腹部	1	
			清理口鼻黏液（有活力不建议）	2	
			擦干全身，丢弃湿毛巾	2	
			如果新生儿没有呼吸，给予触觉刺激	2	
			分娩后1、5、10min进行Apgar评分	2	
			新生儿情况正常，持续放在母亲胸腹部进行母婴皮肤接触	2	
			延迟结扎脐带（分娩后60～180s或脐带停止搏动后）	2	
			母婴皮肤接触30～90min后，更换手套进行脐带处理	2	
			出生新生儿性别与母亲确认	1	
	娩出胎盘	9	观察胎盘剥离征象	3	
			以胎盘子面娩出胎盘、胎膜	3	
			检查胎盘、胎膜	3	
	检查会阴伤口和缝合	10	正确测量出血量	4	
			检查阴道裂伤情况	2	
			按照解剖结构缝合伤口	2	

项目		标准分（分）	要求	分值（分）	得分（分）
操作步骤	检查会阴伤口和缝合	10	缝合后，清洁会阴部	2	
	沟通	2	接产过程中及时听取产妇主诉，及时向产妇反馈信息	2	
操作后	产妇	10	置产妇舒适体位，注意给母婴保暖（盖上被子或单子）	5	
			向产妇宣教会阴伤口护理知识、母乳喂养知识、产褥护理知识等	5	
	用物处理	3	清洁接产器械；分类接产敷料；垃圾分类	2	
	评估	4	评估产妇生命体征；子宫收缩、宫底位置、阴道出血、新生儿反应、吸吮情况	4	
		3	洗手；正确记录分娩过程、新生儿情况	3	
理论		10	分娩机转、胎盘剥离征象、出血量测量	10	
总分		100		100	

表1-3-27　会阴裂伤修复术评分标准

项目		标准分（分）	要求	分值（分）	得分（分）
操作前	素质要求	10	服装、鞋帽整洁	2	
			仪表大方，举止端庄	2	
			语言柔和恰当，态度和蔼可亲	3	
			修剪指甲、洗手、戴口罩	3	
	环境准备	3	整洁，关门窗，屏风或隔帘遮挡	2	
			室温26~28℃	1	
	用物准备	2	同会阴切开缝合术，另备阴道拉钩一副；Ⅲ度、Ⅳ度缝合需增加用物：组织钳4把、7号丝线若干根、手套若干双、冷光源	2	
操作步骤	核对解释	10	核对孕妇姓名（床号、住院号）	2	
			向孕妇解释操作目的	3	
			协助孕妇排空膀胱	2	
			协助孕妇取仰卧膀胱截石位	3	
	消毒麻醉	11	常规会阴冲洗消毒	3	

续表

项目		标准分（分）	要求	分值（分）	得分（分）
操作步骤	消毒麻醉	11	操作者穿手术衣、戴无菌手套，铺消毒巾，双人清点纱布	4	
			抽取1%利多卡因20mL，向裂伤周围皮肤、皮下组织及肌层做扇形浸润麻醉	4	
	会阴裂伤修复	40	用带尾纱垫填塞阴道，用手或阴道上下叶拉钩暴露伤口，确定裂伤的顶端（按照软产道检查操作流程）	2	
			Ⅰ度修复：①用2-0可吸收肠线连续或间断缝合阴道黏膜；②用1号丝线间断缝合皮肤或用3-0可吸收肠线皮内包埋缝合	10	
			Ⅱ度修复：①从裂伤口顶端上方0.5cm处用2-0可吸收缝合线连续缝合阴道黏膜，裂伤较深时可间断缝合；②用2-0可吸收缝合线间断缝合肌层，缝合时应注意创面底部勿留死腔；③用1号丝线间断缝合皮肤，并记录皮肤缝线针数	15	
			Ⅲ度、Ⅳ度修复：①根据缝合情况，请麻醉医师进行麻醉；②用3-0可吸收缝合线从裂口顶端上约0.5cm开始连续或间断缝合直肠黏膜；③用2-0可吸收缝合线自后部连续缝合直肠阴道筋膜，修复阴道直肠隔；④用组织钳在皮下寻找、钳夹与拉拢肛门括约肌的两个断端，以7号丝线或0号肠线"8"字或间断缝合2针，然后用2-0可吸收缝合线间断缝合肛提肌、会阴深、浅横肌及球海绵体肌等组织，修复肛门括约肌；⑤使用可吸收缝合线逐层缝合阴道黏膜、皮下组织及会阴皮肤（同会阴Ⅱ度裂伤缝合），修复阴道组织。不建议做皮内包埋缝合皮肤	15	
	修复后处理	10	取出阴道内带尾纱的纱布，检查阴道黏膜有无渗血、血肿，对合皮肤	3	
			擦净周围及外阴部血渍，消毒伤口	2	
			肛门指检有无肠线穿透直肠黏膜	3	
			清点有尾纱、纱布和器械数目	2	
	沟通	2	操作中关注患者的反应，询问患者有无不适，并适时沟通交流	2	

续表

项目		标准分 （分）	要求	分值 （分）	得分 （分）
操作后	用物处理 记录	10	安置好产妇，清理用物，分类处理	3	
			脱手套，洗手	5	
			记录	2	
		2	报告操作结束	2	
理论		10	目的、注意事项	10	
总分		100		100	

表1-3-28 新生儿复苏评分标准

项目		标准分 （分）	要求	分值 （分）	得分 （分）
操作前	素质要求	8	服装、鞋帽整洁	2	
			仪表大方，举止端庄	2	
			语言柔和恰当，态度和蔼可亲	2	
			修剪指甲、洗手、戴口罩	2	
	环境准备	5	关闭门窗，减少人员走动	1	
			室温调节到26～28℃	2	
			打开辐射台提前预热（足月儿调节到28～30℃）	2	
	用物准备	10	吸氧设备：湿化瓶、吸氧管、复苏气囊（测试压力阀）	3	
			吸引设备：喉镜、低压吸引器（测试）、气管插管、吸痰管、胎粪吸引管、吸球等	4	
			药物及其他：肾上腺素、生理盐水；听诊器、胶布等	3	
	新生儿评 估	4	孕周、羊水性状、呼吸、肌张力	4	
操作步骤	初步复苏	10	新生儿仰卧位，肩下垫肩垫	2	
			清理口鼻黏液，先清口后吸鼻	2	
			彻底擦干全身（撤掉湿巾）	2	
			重新摆正体位	2	
			给予触觉刺激	2	

项目		标准分（分）	要求	分值（分）	得分（分）
操作步骤	评估	2	呼吸、心率	2	
	正压通气	10	新生儿鼻吸位	1	
			操作者站在新生儿头侧；助手安装脉搏血氧饱和度仪探头	2	
			操作者大声计数	3	
			正压通气频率40~60次/min	3	
			正压通气持续30s	2	
	评估	2	心率	2	
	胸外按压	10	新生儿鼻吸位	1	
			双人密切配合：一人负责按压、一人负责正压通气	4	
			按压与正压通气比例3：1	3	
			胸外按压与正压通气持续45~60s	2	
	评估	2	心率	2	
	给药	10	配药：肾上腺素1：10 000	3	
			气管内给药剂量：0.3~1ml/kg；脐静脉给药：0.1~0.3ml/kg	4	
			继续正压通气和胸外按压	3	
	评估	2	心率	2	
	继续操作	5	根据评估结果，采取正确的措施	5	
操作后	产妇	2	告诉产妇复苏结果	2	
	用物处理	4	整理床单位，清理用物	4	
	助产士	4	洗手；并将复苏结果正确记录	4	
理论		10	新生儿复苏流程；初步评估的内容、初步复苏的步骤、正压通气的指征、正压通气和胸外按压的比例、给药的指征、1：10 000肾上腺素的配置、肾上腺素的给药剂量等	10	
总分		100		100	

表1-3-29 产钳助产术评分标准

项目		标准分（分）	要求	分值（分）	得分（分）
操作前	素质要求	10	服装、鞋帽整洁	2	
			仪表大方，举止端庄	2	
			语言柔和恰当，态度和蔼可亲	3	
			修剪指甲、洗手、戴口罩	3	
	环境准备	3	整洁，关门窗，挡屏风	2	
			室温适宜	1	
	用物准备	2	产钳、无菌植物油（润滑产道）、新生儿复苏用品	2	
	孕妇评估	5	评估孕妇身体状况、宫缩情况、胎儿、羊水情况及应用腹压的方法	5	
操作步骤	核对解释	10	核对孕妇姓名（床号、住院号）	3	
			向孕妇解释检查目的	2	
			取膀胱截石位，外阴准备同正常接生	2	
			导尿排空膀胱	3	
	放置产钳	10	检查产钳，润滑钳匙部	5	
			正确放置产钳：先放左叶，执笔式，后放右叶	5	
	扣合	4	锁柄自然扣合。扣合困难者，处置正确	4	
	检查	5	检查产钳与胎头之间无产道软组织或脐带夹入	5	
	牵引	10	配合宫缩牵引，牵引方向、力道正确	5	
			牵引时，保护会阴手法正确	5	
	取下产钳	9	取下产钳时机、方法正确（先取右叶，再取左叶）	6	
			正确娩出胎体	3	
	沟通	2	操作中关注患者的反应，询问患者有无不适，并适时沟通交流	2	
操作后	孕妇	6	观察生命体征、子宫收缩、阴道出血/血肿等情况	3	
			进行产褥期卫生保健和母乳喂养宣教	3	
	新生儿	3	告知新生儿护理注意事项	3	
	用物处理	2	清理用物，分类处理	2	
	评估	3	及时评估宫颈、软产道伤口情况，按要求缝合	3	

续表

项目		标准分（分）	要求	分值（分）	得分（分）
操作后	助产士	4	洗手、书写记录	4	
		2	报告操作结束	2	
理论		10	产钳助产注意事项	10	
总分		100		100	

表1-3-30 肩难产处理评分标准

项目		标准分（分）	要求	分值（分）	得分（分）
操作前	素质要求	10	服装、鞋帽整洁	2	
			仪表大方，举止端庄	2	
			语言柔和恰当，态度和蔼可亲	3	
			修剪指甲、洗手、戴口罩	3	
	环境准备	3	整洁，关门窗，挡屏风	2	
			室温适宜	1	
	用物准备	2	阴道分娩及新生儿急救用物	2	
	孕妇评估	5	评估孕妇骨盆情况、合并症、孕周及既往肩难产史，评估产程情况，估计胎儿大小	5	
操作步骤	核对识别	10	核对孕妇姓名（床号、住院号）	3	
			取膀胱截石位，外阴准备同正常接生，导尿排空膀胱	2	
			胎儿前肩被嵌顿在耻骨联合上方，用常规方法不能娩出胎肩	2	
			立刻停止应用腹压	3	
	呼救	5	请产科高年资医师、助产士、麻醉科及儿科医师迅速到场	5	
	侧切	2	做足够大的会阴侧切	2	
	屈大腿法	5	助手协助产妇将大腿向其腹部极度屈曲，双手抱膝	5	
	压前肩法	8	助手在产妇耻骨联合上方触到胎儿前肩，按压胎肩使其内收或向前压下	4	
			接生者牵拉胎头，两者相互配合持续加压与牵引，不能使用暴力	4	

续表

项目		标准分（分）	要求	分值（分）	得分（分）
操作步骤	旋肩法	8	术者一手放在胎儿前肩背侧，向胸侧压前肩（Rubin法），另一只手从胎儿前方进入胎儿后肩处向背侧压后肩（Woods法）	4	
			旋转过程中，注意勿旋转胎颈及胎头，以免损伤臂丛神经	4	
	牵后臂法	4	术者一手进入产妇阴道，找到胎儿后臂，使其肘关节屈曲于胸前，以"洗脸"式使后臂从胸前娩出	4	
	手-膝位	4	迅速将产妇翻转为双手+双膝着床，呈跪式	4	
	其他方法	2	锁骨切断法、胎头复位行剖宫产、耻骨联合切开术	2	
	沟通	2	操作中关注患者的反应，询问患者有无不适，并适时沟通交流	2	
操作后	孕妇	7	告知产妇会阴护理要点，注意观察泌尿道损伤，及时就诊	3	
			告知新生儿护理要点	4	
	新生儿	3	需复苏者，立即进入复苏流程 检查新生儿有无骨折、臂丛神经损伤等	3	
	用物处理	2	清理用物，分类处理	2	
	评估	3	评估软产道、会阴伤口情况，用碘附或甲硝唑冲洗伤口	3	
	助产士	3	洗手，客观记录肩难产过程	3	
		2	报告操作结束	2	
理论		10	处理肩难产注意事项	10	
总分		100		100	

表 1-3-31　母乳喂养指导评分标准

项目		标准分（分）	要求	分值（分）	得分（分）
指导前	操作者仪态	4	仪表、着装规范	2	
			洗手	2	
	评估	10	评估产妇健康状	2	
			母乳喂养情况	2	
			合作程度	2	

续表

项目		标准分 （分）	要求	分值 （分）	得分 （分）
指导前	评估	10	新生儿情况	2	
			母婴身体准备情况	2	
	环境准备	6	遮挡	3	
			注意保暖	3	
指导过程	安全、舒适	15	注意患者安全	8	
			取舒适体位	7	
	操作中	30	新生儿身体成一条直线	10	
			姿势正确	10	
			含接正确	10	
	宣教、处置	20	协助产妇取舒适体位	5	
			体位安置正确	5	
			健康指导	5	
			洗手	3	
			记录	2	
评价	态度沟通	4	态度认真	2	
			沟通技巧佳	2	
	整体性 计划性 熟练性	6	整体性好	2	
			有计划性	2	
			熟练	2	
	相关知识	5	相关知识熟悉	5	
总分		100		100	

表1-3-32　CPR评分标准

项目		标准分 （分）	要求	分值 （分）	得分 （分）
操作前	评估	10	评估环境是否安全	4	
			评估患者反应	4	
			评估方法正确，不剧烈摇晃患者	2	

续表

项目		标准分（分）	要求	分值（分）	得分（分）
操作前	呼救	5	发现患者无意识，及时呼叫帮助，设法取得自动体外除颤仪（AED）	5	
操作步骤	评估呼吸、脉搏	10	评估呼吸判断无误	3	
			检查脉搏的部位、手势正确	3	
			同时评估呼吸与脉搏	2	
			评估时间正确：＜或＞10s	2	
	安置体位	7	将患者仰卧于坚固平坦表面上	5	
			不随意搬动患者	2	
	清除异物	3	口鼻有异物及时清除	3	
	胸外心脏按压	25	按压时双手位置正确、操作姿势正确	5	
			按压速率正确，30次按压完成时间15~18s	5	
			按压幅度≥5cm且＜6cm（30次按压中至少有23次符合此标准）	5	
			按压后胸壁充分回弹（30次按压中至少有23次符合此标准）	5	
			按压中断时间＜10s	5	
	人工呼吸	20	面罩密封于面部，无漏气	5	
			给气后胸廓隆起	5	
			吹气持续时间达1s	5	
			使用面罩给予2次呼吸时间＜10s	5	
	再评估	5	在5个循环或2min后评估效果	5	
操作后	转运	5	初步复苏成功及时转运行高级生命支持	5	
理论		10	心肺复苏术（CPR）的目的、注意事项	10	
总分		100		100	

表1-3-33 除颤评分标准

项目		要求	分值（分）	得分（分）
操作目的		用电能来治疗快速异位心律失常，使之转复为窦性心律	10	
操作准备		护士准备：着装整洁规范，仪表端庄大方	2	
		操作用物：护理车，纱布4块，弯盘，听诊器，电极片4片，导电糊或盐水纱布2块，记录单	2	

续表

项目	要求	分值 （分）	得分 （分）
操作准备	除颤仪已处于完好备用状态	1	
操作步骤	评估患者：①评估是否突然发现意识丧失，抽搐，发绀，大动脉搏动消失；②了解心电图示波为室颤、室速图形	10	
	判断意识，呼叫患者	3	
	呼叫、寻求帮助，记录时间	3	
	去枕平卧硬板床	3	
	松解衣扣、腰带，充分暴露除颤部位	3	
	插电源，接地线，开启除颤仪	3	
	用纱布擦干患者除颤部位皮肤	4	
	将除颤电极板均匀涂抹导电糊	4	
	确定除颤仪设置为"非同步方式"	4	
	选择能量，首次充电单向波200J；双向波120J	8	
	安放电极板：负极手柄电极放于右锁骨中线第2肋间；正极手柄电极应放于左腋中线平第5肋间。两电极板之间相距10cm以上	8	
	充电	3	
	将电极板贴紧胸壁，压力适当，再次观察心电示波是室颤波	3	
	口述"请旁人离开"	4	
	放电：双手拇指同时按压放电按钮，电击除颤	4	
	再次观察心电示波，如除颤成功，恢复窦性心律（同时移开电极板），若仍为室颤波，准备再次除颤	4	
	协助患者取适宜体位并卧床休息，整理床单	2	
	清理用物，记录	2	
操作注意事项	1.除颤时远离水及导电材料 2.清洁并擦干皮肤，不能使用乙醇 3.手持电极板时，两极不能相对，不能面向自己 4.放置电极板部位应避开瘢痕、伤口 5.如电极板部位安放有医疗器械，除颤时电极板应远离医疗器械2.5cm以上 6.安装有起搏器的患者除颤时，电极板距起搏器至少10cm 7.如果一次除颤后不能消除室颤，移开电极板后应立即进行胸外按压 8.操作后应保留并标记除颤时自动描记的心电图 9.使用后将电极板充分清洁，及时充电备用，定期通电并检查性能	10	

续表

项目	要求	分值（分）	得分（分）
评分标准	1.按操作程序各项实际分值评分 2.操作程序颠倒一处扣1分 3.操作中体现整体性和计划性 4.操作时间2min		
总分		100	

（杨　慧　骆　嫚　齐小娟　马　笛）

第四节　安全产房的职责制度

一、产房医师工作岗位职责

1.产房一线医师的工作职责

一线医师负责病历书写，对孕产妇进行检查、诊断、治疗，开具医嘱并检查其执行情况，向患者及家属告知病情并签署知情同意书。如一线医师为新入职的医师，在初入产房时，按产房助产士的工作流程完成接生工作，同时了解电子病历系统，学会病历的书写。接生至少满100例且需接受顺产接生考核过关。

2.产房住院总医师的工作职责

住院医师工作满2年以上或主治医师担任产房住院总工作，实行24h值班制，按科室接诊常规收治入院孕产妇。指导一线医师完善病情交代并做出诊疗计划。负责产房患者产程情况的处理，并参与产房患者的手术。积极接诊并处置急诊情况（包括门诊急诊转入、"120"转诊、急危重症患者转入），不得推诿患者，第一时间通知准二线或二线医师。

3.产房准二线医师的工作职责

高年资主治医师（主治医师满3年以上）或低年资副主任医师（副主任医师低于3年）担任产房准二线工作。负责产房异常产程的处理，包括中转剖宫产手术的操作。负责对急、危、重症患者的病情交待与诊治，对于在自身处置能力范围之外的患者，及时通知当班二线医师。

4.产房二线医师的工作职责

二线医师做好日常工作中产房孕产妇的诊疗，拟定诊疗计划、产程计划。指导产房住院总医师/准二线医师处理产程，处理难产。自行完成或指导产房住院总医师/准二线医师完成出口、低位产钳、阴道血肿缝合、紧急情况下臀牵引等阴道手术。把握孕产妇中转剖宫产的手术时机，并安排手术。

当孕产妇发生危重情况、不良医疗结局、纠纷或其他重要问题时应及时处理，当事人第一时间向值班主任、值班护士长、科室正副主任、科护士长报告，做好沟通和协调、追踪工作。

5.产房麻醉医师的工作职责

1）进行麻醉前的评估。

2）向产妇及其家属介绍分娩镇痛的相关情况，并告知其风险，双方同意无异议后签署麻醉知情同意书。

3）准备分娩镇痛的椎管内操作，并密切关注产妇的生命体征等，根据运动神经阻滞及疼痛评分，随时调整镇痛药物的剂量、浓度与模式。

4）保持分娩镇痛期间产妇呼吸、循环功能的稳定。

5）完成分娩镇痛的医嘱、登记、记录等工作，包括产妇的一般情况、镇痛方式、镇痛药的浓度剂量、穿刺的间隙、记录生命体征（BP、HR、RR、SpO_2）、阻滞平面、疼痛评分、运动神经阻滞评分、镇痛的时间等，保持病历的完整性。

6）分娩镇痛期间，若产妇发生危急情况，启动"即刻剖宫产"时，需要实施剖宫产手术的麻醉工作。

7）参与产妇异常情况的处理及抢救，参与新生儿的复苏与抢救。

8）遵守科室分娩镇痛的相关制度，并完成其规定的工作。

9）做好术后随访，产妇回病房后的第1天进行回访，了解产后出血情况、母婴产后状态、穿刺后有无不良反应、对分娩镇痛的满意度及镇痛工作的建议等。

（杨　慧　陈　林　马弯弯）

二、助产人员工作岗位职责

1.产房护士长职责

1）在科主任、护理部和科护士长领导下，全面负责产房的行政管理工作和护理质量管理工作。

2）根据产房工作任务和护理人员情况，优化组合，合理排班，制定各班岗位职责。

3）督促助产人员认真执行各项规章制度、技术操作规程及无菌操作原则。

4）督促产房工作人员严格执行消毒隔离工作。按规定进行空气、物表及手的细菌培养，监测消毒效果。

5）做好产房各类仪器、设备、药品、器材的管理工作，指导专人负责，定期检查。

6）负责指导和管理实习、进修人员，并指定具有带教资格、经验和教学能力强的助产士担任带教工作。

7）每月组织助产士业务学习和专业技能培训，定期提问、实操和理论考核。

8）参加并组织危重症患者抢救工作及危重症病例讨论。

9）准确传达护理部的工作要求，督促、指导产房各项工作，主持晨会，了解中夜班工作状况。

10）及时了解产妇对接生助产士满意度情况，收集产妇意见，加强学习、及时整改，提高产妇满意度。

11）每日准确知晓各班个人数字助手（PDA）使用和执行情况，严格执行医嘱，严防差错事故发生。

12）做好每月各项业务统计工作，精准填写和检查各项报表。对工作中发生重大问题应及时分析、鉴定、总结，提出有效防范措施。

2.助产士职责

1）助产士在科主任、护士长的领导下工作，应严格履行职责，遵守科室各项规章制度。

2）助产士按规定完成本职、本班工作。负责正常产妇接产工作，协助医师进行难产的接产工作，做好接产准备。

3）密切观察产程发展变化，发现异常情况，应报告并协助当班医师进行处理。

4）认真做好危重症患者抢救及各项抢救物品、药品的准备和保管工作。

5）保持产房的整洁，定期进行消毒，遇到传染病者做好消毒隔离，防止交叉感染。

6）按照"爱婴医院"相关标准要求，贯彻执行母乳喂养管理规定，做到产后半小时内早接触、早吸吮、早开奶，并能正确指导母乳喂养。

7）加强学习，不断提高专科业务、技术操作、临床教学及科研水平。

8）做好计划生育围生期保健和妇婴的健康教育工作，并进行技术指导。

9）指导进修、实习人员的接产工作。

10）严格执行医德医风规范，努力提高自身道德素质，提高患者满意度。

3.产房麻醉护士职责

1）产科麻醉护士实行24h值班工作制，坚守岗位，不得擅离职守。

2）负责产房镇痛室的清洁整理工作，对麻醉急救车、麻醉仪器、操作台进行消毒整理，每日擦拭1次，保持整洁干净。

3）负责分娩镇痛操作室设备仪器的日常保养与管理，做好交接班记录。

4）检查急救插管箱内物品、药品，用后及时登记，即刻补充。

5）负责产房麻醉手术间麻醉机、监护仪、导联线、呼吸回路、面罩、有创监护仪是否处于功能状态，及时补充物品、药品。注意手术器械和一次性物品的使用情况。

6）负责检查镇痛室急救车物品、药品，做到"5定1及时"，保证急救车的良好应急状态。物品、药品用后及时登记、即刻补充。

7）清点当日物品、药品基数工作，将物品、药品按有效期有序摆放，拿取方便。做好物品、药品的登记管理工作。

8）按每日分娩量配置麻醉镇痛泵，现配现用，并在规定时间内使用，不得逾期使用，分娩后检查镇痛泵的使用效果及有无副作用，及时反馈使用信息。

9）协助麻醉医师行分娩镇痛麻醉穿刺，及时巡视产妇生命体征，询问麻醉效果，如有异常立即报告麻醉医师，及时处理。

10）负责毒、麻、精神类药品放置于保险柜中，贵重药品必须上锁保管，指纹开锁；每班与麻醉医师共同清点毒、麻、精神类药品的处方、安瓿基数是否一致，做到及时使用、即刻登记，如发现不符，应立即向上级报告并查找原因。

11）做好收费、各项记录单登记、统计工作量等工作。

4. 待产班职责

1）在科主任、护士长的领导下工作，应严格履行职责，遵守科室各项规章制度。

2）待产室实行24h值班制，值班人员不得擅离职守。

3）严格执行各项规章制度和技术操作规程，严密观察产妇胎心音、子宫收缩与产程进展，并如实做好记录，发现异常及时报告医师并积极处理。

4）产房新入院或病区转入的孕产妇，需及时请示产房医师，做好孕妇入室评估，查看化验单及病程记录病历充分了解孕妇情况，做好沟通和产房健康宣教。

5）随时维持出入待产室秩序与环境，耐心向孕妇及家属解答有关分娩的问题并进行待产、分娩知识宣教。

6）待产室各项检查操作注意拉好床帘，保护患者隐私。待产室保持整洁，定期做好卫生和消毒，有传染病产妇做好沟通及床边交接，做好隔离措施。

5. 分娩室责班职责

1）责班助产士在当班助产组长的安排下工作，严格履行职责，遵守科室各项规章制度。

2）认真清点财产，做好物品的交接班，并检查各产房设备状况及功能情况，为本班工作做好充分的准备。

3）服从助产组长安排，做好一对一陪产、接生工作。

4）责班助产士必须详细了解产妇的目前状况，并向产妇做自我介绍，负责完成导乐陪产及接产工作，主动了解其需求，并做好交流与沟通，告知分娩的各种信息。

5）认真观察产程进展及胎儿情况，做好记录，如果发现异常及时通知医师并做相应处理。

6）责班助产士负责完成产妇产后健康教育、早吸吮、母乳喂养指导等工作。

7）责班助产士负责做好产房终末消毒及保持产房整洁、干净。所有物品、药品、器械都处于备用状态。

6.白班职责

1）在科主任、护士长的领导下工作，应严格履行职责，遵守科室各项规章制度。

2）协助护士长指导本科护理业务技术、科研、教学及健康教育工作。

3）每天负责检查交接班落实情况，发现问题及时提出反馈。

4）处理疑难病例、投诉及纠纷等。对产后愈合不良的伤口进行处理并与产妇有效沟通。

5）对助产组长、白班等工作情况进行总结。

6）负责库房物品、被服、布类的清点和补充。

7）负责排班、文书登记和统计工作。

8）准备各项物品及药品补充，设备和环境整理，为下一班做好准备。

9）负责胎盘和引产标本的清点和处理工作。

7.中夜班职责

1）中夜班助产士在当班二线医师、当班助产组长的指导下进行工作。

2）进行床边交接待产孕产妇，了解产妇目前的状况，并做好交流与沟通，做好心理护理及健康宣教，鼓励阴道分娩。

3）热情接待急诊孕产妇，做好评估，及时通知医师收治。

4）积极配合医师进行胎儿窘迫、新生儿窒息复苏、产后出血等危重症抢救，做好护理记录。

5）做好一对一陪产和接生工作，认真观察产程进展及胎儿情况，做好记录，如果发现异常及时通知医师并做相应处理。

6）负责产房仪器、设备管理，发现异常气味、声音、温度变化做好应急处理，特殊情况汇报值班护士长或相关部门，做好记录并交班。

8.镇痛班职责

1）在科主任、护士长的领导下工作，应严格履行职责，遵守科室各项规章制度。

2）与产房主任、医师、护士长、当班组长一起查房，了解每位孕妇产程进展情况及合并症，做好床边交接。

3）做好镇痛室消毒隔离工作，勤通风，并做好登记。

4）密切观察产程进展，严密监测胎心和血压，发现异常情况及时通知医师并协助处理，做好记录。

5）当初产妇宫口开大3cm或者经产妇宫缩强时，应由助产士平车转入产房进行导乐陪伴分娩，并在产房宣传栏上记录孕妇信息，便于了解孕妇动态，并做好交接班。

6）当有中转手术者，与孕妇做好沟通，做好术前准备和中转登记，通知手术室准备急诊手术。

7）保持镇痛室整洁和干净，做好终末消毒。

9.催产班职责

1）在科主任、护士长的领导下工作，应严格履行职责，遵守科室各项规章制度。

2）病区护士送催产产妇入催产室，认真做好交接班，查看医嘱、病程记录，了解催产的指针和方案、宫颈评分、胎膜和宫缩情况，与孕妇做好沟通和健康宣教工作。

3）入室产妇常规进行胎心及宫缩监测，对胎心、宫缩、血压、产程进展及一般状况进行动态观察和记录。

4）催产素催产需使用静脉泵泵入，严格控制滴数，做到15～30min记录1次宫缩、胎心情况，有异常情况及时通知医师，并做好记录。

5）凡催产孕妇，经产妇有规律宫缩（每10min 3次，每次持续30～50s），初产妇宫口开大2cm，送入产房待产，并与接诊助产士交接。

6）保持催产室整洁和干净，做好终末消毒。

10.剖宫产班职责

1）在科主任、护士长的领导下工作，应严格履行职责，遵守科室各项规章制度。

2）提前了解当天手术情况，如手术分配的手术间、手术医师和手术孕妇有无特殊情况等。

3）对高危孕妇和高危儿及时请示手术医师是否通知新生儿医师到场复苏。如有新生儿需要转科提前通知转科助产士到位。

4）当剖宫产手术较多时，提前通知当班助产组长调配。

5）助产士做好新生儿核对工作：

（1）给产妇看新生儿性别，并请产妇大声说出"男孩"或"女孩"。

（2）与产妇或手术医师核对新生儿腕带，做好双人核对。

（3）离开手术室前要告知手术医师，并告知新生儿情况。

11.消毒班职责

1）按消毒隔离原则更换无菌物品。

2）负责产房各种仪器设备（输液泵、血压计、多普勒、心电监护仪、胎心监护仪、吸痰吸氧装置、电子钟电子秤、新生儿复苏台、产床、体温计）的清洁和消毒，清点数量，检查是否完好，确保处于备用状态并登记。

3）检查产房普通药品基数及有效期，并登记。

4）检查灭菌物品基数及有效期（产包、侧切盘、脐带盘、筒刮、刮匙、刮宫包、产钳、流血用具包、组织钳、卵圆钳、胎吸、穿颅包、窥阴器、拉钩、纱条），按消毒日期有序放置并登记。

5）清点被服（床单、被套、枕套、床罩）并登记。

6）清理产房物品，保持产房整洁和干净。

7）补充物品，整理一次性物品并有序放置，准确填写消毒隔离登记本。

（骆嫚 陈莲）

三、产房管理制度

1. 医师准入和考核制度

1）医师准入制度：

（1）具有本科及以上学历，取得执业医师资格证、规培合格证。

（2）遵守中华人民共和国法律，无违法违纪等不良记录。

（3）身体健康，无传染性疾病。

（4）道德品质良好，有团队合作意识，具有无私奉献、吃苦耐劳及慎独的精神，有高度负责任的工作态度，严格遵守各项规章制度和操作常规。

（5）产房住院总医师由工作满2年以上住院医师或主治医师担任，实行24h值班制。

（6）产房准二线医师由高年资主治医师或副主任医师担任。

（7）产房二线医师由高年资副主任医师或者主任医师担任。

2）考核制度：

（1）新入职的医师经过3个月左右的培训，在带教老师指导下完成产程观察、处理及接生100例以上且无不良结局，经个人申请，科室考核小组成员考核，通过顺产接生考试方可独立值班。

（2）产房住院总医师经过1年的培训，能胜任各种产科操作及病情突然发生变化的抢救工作，经个人申请，科室考核小组成员考核，临床知识和临床技能水平达标，完成产房轮转。

（3）准二线医师经过半年的培训，能胜任各种异常产程的处理、难产接生及各种急危重症的处理，经个人申请，经科室二线及以上医师评价考核后，授予二线医师资格。

2. 助产士准入和考核制度

1）助产士准入制度：

（1）具有助产（或护理）大专及以上学历，取得护士及以上技术职称，完成院内轮训，有产科病房1～2年工作经验，表现优秀，或有助产工作经验。

（2）助产技术考试合格，取得《母婴保健技术服务资格证》。

（3）符合产房助产士能力要求，经考核合格。

（4）掌握围生期助产技术、围生期解剖生理学基础、正常及异常产程护理常规、新生儿护理常规、母婴保健知识。

（5）能熟练使用本科的各种仪器、设备，能胜任各种操作及病情突然发生变化的抢救工作，助产技术操作熟练，考核合格方可上岗。

（6）具有无私奉献、吃苦耐劳及慎独的精神，高度负责任的工作态度，严格遵守各项规章制度和操作常规。

（7）勤奋好学，积极参加各类学术活动，不断更新知识，提高助产技术水平。

（8）身体健康，无传染性疾病。

2）考核制度：

（1）新入产房的助产士经过3个月左右的带教（有产房临床工作经验的临床带教1个多月），在带教老师指导下完成产程观察、处理及接生100例以上且无不良结局，经个人申请，科室考核小组成员考核，通过顺产接生考试方可独立值班。

（2）主管护师及以上职称人员，每年撰写护理论文1～2篇（包括各类学术期刊发表或会议交流），参加全院以及科室护士理论知识和操作技能考试。

（3）护师及以下职称人员，参加全院以及科室护士理论知识和操作技能考试。

（4）外出学习人员，学习结束应写出书面学习报告，并按要求向全院或全科护士传达，执行情况与经费报销挂钩。

（5）各级各类护理人员考试成绩达标规定：理论成绩≥80分，操作成绩＞85分。

（6）考试成绩未达标准分者，可申请补考1次，补考仍未达标者，取消当年评优资格并降一级发放劳务奖，直至考试合格。

（7）各类考核成绩记入本人技术档案。

3.产房技术操作"授权"制度

1）医师：

（1）产房一线医师。参与产房值夜班，负责病历书写，对孕产妇进行检查、诊断、治疗，开具医嘱并检查其执行情况，向患者及家属告知病情并签署知情同意书。产房技术操作授权有人工破膜、顺产接生、外阴侧切/裂伤缝合、宫颈COOK球囊填塞引产术。

（2）产房住院总医师。除一线医师产房技术操作，还包括清宫术、人工剥离胎盘、宫颈裂伤缝合、羊膜腔穿刺术。

（3）产房准二线医师。除产房住院总技术操作，还包括重度宫颈裂伤修补、阴道中上段裂伤修补、血肿清除缝合术、臀位助产、臀牵引术、低位产钳、Bakri球囊置入术、中孕引产术（有合并症者）、毁胎术、双胎难产接生、会阴Ⅲ度裂伤修补术。

2）助产士：

（1）N1级助产士。① 剖宫产术前准备。② 无合并症/并发症孕妇的产程观察、单胎顺产接生。③ 会阴切开缝合术。④ 会阴Ⅰ度裂伤缝合术。⑤ 正常新生儿护理。⑥ 新生儿窒息复苏。

（2）N2级助产士。① 包括N1级助产士的权限。② 产钳接产配合。③ 各种妊娠并发症/合并症的孕产妇顺产接生。④ 人工剥离胎盘。⑤ 会阴Ⅱ度裂伤缝合术。⑥ 实习生带教。

（3）N3级助产士。① 包括N2级助产士的权限。② 双胎接生（双头位）。③ 肩难产、臀助产、臀牵引配合、会阴血肿缝合、脐带脱垂等的紧急处理。④ 参加抢救。⑤ 进修生带教。

（4）N4级助产士。① 在N3级助产士的权限基础上增加高危孕产妇接产、科研，危重疑难病例讨论与分析。② 参加并组织各种抢救。

3）麻醉医师和麻醉护士：

（1）麻醉医师。① 具有3～5年以上的临床工作经验，有熟练的椎管内穿刺技术，能独立处理相关的并发症及麻醉意外。② 分白班+夜班24h驻守产房。③ 负责产妇的分娩镇痛，对产妇进行分娩镇痛前的评估，开具医嘱并让麻醉护士进行审核，向产妇及其家属告知风险并签署分娩镇痛同意书。④ 技术操作授权有椎管内分娩镇痛、新生儿窒息复苏、产妇紧急情况的抢救。

（2）麻醉护士。① 分娩镇痛前物品准备。② 建立静脉通道。③ 配合麻醉医师进行麻醉穿刺。④ 配合麻醉医师完成危急情况处理。⑤ 参加抢救。

4.助产实习进修带教管理制度

1）进修生带教管理制度：

（1）由外单位选送来院进修的助产士，需先填写进修申请表，由拟进修医院审核通过后根据情况发进修通知函，接到进修通知函后，方可按时来护理部、科教部报到并领取报到表和胸牌。

（2）进修生基本要求：具有护士资格证及母婴保健技术服务资格证，身体健康。

（3）进修时间要求：3～6个月；进修2个以上科室者，每科进修时间不得少于3个月，严格服从进修医院实际安排。

（4）进修期间，必须严格遵守医院、科室各项规章制度、护理常规及操作章程。不得无故中途退学、任意延长或缩短进修时间、随意更换科室。

（5）严格遵守劳动纪律，按规定时间上下班，不迟到、早退，不得随意串岗、脱岗，不干私活。进修期间不安排探亲假和公休假。如有特殊情况因病、因事需请假。1d由所在科室护士长批准，3d以内由护理部批准；3d以上由进修者原单位与护理部、科教科联系或以公函为准。否则以旷勤论处。

（6）带教老师由科室负责人选派有经验、素质好、具有带教资格的老师带教，带教老师应以身作则，言传身教，规范操作，记录标准，文明服务，并制订进修计划及实施方案。在业务上要严格要求，严格训练，放手不放眼，按进修计划和内容要求具体指导进修，掌握进修进度。

（7）各科室应安排业务学习，对进修生在进修期间结合实际进行理论及技能考核，组织教学查房，培养学生独立思考和解决问题的能力，定期安排专题讲座。

（8）在进修过程中注意对各种医疗文件的保密，不随意向外透露患者的病史、病情、检查化验结果及其他情况。

（9）爱护医院财产，未经老师同意不得擅自动用各种贵重仪器、医疗设备，不得私自挪用公用物品，如有损坏，按医院规定赔偿。

（10）进修期间如违反医院规定或发生医疗纠纷、医疗事故、严重差错，带教老师负带教责任，按有关规定处理，进修生做出书面检查，由医院签署意见后交其原单位处理。

（11）进修结束时，应进行结业理论和操作考试，认真填写进修结业小结，带教老师和进修生从政治思想、工作作风、劳动纪律、学习态度、业务能力等方面实事求是进行评价、填写评语。并按要求填写进修考核表，上报护理部，办理结业手续。

（12）护士长及带教老师应经常了解、关心和检查进修护士的工作、学习和思想情况，提供必要的帮助。

2）实习生管理制度：

（1）各护理院校选定相关医院为临床实习点，须与相关医院护理部签署《临床实习协议》。

（2）医院只接收签约院校按照约定推荐或医院挑选的学生来院实习，不接收其他途径实习生。

（3）实习时间由院校按教学大纲规定执行，并缴纳相应实习费用。实习生凭相关手续到护理部办理报到，领取轮转表及胸牌。

（4）学生实习期间，必须服从医院管理，严格遵守医院、科室各项规章制度和劳动纪律，做到医德良好、医风严谨、救死扶伤、工作勤奋、虚心好学、遵纪守法。

（5）实习期间做到仪表端庄，衣帽鞋裤符合要求，挂牌上岗，不佩戴外露首饰，不留长指甲，不涂指甲油，不染奇异发色。

（6）实习生按照各科轮转表完成实习任务，遇到问题及时请示汇报，不得私自调班或更换实习科室。

（7）服从实习科室护士长及带教老师的工作安排，按规定时间上下班，不迟到、早退，不得随意串岗、脱岗，不干私活。不得脱离老师的监督擅自独立进行护理技术操作。凡因违规导致的任何问题，均需承担相应责任，并记入实习档案。

（8）接受实习生的科室，带教老师由科室负责人选派有经验、素质好、具有带教资格的老师带教，带教老师应以身作则，言传身教，规范操作，记录标准，文明服务，并按实习手册要求进行带教，在业务上要严格要求、严格训练、放手不放眼，实习生书写的护理文书必须由带教老师签名以示负责。带教老师按实习计划和内容要求具体进行实习带教，掌握实习进度。

（9）在实习过程中注意对各种医疗文件的保密，不随意向外透露患者的病史、病情、检查化验结果及其他情况。

（10）爱护医院财产，未经老师同意不得擅自动用各种贵重仪器、医疗设备，不得私自挪用公用物品，如有损坏，按医院规定赔偿。

（11）积极参加护理部及科室组织的小讲课及有关教学活动，如遇特殊情况不能参加须向护理部、护士长请假。

（12）遵守劳动纪律，实习期间不安排休假，法定假日视情况由护理部统一安排并征求院校意见。如有特殊情况因病、因事需请假。1d由所在科室护士长批准，3d以内由护理部批准；3d以上由实习生学校与护理部批准或以公函为准。否则以旷课论处。

（13）实习结束时应进行出科理论和操作考试，认真填写实习小结，带教老师和实习生从政治思想、工作作风、劳动纪律、学习态度、业务能力等方面实事求是双向进行评价，填写评语。

（14）实习期间如有违反相关规定，并经多次教育不改者，退回护理部交由护理部做出严肃处理。实习期间如违反医院规定或发生医疗纠纷、医疗事故、严重差错，带教老师负带教责任，按有关规定处理，实习生作出书面检查，由医院签署意见后交其学校处理。

（15）实习生实习期间，院校老师应定期了解学生的实习情况，配合医院进行管理。

（16）护士长应经常了解、关心和检查实习生的学习和思想情况，提供必要的帮助。

5.促进自然分娩制度

1）严格执行手术分级制度，各级医师必须遵守手术分级制度，根据科室授予的级别权限开展手术，以保证手术质量，降低手术风险。

2）严格手术审批制度。工作日由二、三线医师共同决定是否进行剖宫产等手术。夜班和非工作日时间由二线医师决定是否进行剖宫产等手术。手术决定者根据病情和分级决定手术者和助手。有明确的急诊剖宫产手术管理规范和流程，有急诊剖宫产的管理制度和审批流程。

3）各级医师必须严格掌握手术指征，不得随意放松手术指征，坚守对手术的严谨态度。严禁开展择时、无指征剖宫产，提高产科质量，确保母婴安全与健康。

4）复杂和危重难手术应进行术前讨论，做好充分的术前准备，包括参与手术人员、麻醉、血制品药品准备、抢救措施等。

5）严格控制剖宫产率，准确把握剖宫产手术指征，把剖宫产手术指征纳入医院的日常管理。对于孕妇本人及家庭原因无医学指征要求剖宫产等属于社会因素的手术，须请示二线以上医师，经充分评估病史和体检后行病情告知，争取孕妇及家属对分娩方式的理解和同意，以促进自然分娩，降低非医学指征剖宫产。

6）开展孕妇学校，向孕产妇及家属宣传自然分娩的好处，讲解自然分娩的新理念，告之分娩相关知识，消除产妇紧张心理，促进自然分娩。实施导乐陪伴分娩、无痛分娩等，减少因对分娩疼痛的恐惧而拒绝阴道试产，降低非医学需要的剖宫产。待产期间做好与产妇的宣传与解释工作。

7）严格实施高危孕妇分级管理制度，落实高危孕产妇早期发现、转诊和干预制度，严禁截留高危孕产妇。

8）提升瘢痕子宫孕妇阴道分娩率，正确掌握瘢痕子宫试产指征，严密观察，加强产程管理，提升瘢痕子宫孕妇阴道试产信心，确保试产安全。

6.产房高危孕产妇筛查制度

高危孕产妇筛查工作是围生期保健的重要内容，是降低孕产妇、围产儿死亡率的重要措施之一。各级医疗保健机构结合本单位的实际工作情况，成立高危孕产妇筛查领导小组和技术组，负责本辖区高危孕产妇的筛查工作。产科医师要熟悉掌握《孕产妇妊娠风险筛查表》，正确识别孕产妇高危因素。

1）高危孕产妇概念：

（1）年龄<18岁、>35岁的初产妇，40岁以上的经产妇（已经分娩过一个孩子）。或身材过矮（身高在1.4m以下）、体重过轻（<45kg）或过重（>85kg）的孕妇。

（2）妊娠合并内科疾病。在怀孕期间同时有高血压、心脏病、肾炎、肝炎、肺结核、糖尿病、血液病、严重贫血、哮喘、甲状腺功能亢进等内科病。

（3）怀孕期间异常。如母子（女）血型不合、胎儿发育不良、过期妊娠、骨盆太小、多胎妊娠、胎盘位置异常、羊水太多或太少等。吸毒等。

2）高危孕产妇筛查制度：

（1）孕妇应在孕期建档完善孕产妇保健手册。

（2）实行首诊医师负责制，在建册时必须详细询问既往史尤其是难产史、生育史和家族遗传史等病史，要按照孕产妇妊娠风险筛查表进行分析筛查，并记录存档。对筛查出来的高危孕产妇要做好规范登记。按照规范认真预约产前检查，并将检查结果记录在围生期保健手册相应处，做到早点发现妊娠并发症和合并症，早发现，早干预，及时转诊，早治疗。

（3）对妊娠风险筛查为阳性的孕妇，要按照孕产妇妊娠风险筛查表进行妊娠风险评估分级，按五色分级标注，实行分类管理，建立专案登记，全程管理，动态评估。风险严重程度分别以"绿（低风险）、黄（一般风险）、橙（较高风险）、红（高风险）、紫（传染病）"五种颜色进行分级标示。

（4）筛查出的高危妊娠孕妇转高危妊娠门诊，要求副高及以上医师资格坐诊高危妊娠门诊，进行专案管理，增加检查次数，定期评估，根据高危孕产妇管理制度进行转诊及治疗。

（5）要对孕产妇妊娠风险进行动态评估，根据病情变化及时调整妊娠风险分级和管理措施。

（6）对不宜继续妊娠的，由主任以上资格的医师评估和确诊，告知风险，提出应尽早终止妊娠的医学建议。

（7）建立高危妊娠的监护措施：建立高危妊娠门诊，制定合理的治疗方案，选择最佳分娩时间和分娩方式，确保母儿安全。

（8）加强追踪随访，了解产妇和新生儿的健康状况，完善资料登记。

（9）实行住院孕产妇分级管理，对住院孕产妇实行不同颜色表格管理，既有利于医师评估，又方便医护工作，同时可以及时识别高风险孕产妇，提高医护人员警惕，降低不良事件发生。

3）附：颜色管理标识说明。

（1）绿色（低风险）：孕妇基本情况良好，未发现妊娠合并症、并发症。标识者为正常孕妇，常规产检。

（2）黄色（一般风险）：年龄≥35岁或≤18岁，追踪重点孕妇报告单确诊结果、了解孕妇孕期动态变化并督促其定期产检及住院分娩等。

（3）橙色（较高风险）：年龄≥40岁，建议其在县级及以上危重孕产妇救治中心接受孕产期保健服务及住院分娩。

（4）红色（高风险）：评估以明确是否适宜继续妊娠，如适宜继续妊娠，建议在危重孕产妇救治中心接受孕产期保健服务及住院分娩。

（5）紫色（孕妇患有传染性疾病）：所有妊娠合并传染性疾病（病毒性肝

炎、梅毒、HIV、结核病、重症感染性肺炎、特殊病毒感染）标识为"紫色"。

7. 母婴安全管理制度

1）孕产妇在门诊开始按要求进行产前检查，落实妊娠风险评估，规范开展孕产妇妊娠风险筛查和评估，注重多学科联合动态评估和管理，规范有序开展产前筛查与产前诊断，严格高危孕产妇专案管理，识别高危孕产妇，及时发现和干预影响妊娠的风险因素，防范不良妊娠结局。孕产妇住院分娩、开展产后访视等内容，保障母婴安全。

2）严格遵守医疗质量安全核心制度，重点强化三级查房制度、术前讨论制度、危急重症患者抢救制度等。

3）定期针对产后出血、新生儿窒息等常见危重症，开展专项技能培训及应急演练，完善抢救流程与规范，进一步明确相关科室和人员职责任务，强化急救设备、药品、孕产妇用血、转运等保障机制；产科医护人员应当具备新生儿疾病早期症状的识别能力，熟知危急重症转诊绿色通道，切实保障孕产妇和新生儿安全。

4）孕产妇住院期间，在产科病区待产，责任护士应加强观察与巡视，当初产妇宫口开大≥2cm，催引产者宫口开大1cm，经产妇有规律宫缩时，应由责任护士或当班护士护送孕产妇入产房。

5）责任护士或当班护士护送孕产妇入产房后，应与产房助产士进行床旁交接病情，并在产科母婴交接核对表上签字。

6）在进行交接核对及母婴治疗护理时，至少采用两种及以上身份识别，反复核对，杜绝医疗差错发生。

7）认真填写交接核对表，仔细核对母婴基本情况、产科情况、特殊用药及特殊状况。全面开展产房分娩安全核查，规范填写核查表，并作为医疗文书纳入病历管理，降低产房医疗差错及安全不良事件发生率。

8）营造温馨、舒适的产房环境，提供以产妇为中心的人性化分娩服务。实行单间产房导乐陪伴分娩、一对一责任制助产服务模式，开展无痛分娩，麻醉师及麻醉护士24h进产房，鼓励家属参与陪产。

9）责任助产士负责观察胎心及产程进展、与产妇及家属做沟通，完成分娩助产，发现异常情况，及时向当班医师汇报，遵医嘱处理并做好记录。

10）产妇分娩时根据产妇情况呼叫产房医师、助产组长等人员站台、巡回；分娩室应当配备新生儿复苏抢救的设备和药品，安排至少1名熟练掌握新生儿复苏技术的医护人员在分娩现场。

11）新生儿娩出时，与产妇及家属共同确认新生儿性别，助产士根据母婴情况协助完成新生儿早期基本保健。填写新生儿腕带，实行"双腕带"，并告知产妇及家属如有损坏、丢失，应当及时补办，并认真核对，确认无误后佩戴。并在分娩记录相应位置印上新生儿足印和母亲拇指指印，在产科母婴交接核对表分娩栏与产妇或家属认真核对并签字。

12）严格执行母乳喂养有关规定，分娩结束后，母婴在产房观察2h，进行早吸吮及母乳喂养等相关指导，做好产后观察及记录，检查无异常后，由支助护士和家属护送母婴一同回病房，与病区护士，家属进行床旁交接、核对。核对无误后，在产科母婴交接核对表上签字，方可离开。

13）病区实行母婴同室、门禁管理，加强母婴同室陪护和探视管理，完善新生儿出入管理制度和交接流程。住院期间，产妇或家属未经许可不得擅自抱婴儿离开母婴同室区。因医疗或护理工作需要，婴儿须与其母亲分离时，医护人员必须和产妇或家属做好婴儿的交接工作，严防意外。

14）病区实行双轨式——产科医师、新生儿科医师查房制；责任制整体护理模式，医护熟练掌握孕产妇病情、心理情况及饮食级别等，严格按照护理级别落实巡视要求，并让孕产妇及家属熟知责任护士和管床医师。

15）加强医院感染管理，降低医院感染发生风险；制定消防、停水、停电、火灾等应急预案，定期开展安全隐患排查和应急演练。

8.助产质量与安全管理制度

为更好地贯彻执行《中华人民共和国母婴保健法》，按照《武汉市助产技术服务机构（二、三级医院）产科质量考核评分标准》等相关规定要求，加强助产质量管理，不断提高助产质量和技术水平，制定如下管理制度：

1）成立由分管副院长、护理部主任、产科主任、产科护士长、产房护士长及专职教学管理老师组成的助产培训组织，加强对助产士的专业培训，保证助产士能胜任助产岗位工作。

2）科室成立由产科主任、产科护士长、产房护士长及兼职质控员组成的助产质量管理小组，制定质控标准并执行督导。

3）助产人员按照《中华人民共和国母婴保健法》及卫生行政部门相关规定取得相应资质开展助产技术服务。

4）建立健全的助产管理制度，建立分娩风险管理和预警机制，确保所开展的助产服务、技术项目安全、有效，按照助产规范开展接产工作和各项操作，制定本院助产质量控制标准并监督执行。

5）定期召开助产质量分析讨论会，讨论分析各项助产质量指标达标情况，找出差距，制定整改措施并督导执行。

6）完善助产质量追踪及持续改进机制，出现质量问题，立即进行追踪分析，细化到每一名产妇、每一名助产人员、每一个工作环节，找出问题，制定整改措施，加强防范。

健全完善各项规章制度，落实陪产管理制度，强化助产士责任心，全面提高助产士综合业务能力特别是助产技术服务水平，确保助产质量，保障母婴安全。

7）护士长定期组织学习，强化提高、规范护理人员的职业行为，了解助产人员的工作态度、接生的情况、产房的环境卫生、器械物品的准备及抢救药械备用等，及时掌握产房内的动态信息，以便采取措施解决问题，同时要监督检查护理人员对产房的各项制度执行情况，使护理人员在工作中自觉履行职责，才能使助产质量与安全得到保证。

9.助产危急值报告制度

1）出现危急值时，出具检查、检验结果报告的部门报出前，应当双人核对并签字确认，夜间或紧急情况下可单人双次核对。对于需要立即重复检查、检验的项目，应当及时复检并核对。

2）临床科室任何接收到危急值信息的人员应当准确记录、复读、确认危急值结果，并立即通知相关医师。

3）医疗机构应当统一制定临床危急值信息登记专册和模板，确保危急值信息报告全流程的人员、时间、内容等关键要素可追溯。

4）医技科室工作人员发现危急值时，首先要按照本部门操作规范、流程及相关质量控制标准，对检查、检验的各个环节进行检查（必要时，进行复检），在确认各环节无异常的情况下，才可以将检查结果发出。通过网络发送通知至患者所在病区电子病历系统，在医师站、护士站电子病历系统弹出危急值提示窗，同时电话通知临床科室人员危急值结果，并在危急值报告登记本上逐项做好报告登记。

5）临床科室人员在接到"危急值"报告电话后，应及时通知主管医师或值班医师，并在临床科室的危急值报告登记表上做好详细记录，做好下一步的救治工作。

6）主管医师或值班医师在接到危急值报告后，应立即查看孕产妇，如果认为该结果与孕产妇的临床病情不相符，医技科室应与临床科室共同查找原因，必要时应重新留取标本进行复查复检，同时做好孕产妇的沟通工作。若该结果与临床相符，应在30min内结合临床情况采取相应处理措施并向孕产妇及家属交代病情，同时及时报告上级医师或科主任，密切观察病情变化，做好交接班。

7）对于经过主管医师或值班医师诊察评估孕产妇后不需要立即处置的危急值，也要与衣服成及家属做好沟通工作，并密切观察。

8）主管医师或值班医师需6h内在病程记录中记录接收到的危急值报告结果和所采取的相关诊疗措施。

9）孕产妇处理后应适时复查危急值。

10.助产危重患者抢救制度

1）产房抢救工作应在科主任领导下，由护士长负责组织协调。对重大抢救须根据病情提出抢救方案，并立即报告主管部门和院领导。

2）抢救药品和器材必须力求齐备和完好，做到"四定"：定人、定位、定量、定种类。用后及时补充。

3）值班助产士必须熟练掌握各种器械、仪器性能及使用方法。抢救物品一般不外借，以保证应急使用。

4）参加抢救人员必须全力以赴，分工明确，紧密配合，听从指挥，坚守岗位。医师未到之前，护理人员应根据病情及时处理并做好抢救准备。如吸痰、给氧、测血压、建立静脉通道等。

5）严格执行各项规章制度。对病情变化、抢救经过、抢救用药等，要详细、及时记录和交班。所用药品的空安瓿经二人核对无误后方可丢弃，各种抢救物品、器械用后应及时清理、消毒、补充、物归原处、以备再用；房间进行终末消毒。

6）严密观察病情变化，保持呼吸道和各种管道通畅，记录要及时详细，用药处置要准确，对危重患者应就地抢救，待病情稳定后方可移动。

7）在抢救过程中，正确执行医嘱。在执行口头医嘱时，必须按《抢救危急重症患者时口头医嘱执行制度》执行。

8）安排有权威的专门人员及时向孕产妇家属或单位讲明病情及预后，以取得家属或单位的配合。

9）严格执行交接班制度，24h内专人守护。对病情变化、抢救经过、各种用药等要详细交接及记录。

10）认真做好患者的各项基础护理及生活护理。烦躁、昏迷及神志不清者，加床档和采取保护性约束，确保患者安全。

11）抢救工作期间，药房、检验、放射或其他特检科室，应满足临床抢救工作的需要，不得以任何借口加以拒绝或推迟，总务后勤科室应保证水、电、气等供应。

12）不参加抢救工作的医护人员不得进入抢救现场，但须做好抢救的后勤工作。

13）做好抢救后的清理、补充、检查及家属安抚工作。

11.不良事件报告管理制度

1）一、二级事件属于强制性报告范畴，报告原则应遵照《医疗质量安全事件报告暂行规定》（卫医管发〔2011〕4号）执行。三、四级事件报告具有自愿性、保密性、非处罚性和公开性的特点，鼓励主动报告不良事件。

2）建立不良事件登记本，由护士长或质控员负责登记并保管。登记内容包括患者基本信息、事件经过、结果、原因分析、整改措施及整改成效。

3）不良事件发生后，要本着患者安全第一原则，迅速采取补救措施，避免或减轻对患者身体健康的损害或将损害降到最低程度。

4）不良事件发生后，当班人员应立即向当班二线、病区主任、病区护士长报告，上报事件发生经过、原因、结果，并按规定填写不良事件上报表，重大事故要立即上报科主任，24~48h上报相关的职能部门，包括书面报告和网络直报，若发生可能迅速引发严重后果的紧急情况时，使用紧急电话报告，并随后进行书面补报。

不良事件接收报告部门：

（1）医疗不良事件上报医务科。

（2）护理不良事件上报护理部。

（3）感染相关不良事件上报医院感染管理办公室。

（4）器械不良事件上报设备部。

（5）药品不良事件上报药剂科。

（6）设施不良事件上报总务部。

（7）服务及行风不良事件上报监审部。

（8）安全不良事件上报保卫部。

5）发生不良事件后，对有关的实物如标本、药品、器械、用具、病历和医疗记录等按规定妥善规范保管，不得销毁、转移或涂改。对疑似输液、输血、药物引起的不良事件，护患双方应共同对现场实物进行封存、签名或盖章，严格执行《医疗事故处理条例》的有关规定。

6）不良事件发生后，产房二线医师、护士长应及时组织医护人员讨论，分析原因，制定整改措施并落实整改，追踪整改成效。

7）对缓报、瞒报、谎报不良事件信息的科室及个人，经查证属实，视情节轻重给予当事人及科室负责人处罚；若引发纠纷或事故的根据国家相关法律法规、医院医疗纠纷处置办法从重处理。

8）质控员针对每季度将上报的医疗安全（不良）事件进行统计分析，并召开一次评估总结会议，分析结果及时反馈产房二线医师和护士长，督促科室整改，提出防范措施，保证医疗质量持续改进。

9）每季度召开医疗安全（不良）事件学习会议，从错误中学习，避免类似事件再次发生。

12.奖惩制度

1）遵循保密性、自愿性的原则，鼓励主动报告不良事件。报告内容不作为报告人或他人违章处罚的依据，也不作为对所涉及人员和部门处罚的依据。

2）报告者可以报告自己发生的问题，也可以报告其他人发生的问题。主动报告不良事件的非责任护士应给予奖励，具体奖励方案按各科室规定落实。

3）对首先提出建设性建议杜绝了重大安全事件发生的科室或非责任医师、护士，在季度质量总结分析反馈大会上给予表扬，作为年度考核、评优晋升的奖励依据之一。

4）对主动上报且积极整改者，视情节轻重可减轻或免于处罚。

（1）主动上报Ⅳ级、Ⅲ级非责任性事件，并按规定积极分析原因、提出整改措施并组织落实整改，取得成效的不予处罚。

（2）违反规章制度及操作规程、责任心不强、粗心大意等主观因素导致Ⅲ级责任性事件。主动上报的Ⅱ级责任性事件未造成影响，经科务会讨论减轻处罚。

5）对严重的、已经发生的、可预防的不良事件作为强制报告事件。发生不良事件的个人，如不按规定报告，有意隐瞒，一经发现，从重处罚。

13.死胎、死婴，胎盘管理制度

1）胎盘处置管理制度。

为有效地控制产妇分娩后胎盘流失、买卖和传染性疾病传播等不良后果，根据《中华人民共和国传染病防治法》《医疗废物管理条例》《产科安全管理的十项规定》等相关规定，规范胎盘的管理，特制定胎盘处理管理制度。

（1）任何单位和个人不得买卖胎盘。产科工作人员必须严格按照规定进行分娩后胎盘的处理。

（2）产妇入院时签署胎盘处置同意书，有孕妇本人或亲属的签字，并保存于病历中。如果产妇无传染性疾病，胎盘可自行带回家处理，如产妇不愿带回家处理，可委托医院处理，按医疗垃圾处理，建立科内胎盘交接本，并做好登记。

（3）对于经实验室检查，该产妇有传染性疾病或传染性病毒携带者的，其胎盘具有疾病传染性，工作人员应当及时告知产妇，必须由医院按照《中华人民共和国传染病防治法》《医疗废物管理条例》的有关规定，按照病理性医疗废物进行处置，不得自行带回家处置。由当班医师/责任助产士向产妇或家属做好解释工作。

（4）对于情况紧急，相关化验检查结果暂不知晓者，其胎盘不可交予家属自行带走，由科室冷藏暂存保管。

（5）胎盘的交接和去向有登记，有签字。

（6）医院处置胎盘应指定专人回收，科室工作人员与回收人员交接时，当面清点个数，双方无疑异后放在医疗废物袋内，并在医疗废弃物登记本上签字。

（7）科室和个人违反规定所造成的后果由科室和个人负责。

2）死胎、死婴处置管理制度。

（1）对于死胎和死婴，医疗机构应当与产妇或其他监护人沟通确认，并加强管理。

（2）死胎、死婴遗体纳入遗体管理，依照《殡葬管理条例》的规定，进行妥善处理，严禁将胎儿遗体、婴儿遗体按医疗废物实施处理。

（3）根据《尸体处理的管理规定》，本单位不得从事尸体买卖和各种营利性活动。

（4）因临床、医学教学和科研需要，移交至医疗机构、医学院校、医学科研结构以及法医鉴定科研机构等单位时，需办理相关手续。

（5）对死胎（死婴）的处置，由医护人员告知产妇及家属死胎（死婴）的处置办法，必须经产妇或家属在医疗文书上签字后，方可由其自行处理，委托医疗机构处理的，依照《殡葬管理条例》的规定进行处置。

（6）对于有传染性疾病的死胎、死婴，经医疗机构征得产妇或其他监护人等同意后，产妇或其他监护人等应当在医疗文书上签字并配合办理相关手续。医疗机构应当按照《中华人民共和国传染病防治法》《殡葬管理条例》等妥善处理，不得交由产妇或其他监护人等自行处理。

（7）违反《中华人民共和国传染病防治法》《殡葬管理条例》等有关规定的单位和个人，依法承担相应法律责任。

（汤斐 骆嫚 陈林 姜甜 艾梦柳 王峰 马弯弯 陈莲）

四、产房工作制度

1.产房医师值班及交接班制度

1）产房实行24h值班制。

2）人员配置：分为值班和24h班。值班时间为8：00—17：00，24h班为8：00—次日8：00。

3）值班医师早上7：45到岗接班，床前交接班，听取交班医师关于值班情况的介绍，接受交班医师交办的医疗工作。

4）产房医师负责产房的医疗工作和孕产妇临时情况的处理，并做好急、危、重症患者病情观察和相应急救处理及医疗措施的记录。产房住院总医师在诊疗活动中遇到困难或疑问时应及时请示产房二线医师，二线医师应及时指导处理。二线医师不能解决的困难，应请三线医师指导处理。遇有需经主管医师协同处理的特殊问题时，主管医师必须积极配合。遇有需要行政领导解决的问题时，应及时报告医院总值班或医务部。

5）值班医师如有急诊处理事项等需要离开产房时，必须向值班护士说明去向及联系方法，应由24h班医师进行及时处理。

2.产房医师24h工作制度

1）24h值班医师在工作不繁忙的情况下，12：00—17：00可在值班室休息，但不得擅自离开工作岗位，遇到需要处理的情况时应立即前往诊治。如有急诊抢救、会诊等需要离开产房时，必须向值班护士说明去向及联系方法。

2）每日早交班，24h班医师应将重点患者情况向产房医护人员报告，并向二线医师和主管医师告知危重患者情况及尚待处理的问题。

3.产房麻醉医师工作制度

1）麻醉医师须24h驻守产房。

2）人员配置：分为白班和夜班，每个班次包括一名麻醉医师和一名麻醉护士。白班时间为8：00—17：00，夜班时间为17：00—次日8：00。

3）各岗位人员应遵守岗位职责，加强团队协作。

4）日常工作内容和要求：

（1）分娩镇痛前准备。①检查完善药品、设备及物品；②查看病历，核对患者姓名、住院号，了解病史，进行体格检查，与产科医师、助产士沟通，评估是否有适应证及禁忌证；③告知产妇所采取的镇痛方式及可能出现的并发症或风险，由产妇本人或委托人签署分娩镇痛知情同意书；④连接监护仪，开放静脉通道，补液。

（2）分娩镇痛实施与管理。①产妇有镇痛需求即可实施；②严格执行无菌原则，规范操作；③操作过程中密切监测产妇的生命体征；④每1~2h查视产妇的情况，如生命体征、镇痛评分、阻滞平面等；⑤发现问题及时进行处理，如需中转手术，视紧急程度与手术室医护人员进行交接或者启动"即刻剖宫产"流程。

（3）麻醉结束后核查。①拔除硬膜外导管，检查导管是否完整；②丢弃剩余药物并做好文字记录；③完成麻醉记录单。

（4）随访。①了解患者是否有并发症等情况发生；②了解患者满意度。

4.病案讨论制度

1）病案讨论适用于以下情况：入院诊断不明或者疗效较差的病例；住院期间相关检查有重要发现可能导致诊疗方案的重大改变；病情复杂疑难或者本院本地区首次发现的罕见疾病；病情危重病例或者需要多科协作抢救病例以及科室认为必须讨论的其他病例。

2）讨论由产房二线，必要时科主任主持，召集本科各级医师、护士长以及责任护士等相关人员参加，必要时邀请相关科室专家参加，特殊情况也可邀请医院领导、职能部门人员参加或者由医院组织全院性讨论以便尽早明确诊断，提出治疗方案。

3）讨论前由产房住院总将相关医疗资料收集完备，必要时提前将病例资料整理提交给参加讨论人员；讨论时由经管医师简明介绍病史、病情及诊疗经过；主治医师、副主任医师应详细分析病情，提出开展本次讨论的目的及关键的难点疑点等问题；参加讨论的人员针对该案例充分发表意见和建议；最后由主持人进行总结，并确定进一步诊疗方案。

4）讨论由经管医师负责记录和登记，并将讨论结果记录于疑难病例讨论记录本。记录内容包括：讨论日期、主持人及参加人员的专业技术职务、病情报告及讨论目的、参加人员发言、讨论意见等，确定性或结论性意见记录于病程记录中。

5. 助产工作管理制度

1）对进入产房的每一位孕妇，实行一对一全程责任制陪伴，由同一位助产士专职负责提供分娩全过程服务。

2）确定陪伴对象后，助产士要向孕产妇及家属介绍自己，并介绍服务范围内容和责任，取得产妇和家属的了解和信任。

3）产妇分娩期间，助产士要陪伴产妇身边，仔细认真地观察产程，发现异常情况及时报告医师并积极处理，确保母婴安全。

4）做好产妇的生活护理和心理护理，与其多沟通，了解产时的思想动态，帮助产妇建立分娩信心，为产妇排忧解难，工作人员态度要严肃认真，对产妇应体贴、关怀。

5）随时与产妇家属联系，向家属通报产程进展情况，并做好产妇与家属的沟通工作，回答产妇及家属提出的有关问题。

6）负责对产妇进行健康教育，做好产后半小时早期保健，宣传母乳喂养知识并指导母乳喂养。

7）严格执行各项规章制度，注意消毒隔离及无菌技术操作。产房每日要全面清洁、消毒，保持室内空气新鲜，温度24~28℃，湿度50%~60%。每季度做空气培养，报告单留存备查。

8）负责产妇的产程观察、接产及新生儿处理，产后观察2h后，将产妇送回病房，做好交接班工作。

6. 助产交接班制度

1）每班必须按时交接班。接班者提前15min到科室，清点物品及药品，进行床边交班。在接班者未到或未接清楚之前，交班者不得离开岗位。

2）值班护士必须在交班之前完成本班的各项工作，写好交班报告及各项护理记录，处理好用过的物品，并为下一班做好物品准备。

3）产房应建立各班交班簿和急救药品、器械、用品及其他管理登记簿。常用毒、剧、急救药品，医疗器械与其他用品，是否损坏或遗失等情况，记入登记簿，向接班人交待清楚。

4）交接班中如发现病情、治疗、药品及物品等交待不清，应及时查问。接班时发现问题由交班者负责，接班后再发现问题，则由接班者负责。

5）每晨医护集体交班，由夜班护士作夜班护理交班报告，护士长交代有关事项和各项工作安排，时间不宜超过15min。会后由护士长带领白夜班护士共同查看待产室、镇痛室及产房临产孕妇。

6）下班前书写交班报告，做好各种登记工作等。

7. 助产病情上报制度

1) 产房呼叫医师常规流程如下。

白班：助产士→助产组长→当班医师→产房护士长／二线医师。

值班／夜班：①助产士／助产组长→值班医师→值班护士长→值班二线；②助产士／助产组长→值班二线。

2) 助产士要注意观察产程，发现问题及时按报告流程报告，必要时可以越级请示上级医师。

3) 助产士在工作中如遇到不清楚的问题或有病情变化时，应及时请示上级，严禁不请示、不汇报、不处理或擅自处理，否则按违规处理，并承担一切后果。如遇情况紧急或危急时。可越级请示上级，严禁不请示。

4) 助产士必须严格遵守院科两级规章制度，严格观察病情及产程进展，及时请示上级医师，若因未及时请示上级医师造成不良妊娠结局，自行负全责。

5) 助产士需立即上报的情况：

（1）发现生命体征及检验报告危急值请立即报告上级医师、病区护士长、科护士长、科主任，同时启动抢救程序，不得延误，否则按违规处理。

（2）遇到急、难、疑、危、重症孕产妇，超过诊治范围和短期内未能明确病因等情况时，必须立即报告科室正主任、副主任、科护士长，必要时可越级上报，若未上报，发生不良医疗结局科室将不予协助。

（3）三度、四度会阴裂伤，立即报告三线医师，由三线医师决定是否报科主任。

（4）血肿由二线医师充分评估后决定缝合地点和麻醉方式。必要时请示三线、科主任。禁止盲目观察，由此产生的不良后果由当事人独立承担。

8. 陪伴分娩管理制度

1) 入院临产后和从病房转入临产后的孕妇，需签"要求导乐陪产"并签字，宫口开大0.5~2cm需在待产室观察。

2) 孕妇宫口开大3cm以上带入产房，遵从孕妇意愿，可允许一个家属（多半是丈夫）进产房陪产，家属需在产房门口穿上陪伴服、脚上穿鞋套才可进产房，中途不可换人。陪产者请勿携带贵重物品进入产房。

3) 单独的产房，专业的助产士全程陪产，在整个分娩过程中，主动与孕妇及家属交流，及时进行心理疏导，鼓励并安慰孕妇，宫缩时指导孕妇如何保持平静、放松、呼吸、按摩子宫和腰骶部等以减轻疼痛，树立分娩的信心。鼓励孕妇进食、自由活动、指导孕妇休息和睡眠，避免过度疲劳。产时指导孕妇用力和采取适当的体位。

4) 细心观察孕妇的各种情况，以便及时通知医师处理，尽量减少不必要的医学干预，按医疗常规处理产程，接生及新生儿的处理。尊重陪产者意愿，为新生儿剪脐带（必须在医师的指导下完成）。

5）指导产妇和新生儿进行早接触、早吸吮、告知产后注意事项，填写产后调查表，观察产后出血情况，产后观察2h无特殊情况、保证母婴安全，送回病房，做好交接工作。

9.分娩镇痛管理制度

1）门诊做好的孕前检查、孕期产检、孕期筛查、分娩镇痛宣教工作。分娩镇痛遵循自愿、安全的原则，以达到最大限度地降低产妇产痛、最小限度地影响母婴结局为目的。

2）入院期间产科管床医师对待孕妇分娩方式的评估，宫口开大2cm，孕妇同意，可行分娩镇痛，由待产班助产士测量孕妇体温后通知麻醉师，并告知孕妇及家属，行分娩镇痛后的2h内禁食、禁水，2h后可喝水（或运动饮料等），吃流质食物如稀饭（糖尿病孕妇可吃小米粥）等。

3）麻醉医师进行分娩镇痛前的评估工作，应向孕妇及家属介绍分娩镇痛的相关知告知风险，签署知情同意书。

4）麻醉医师根据孕妇疼痛情况评估并调整镇痛药的剂量及浓度。

5）分娩镇痛期间孕妇发生危急情况实施剖宫产手术的麻醉。

6）麻醉科护士开放静脉输液通道，调整孕妇体位为侧卧或半坐位、吸氧，监测孕妇生命体征，协助麻醉医师完成分娩镇痛的操作，配置镇痛泵，巡视观察孕妇生命体征、母体的异常情况并及时汇报麻醉医师，协助麻醉医师进行镇痛评分等。

7）麻醉护士协助麻醉医师完成危急情况"即刻剖宫产手术"麻醉，登记、收费。

8）镇痛药物及毒麻药物管理、登记、发放，物品、药品的补充、设备的清洁与保养，及时、真实、完整填写各类医疗表单。

9）责班助产士观察孕妇产程宫缩、胎心等异常情况，如产程无进展，报告产房住院总医师，行人工破膜，如需静脉输入催产素时，应遵医嘱给予催产素静滴泵入，异常情况报告麻醉医师或产科医师。

10）助产士观察孕妇宫口开到情况，及时合理安排导乐陪伴分娩，并通知家属参与陪产。

11）产妇顺产后2h，请麻醉医师评估产妇相关情况，无特殊情况拔除镇痛泵。分娩镇痛后对产妇进行随访，了解产妇满意度及并发症等。

10.催引产管理制度

1）催产素／地诺前列酮栓引产／催产之前必须做胎心监护通过后、由二线及以上医师亲自评估后决定是否执行，严格掌握适应证、禁忌证。

2）催产素／地诺前列酮栓引产／催产时，应做好催引产前的病程记录（引产的指征、产科情况评估、引产方案），送入各楼层催产室由产房助产士守护，二线医师应主动观察、了解催引产进展情况，为确保医疗安全，常规进行胎心及宫缩监测，对胎心、宫缩、血压、产程进展及一般状况进行动态观察和记录。

3）地诺前列酮栓引产／催产者，由管床医师向主／值班护士交班送入催产室待产，并向病房护士与当班助产士交班，经产妇有规律宫缩、初产妇宫口开大2cm及自然破膜的孕妇适时取出地诺前列酮栓，及时由病房护士送入产房，报告产房医师／值班医师。

4）经产妇使用催产素静滴引产／催产者，若出现宫缩过频、产房医师及时评估，适时取出地诺前列酮栓，暂停催产素，二线医师做好交接班。自然破膜等不适，需严密观察，及时检查呼叫，避免宫缩过频、急产、子宫破裂、胎盘早剥、胎儿窘迫等不良妊娠结局的发生。

5）助产士应严密观察产程。凡产程出现任何异常，应立即按流程向医师报告并做好记录。

6）严禁医护人员擅自使用催产素及徒手扩张产道，否则以违规论处。出现不良医疗后果者，由当事者承担全部责任。

7）警惕催引产过敏反应，应随时做好抢救准备。禁止使用肌内注射（简称肌注）、学位注射及滴鼻给药法，因为这些方法均难以掌握催产素实际进入体内的剂量。

8）使用催产素引产／催产应严格执行相关制度：

（1）做到"三有"，即有指征、有记录、有医嘱，使用前应与孕妇及家属沟通并签字。

（2）专人守护，每半小时必须在待产记录上记录，有异常情况随时记录及汇报。

（3）在任何时候，违反科室规定使用催产素，如未发生医疗纠纷，按违规处理；如发生医疗纠纷，将由当事人承担全部责任及经济损失。

（4）药物引产应严格遵守各种药物引产的使用方法。

9）仔细观察产程，减少不必要的干预，禁止无医学指征的催、引产。产房任何干预需请示二线医师，做好记录、沟通。

11.助产文件书写制度

助产文书是产科病历资料的重要组成部分，是助产士在护理活动中对获得的客观资料进行归纳、分析、整理形成的文字记录。包括体温单、医嘱单、临产记录、分娩记录（一）、分娩记录（二）、新生儿病历、产程图、护理记录、首次护理记录单等。基本要求：

1）助产文书书写应当客观、真实、准确及时、完整、规范，计算机打印的病历应当符合病历保存的要求。

2）助产文书书写应当规范使用医学术语，文字工整，字迹清晰，表述准确，语句通顺，标点正确。

3）使用阿拉伯数字写日期（公历）和时间（北京时间），采用24h制记录，新生儿体重应用 g 作单位，如"出生时间 2020-02-14 16：16，性别男，体重 3 110g"。新生儿有无产瘤及头皮血肿，如有需描述大小及部位。

4）根据孕妇产程如实记录宫口开大情况，如产程没进展报告医师后，采取哪些措施（人工破膜、使用催产素等）都应如实记录。

5）产程图的绘制，只需填写临产开始时间，保存后电子病历产程图自形成。

6）分娩记录（一），根据产时情况如实填写，如第一、二、三产程时间，羊水性状，胎盘娩出情况、产时用药及特殊用药和出血情况等。

7）分娩记录（二），盖新生儿脚印和产妇拇指印。

8）将盖有新生儿脚印和父母拇指印的卡片赠予给孕妇及家属。

（杨 慧 骆 嫚 陈 林 马弯弯）

第五节 安全产房的工作流程

一、产房高危孕产妇筛查流程

1）孕妇应在孕期建档完善孕产妇保健手册。

2）孕产妇妊娠风险筛查表是孕妇初次接受孕期保健服务时必须使用到的。实行首诊医师负责制，在建册时必须详细询问既往史、生育史和家族遗传史等病史，要按照孕产妇妊娠风险筛查表进行分析筛查，并记录存档。

3）对妊娠风险筛查为阳性的孕妇，要按照孕产妇妊娠风险筛查表进行妊娠风险评估分级，按五色分级标注，实行分类管理，建立专案登记，全程管理，动态评估。如果孕妇没有出现这张表里的情况，就作为筛查低风险（绿色）。如果孕妇出现了这张表中的情况，就必须接受后续的妊娠风险评估，区分出一般风险（黄色）、较高风险（橙色）、高风险（红色）、传染病（紫色），进行跟踪随诊和孕产期诊治。（图1-5-1）

4）筛查出的高危妊娠孕妇转高危妊娠门诊，要求副高以上医师坐诊高危妊娠门诊，进行专案管理，增加检查次数，定期评估，根据高危孕产妇管理制度进行转诊及治疗。

5）要对孕产妇妊娠风险进行动态评估，根据病情变化及时调整妊娠风险分级和管理措施。

6）对不宜继续妊娠的，由主任以上资格的医师评估和确诊，告知风险，提出应尽早终止妊娠的医学建议。

7）建立高危妊娠的监护措施：建立高危妊娠门诊，制定合理的治疗方案，选择最佳分娩时间和分娩方式，确保母儿安全。

8）加强追踪随访，了解产妇和新生儿的健康状况，完善资料登记。

9）建立高危妊娠的监护措施：建立高危妊娠门诊，制订合理的治疗方案，选择最佳分娩时间和分娩方式，确保母儿安全。

10）加强追踪随访，了解产妇和新生儿的健康状况，完善资料登记。

11）实行住院孕产妇分级管理，对住院孕产妇实行不同颜色表格管理，既有利于医师评估，又方便医护工作，同时可以及时识别高风险孕产妇，提高医护人员警惕，防止不良事件发生。

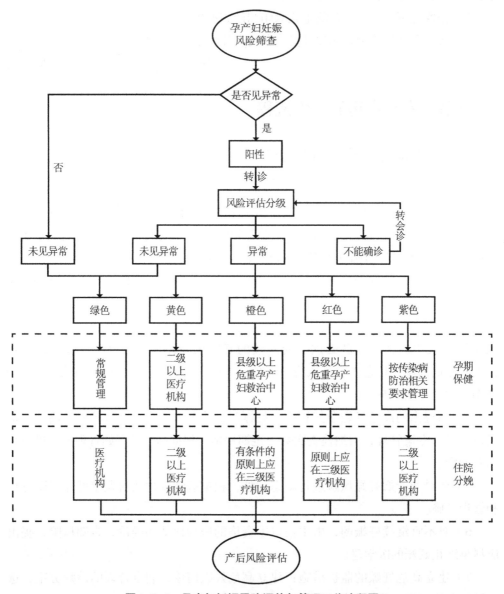

图1-5-1 孕产妇妊娠风险评估与管理工作流程图

二、高危孕产妇识别与救治方案

（一）高危孕产妇识别

1.实行高危孕产妇筛查制度

所有的孕妇应在当地村卫生室（所）或乡级以上医疗保健机构建卡（册），建卡（册）时特别强调要询问既往难产史、生育史、内、外、妇科病史。医疗保健机构在产前检查时必须做心、肝、肾、血液等内科病史的采集和检查，同时要认真做规范的产前检查和记录，早期发现妊娠并发症和合并症。

2.实行高危孕产妇首诊制度

医疗保健机构对高危孕产妇要实行首诊负责制，发现高危孕产妇要建档管理，专人负责，做到早期干预，及时转诊，避免诊治延误。

3.实行高危孕产妇逐级报告制度

村级发现高危孕产妇及时报告乡（镇）卫生院；乡（镇）卫生院负责管理全乡（镇）高危孕产妇，及时将评分在10分以上或累计10分以上者向县级妇幼保健院报告，对高危孕妇进行动态管理；县级医疗机构定期报告给县妇幼保健院进行动态管理。

4.实行高危孕产妇追踪随访制度

县级妇幼保健机构负责将筛查出的高危孕产妇及时反馈到孕产妇所在的乡（镇）卫生院；乡级妇幼保健人员定期下村跟踪随访高危孕产妇，并做好追访笔录。

5.实行高危孕产妇护送转诊制度

负责转运的医护人员应在转运途中有初步急救的能力，转诊时要使用高危孕产妇转诊及反馈通知单。乡（镇）卫生院一旦识别出高危孕产妇后应及时与上级产科急救中心联系，及时转诊。上级急救中心要及时向下级单位反馈转诊患者的诊断、治疗、处理、结局等信息，评价转诊是否及时和延误，并指导和纠正不正确的处理方法，不断提高转诊的效率。

（二）高危孕产妇的救治方案

1）产房抢救工作应在科主任领导下，由护士长负责组织协调。对重大抢救须根据病情提出抢救方案，并立即报告主管部门和院领导。

2）抢救药品和器材必须力求齐备和完好，做到"四定"：定人、定位、定量、定种类。用后及时补充。

3）值班人员必须熟练掌握各种器械、仪器性能及使用方法。抢救物品一般不外借，以保证应急使用。

4）参加抢救人员必须全力以赴，分工明确，紧密配合，听从指挥，坚守岗位。医师未到之前，护理人员应根据病情及时处理并做好抢救准备。如吸痰、给氧、测血压，建立静脉通道等。

5）严密观察病情变化，保持呼吸道和各种管道通畅，记录要及时详细，用药处置要准确，对危重患者应就地抢救，待病情稳定后方可移动。

6）在抢救过程中，正确执行医嘱。在执行口头医嘱时，必须按《抢救危急重症患者时口头医嘱执行制度》执行。

7）严格执行交接班制度，24h内专人守护。对病情变化、抢救经过、各种用药等要详细交接及记录。

8）认真做好患者的各项基础护理及生活护理。烦躁、昏迷及神志不清者，加床档和采取保护性约束，确保患者安全。

9）做好抢救后的清理、补充、检查及家属安抚工作。

高危孕产妇急诊抢救流程见图1-5-2。

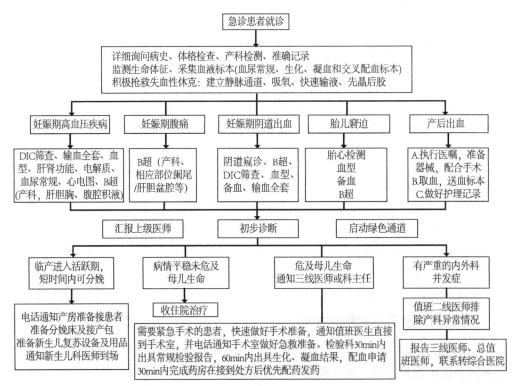

图1-5-2 高危孕产妇急诊抢救流程图

三、急危重症工作流程

（一）助产危重症工作流程

1）人员安排与组织形式：安排具有一定的临床经验和技术水平的医师和助产士担任抢救工作，必要时立即报告上级医师及科主任，对重大抢救，根据病情提供抢救方案，并立即呈报院领导、医务处及护理部。

2）抢救药品、器材、设备：齐全完备，做到定人管理，定点放置，定期消毒，定量供应，定时核对，用后随时补充。

3）值班人员：熟练掌握各种器械、仪器的性能及使用方法。抢救药品一般不外借，以保证应急使用。

4）参加抢救人员：全力以赴，明确分工，紧密配合，听从指挥，坚守岗位，严格执行各种规章制度。参加抢救小组的成员职责分配情况，见图1-5-3。

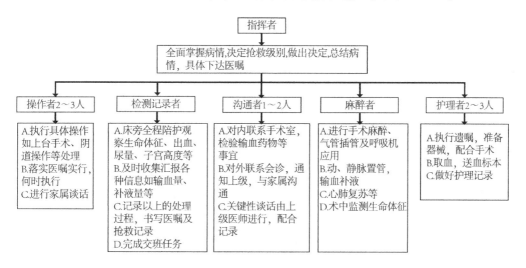

说明：
1.人员充足时，每种角色可由多人承担。
2.人员紧张时。一人需承担多个角色。
3.具体角色分配由指挥者确定,各司其职。

图1-5-3　产科抢救小组成员职责分配图

5）医师到来之前：护理人员应根据病情给予紧急处理，如吸氧、吸痰、测血压、开通静脉通道、行人工呼吸、胸外心脏按压、配血、止血等。

6）危重患者：就地抢救，病情稳定后方可移动。有监护室的病区可酌情移至监护室。

7）详细记录：严格执行交接班制度及查对制度，对病情变化、抢救经过、各种用药等应及时详细记录，并及时提供诊断依据。

8）抢救完毕：整理用物，除做好抢救登记和消毒外，必须在6h内做好护理记录的补记。

9）其他：及时与患者家属及单位联系。

（二）急诊服务时限

1）在确定患者进入绿色通道后，凡不属于本专业诊疗范围的抢救要尽快请相应专业医师紧急会诊。接到紧急会诊通知，具备资质的会诊医师10min内到达现场，如有医疗工作暂不能离开者，要指派本专业有相应资质的医师前往。

2）进入绿色通道的患者医学检查结果报告时限：

（1）患者到达放射科后，X线平片、CT检查30min内出具检查结果报告（可以是口头报告）。

（2）超声科医师在接到患者后，30min内出具检查结果报告（可以是口头报告）。

（3）检验科接收到标本后，30min内出具常规检查结果报告（血常规、尿常规等，可电话报告），1h内出具生化、凝血结果报告，输血科配血申请30min内完成（如无库存血，则1h内完成）。

（4）药学部门在接到处方后优先配药发药。

（5）执行危急值报告制度。

3）手术室在接到手术通知后，15min内准备好手术间及相关物品，并立即通知手术相关人员到场，麻醉医师进行麻醉评估和选择麻醉方案。

4）急诊剖宫产孕妇病情分级为三级，具体如下。

（1）一级急诊剖宫产指征：脐带脱垂，胎盘早剥，前置胎盘伴出血，子宫破裂，先兆子宫破裂，横位（忽略性肩先露），急性胎儿窘迫（如频发晚减，重度变异减速等三类监护）。时间要求：30min。

（2）二级急诊剖宫产指征：胎头下降停滞，活跃期停滞，不能纠正不协调性子宫收缩过强，临产后胎头高直后位，前不均倾位，臀位（足先露），横位，面先露，妊娠期肝内胆汁淤积症，脐带缠绕（绕颈三周以上），子痫前期重度（短时间不能经阴道分娩者），慢性胎儿窘迫。时间要求：2h。

（3）三级急诊剖宫产指征：临产后社会因素，巨大儿，头盆不称，引产失败，过期妊娠存在合并症及并发症者，双胎妊娠（第一胎为肩先露或臀先露），联体双胎孕周＞26周，阴道横隔（高位、厚实），宫颈瘢痕，宫颈肌瘤影响先露下者，骨盆出口平面狭窄。合理安排。

（三）急危重患者管理制度

1）成立由科主任牵头的科内危重患者抢救小组。各级医护人员要高度负责，抢救小组成员应随叫随到。

2）每周科务会汇总各病区危重患者，了解急危重患者的诊治和管理情况。

3）严格遵守病例讨论和会诊制度。危重患者必须组织科内讨论，明确诊断、制定诊疗计划；对于未确诊或治疗效果不理想、病情恶化者，应及时上报医务科组织院内多学科会诊，会诊专家经科主任选定后，上报医务科备案。

4）严格遵守值班、交接班制度。交接班时对危重患者要重点交接，床头接班。

5）强化知情告知。对告病危的患者，应及时填写危重患者知情告知书，由科主任或主管医师（主治医师以上职称）将患者现有诊断、目前病情、可能的预后等情况详细向患者家属或代理人告知。危重患者知情告知书一式三份，科室、医务科、家属各1份。

6）规范病历书写、及时完善病历。病危患者应当根据病情变化随时书写病程记录，每天至少1次，记录时间应具体到分钟。病重患者至少2d记录一次病程记录。危重患者抢救时应详细书写抢救记录，若因抢救危重患者，未能及时书写病历，应在抢救结束后6h内据实补记，并加以注明。

7）"三无"急危重患者管理：

（1）医院本着救死扶伤的人道主义原则，对送入医院的"三无"（无证、无钱、无家属）急危重患者，应按医疗原则和专科专治的原则及时进入"急诊绿色通道"进行救治，并及时上报医务科（夜班或节假日报告总值班）。

（2）"三无"危急重患者住院超过1d，如无家属或单位来人，由保卫科与其家属或单位联系；如死亡，则由保卫科与公安部门联系，处理善后有关事宜。

（骆　嫚　何　敏　吕　婧）

第六节　安全产房的工作质量持续性改进

一、促进自然分娩质量监督与评价措施

（一）建立健全产科质量管理工作体系

为切实加强医院产科质量管理，规范产科医疗行为，降低剖宫产率，促进自然分娩，主要承担以下工作任务：

1）负责组织拟订与产科相关的技术质量控制标准，技术规范和实施方案。

2）负责开展相关专业的业务技术培训工作，提高围产专业技术队伍的业务水平。

3）承担围产专业疑难病例的会诊和指导对危重孕产妇紧急救治等任务。

4）指导开展各项围产保健和临床诊治工作，组织开展产科质控工作检查，形成年度质控报告并提出下一步工作建议。

（二）加强孕产妇保健管理

1）产科做好早孕建册、产前检查、产前筛查、高危孕妇筛查、住院分娩等孕产妇保健管理环节的信息管理和反馈，规范信息报告流程，为掌握孕情和分娩等信息提供可靠途径。

2）妇幼人员应对来院的孕产妇及时进行产前检查和产后访视，发现异常情况及时处理或转送到上级医院就诊。加强高危孕产妇的筛查工作，对筛查出的高危孕妇实行专案管理，落实专人定期进行访视，以便及时发现和处理各种危象，保障其生命安全。

（三）切实促进自然分娩

1）加强分娩知识宣教，支持促进自然分娩。有针对性地加强分娩知识健康宣教，牢固树立以人为本的服务理念，在为产妇提供全程、优质医疗服务的前提下，切实开展形式多样的健康教育活动，广泛深入地宣传自然分娩的好处和剖宫产术的风险，营造降低剖宫产率的宣教氛围。在产科设立母婴安全宣传栏，详细介绍自然分娩和剖宫产的利弊，要利用孕妇学校、产前检查等时机，与孕产妇及其家属加强沟通，让孕妇了解科学的分娩知识，增强信心，减少人为干预，保护、支持和促进自然分娩。

2）加强产科助产技术的管理。进一步健全院内助产技术质量管理的制度体系，包括岗位责任制、产科质量自我评估制度、疑难死亡病例讨论制度、转诊会诊制度、危重孕产妇报告制度和评审制度，助产人员"三基"训练和考核制度等。加强产科质量关键环节的管理，临产前后加强对产程的观察，努力降低产科风险，正确使用催产素，严格掌握剖宫产指征，降低剖宫产率。落实高危孕产妇早期发现、转诊和干预制度，严禁截留高危孕产妇。

3）准确把握剖宫产手术指征。建立和完善与剖宫产相关的医疗制度和技术常规，加强助产及相关专业技术人员的培训，把自然分娩的适应范围、剖宫产手术的临床手术指征和相关法律法规教育纳入培训的重要内容，熟练掌握剖宫产手术医学指征，避免趋利和减少责任行为的剖宫产，积极开展无痛分娩技术。对于没有剖宫产手术指征，孕妇或家属要求实施剖宫产的，要进行耐心细致的解释；对符合剖宫产手术指征的，讲清剖宫产手术的利弊关系，在知情同意的原则下，严格履行手术签字手续，切实降低剖宫产率。

4）严格控制剖宫产率。在保障医疗安全的基础上，通过加大管理力度，提高管理水平，使医院的剖宫产率实现逐年下降，并达到合理的管理水平。

5）加强产科医护人员的医德医术培训和继续教育，提高产科医务工作者的业务水平。对现有专业队伍人员采取产科业务学习，加强业务骨干的专业培训，有计划、有针对性地培养一批高层次的人才。

（四）依法加强监管，建立长效机制

加强对产科的定期督查统计。医务科定期组织对产科的剖宫产率及指征进行评估，并对非医学需要的剖宫产指征进行重点检查（表1-6-1）。

表1-6-1　产房护理质量评价标准

检查项目	检查内容	标准分（分）	评价方法	扣分标准	扣分原因	实得分（分）
布局与环境	1.产房建筑布局合理，相对独立，分区明确，标识清楚，符合功能流程合理和洁污区域分开的基本原则；人物流分开，避免交叉；进入产房需更换工作服、鞋	8	现场查看	一项不符合要求扣1分		
	2.外科洗手区域水龙头采用非手触式，室内配备动态空气消毒装置	4	抽查医护人员	一人不达标扣1分		
	3.产房有调温、控湿设备，温度保持在24～26℃，湿度以50%～60%为宜，新生儿抢救台温度在30～32℃。各房间应设足够的电源接口，上下水道，便于使用	5	抽查医护人员	一人不达标扣1分		
	4.产房设有独立的手术室，或产房有到达手术室的快速通道，可于2min内到达手术室	2	现场查看	一人一项不落实扣0.5分		
人员管理	5.有特殊科室人员准入制度，并实施，有紧急状态下助产士调配预案	4	查看资料	一人一项不落实扣0.5分		
	6.根据分娩量及工作需要，配备助产人员；助产人员与年分娩人数比不低于8∶1 500，工作人员配备合理；助产人员必须经过理论和操作培训并有培训记录（包括新上岗人员培训和每年1～2次的操作再培训）	5	现场查看	一项不符合扣0.5分		
安全管理	7.建立产房各项规章制度、岗位职责及操作常规、流程，有培训、考核计划及记录。如接产、早吸吮、婴儿复苏等流程	5	现场查看	一人不达标扣0.5分		

检查项目	检查内容	标准分（分）	评价方法	扣分标准	扣分原因	实得分（分）
安全管理	8.有产程中所需物品，药品和急救设备，固定位置，定期检查维护，及时补充和更换；有分娩设备、药物管理制度及记录，设备完好率100%；医护人员知晓并正确使用	8	抽查医护人员考急救设备的使用	一人不达标扣0.5分		
	9.有患者交接、安全核查、安全用药和管理等制度，并落实；有突发事件的应急预案并有演练	8	访谈患者	一人一项不落实扣0.5分		
	10.遵医嘱正确为待产、分娩患者实施用药和治疗服务；输血核查、医嘱核对正确按照制度执行；非紧急情况下不执行口头医嘱	4	查看资料，现场查看抽查查对制度	一人一项不落实扣0.5分		
	11.防范跌倒、压疮、输液外渗、导管滑脱等护理安全的风险评估与防治措施，标识醒目；护士知晓护理安全不良事件报告制度100%	8	现场查看抽考制度	一项不符合扣0.5分		
	12.注意观察产程，发现异常及时报告并协助处理；随时听胎心音；正确指导产妇完成分娩；观察产后出血情况；在产房实施促进母乳喂养的"三早"措施	8	现场查看	一项不符扣0.5分		
	13.有危急值报告制度，知晓危急值，并规范记录和处理	5	现场查看抽考制度	一项不符扣0.5分		
优质护理	14.根据产房工作特点，开展优质护理服务，有优质护理服务的目标和内涵，有推进开展优质护理服务的保障制度和措施及考评激励机制	3	访谈患者访谈医师	没开展不得分		
	15.知晓优质护理服务概念、目标和内涵，知晓率100%	4	查看资料，访谈护士	一项不符合要求扣0.5分		
	16.开展优质护理服务，对分娩后的产妇进行回访服务；保证产妇及婴儿转运交接安全；提高患者满意度	3	查看资料，查看现场	一项不符合要求扣1分		
感染控制	17.定期对感染、空气质量、环境等进行监测，监测不合格有原因分析、整改措施和追踪监测；有医疗设备、手术器械及物品的清洁、消毒、灭菌及存放规定；分娩结束后房间应严格进行终末消毒处理	4	查看资料，现场查看	一项不落实扣0.5分		

续表

检查项目	检查内容	标准分（分）	评价方法	扣分标准	扣分原因	实得分（分）
感染控制	18.诊疗过程中实施标准预防，备有相应的防护用品；接产时应戴口罩和帽子、穿无菌手术衣、戴无菌手套。感染性疾病患者，应隔离待产、隔离分娩。医护人员采取相应隔离措施，所有物品严格按照消毒灭菌要求单独处理，尽可能使用一次性物品	4	现场查看	一项不落实扣0.5分		
	19.执行手卫生规范，手卫生设备和设施配置有效、齐全、使用便捷，医护人员手卫生正确率达100%，外科手消毒正确率≥95%	4	查看现场和资料	一项不落实扣0.5分		
	20.医疗废物分类收集，密闭运送。包装物与容器符合国家规定，外标识明确；锐器放入锐器盒；患有或疑似传染病产妇胎盘必须放入黄色塑料袋内密闭运送，按病理性医疗废物处理（需签知情同意书）；医疗废物交接登记内容完善，登记资料齐全	2	查看现场	一项不符合要求扣0.5分		
文件书写	21.护理文件格式、顺序正确；整洁、无涂改、无错别字；正确使用医学术语；病情记录细致、全面；护理措施交班清楚；无缺项漏项；签名准确、清楚	2	查看现场和资料	一项不符扣0.5分		
总分		100				

二、产科质量自我评估措施

为加强对助产技术的管理、进一步提高医院产科质量管理水平，全面贯彻落实湖北省助产技术基本要求，医院全面开展产科质量管理评估工作具体如下。

（一）医院产科质量管理评估工作的目的

1）通过评估及时发现医院产科管理工作中的薄弱环节并积极整改。

2）提高产科医护人员对医院产科质量管理工作的重视程度。

3）提高各级医护人员对育龄妇女特别是孕产妇医疗救治的责任意识和协作意识。

4）提高医院产科对孕产妇的诊治水平和处置能力，切实保障母婴安全与健康。

（二）评估的具体内容

1）院内各相关科室与产科的沟通和协作情况。

2）产科基本硬件设施、人员配置是否满足医疗机构设置标准科产科许可的要求。

3）产科各项工作制度的建立和实施情况，特别是危重孕产妇会诊制度、抢救制度、流程和具体实施是否符合相关规范的要求。

4）首诊负责制的落实情况。

5）产科医护人员知识技能水平。

三、接产质量持续改进措施

1）助产人员按照《中华人民共和国母婴保健法》及卫生行政部门有关规定取得相应资质开展助产技术服务。医院具备卫生行政部门核准相关资格。

（1）助产技术人员应取得《母婴保健技术考核合格证书》。

（2）分娩室24h×7d服务，每例接产时必须有2名以上助产技术人员在场，高危妊娠分娩时必须有产科医师和新生儿医师在场。

（3）助产人员知晓本岗位的履职要求。

（4）助产人员有继续教育培训计划和执行记录。有相应的管理组织及主管职能部门监管。

2）建立健全助产管理制度。

（1）医院有各项助产管理制度及执行记录。

（2）相关助产人员知晓本岗位的管理制度要求。

3）建立分娩风险管理和预警机制，确保所开展的助产技术项目安全、有效、适宜。

（1）建立分娩风险管理和预警的相关制度与程序。

（2）有新生儿复苏、心肺复苏、肩难产、产后出血、子痫、羊水栓塞抢救流程与措施。

（3）助产人员熟悉本岗位的风险防范与预警要求。

4）医院分娩室设置符合卫生部医院感染管理办法和医院感染管理规范要求，布局合理，有检查监督部门执行记录。

5）分娩前由具有法定资质的医师和助产人员按照制度、程序进行母婴再评估/诊断，其结果应记录在病历上；遵照医学指征进行产程干预，减少孕产妇及新生儿并发症。

6）无医学指征禁止干预产程进展。产程干预时须有明确的医学指征，有干预效果评价制度及记录。

7）根据医学指征进行阴道助产或阴道分娩中转行剖宫产。

四、接产质量考核评价指标

质控考核项目参照《武汉市助产技术服务机构（二、三级医院）产科质量考核评分标准》，制定如下质量指标。

（1）母婴保健专项技术服务人员准入率100％。

（2）产科医护人员"三基三严"考核合格率100％。

（3）产科基础服务设施设备合格率100％。

（4）新生儿窒息复苏技术培训率100％。

（5）产科抢救药品配备率≥98％。

（6）产科抢救药品合格率100％。

（7）急救物品完好率100％。

（8）常规器械消毒灭菌合格率100％。

（9）住院期间纯母乳喂养率≥95％。

（10）院内母乳代用品推销为0。

（11）重危患者抢救成功率≥88％。

（12）孕产妇死亡率为0。

（13）新生儿死亡率＜5‰。

（14）新生儿破伤风率为0。

（15）产后出血率＜3％。

（16）会阴三度裂伤发生率＜0.2％。

（17）阴道分娩中转剖宫产率控制在3％以下。

（18）新生儿窒息率在5％以下。

（19）阴道分娩率逐年上升，达到WHO建议标准：85％。

（20）会阴侧切率逐年下降，达到WHO建议标准：10％～20％。

（21）围产儿死亡率＜9‰。

（22）产褥感染发生率＜0.5％。

（23）出生缺陷报告率≥95％、出生缺陷发生率8‰。

（24）正常新生儿乙肝疫苗、卡介苗接种率100％。

（25）院内孕产妇预防艾滋病母婴传播知识知晓率≥95％。

（26）产妇综合满意度≥90％。

五、大数据管理模式

（一）助产质控指标

1）科室有助产质量管理小组及质控标准。

2）质量管理小组认真履行职责，按期进行质量检查，并用数据来说明。

3）对每月的一、二、三级质控中存在的问题及时整改，减少或杜绝问题的再次发生。

4）不断完善各项规章制度，简化操作流程。

5）护士长每日做到"五查"，及时发现安全隐患。

6）落实助产士层级管理，责任与能力相对应。

7）加强对助产士的知识与技能培训，不断更新知识。

8）每周对助产质量进行总结并上报科务会，对发生的不良结局及时讨论，总结经验教训。

9）科室定期召开季度、半年、全年质控工作总结，医护人员一起进行质量分析，制定整改措施，追踪措施落实措施，并进行成效评价。

10）定期进行围产儿死亡讨论。

（二）产房各类报表

1. 产科护理专科质量评分标准

产科护理专科质量评分标准见表1-6-2。

表1-6-2　产科护理专科质量评分标准

项目		检查内容	标准分（分）	扣分标准	扣分原因	得分（分）
环境管理（10分）		1. 熟悉产房环境安全管理制度，环境整洁度和地面有无障碍物	2	一处不合要求扣1分		
		2. 对患者实施安全知识指导，有无预防跌倒、坠床、烫伤警示标识	2	一处不合要求扣1分		
		3. 治疗室、镇痛室和产房内物品摆放是否凌乱，床铺清洁情况	2	一处不合要求扣1分		
		4. 患者本人及周边环境不清洁，指甲未修剪，操作时未提供隐私保护	2	一处不合要求扣1分		
		5. 有明确的安全指标，为患者建立安全保障措施	2	一处不合要求扣1分		
专科质量管理（60分）	人员管理（10分）	1. 助产士结构一览表，根据实际工作量及特殊时段实施弹性排班	2	一名护士未掌握扣1分		
		2. 院内培训率达100%，落实实习、进修、轮转带教工作	2	一项未做到扣1分		
		3. 有护理人员培训计划、目标、内容，体现分层培训，进行考核	2	一项不合格扣1分		

项目		检查内容	标准分（分）	扣分标准	扣分原因	得分（分）
专科质量管理（60分）	人员管理（10分）	4. 有绩效考核制度，绩效未与护士完成护理工作的数量、质量及患者满意度等考核结果挂钩	2	一项未做到扣1分		
		5. 护理人员需有培训计划、目标，并体现分层培训	2	一项未做到扣1分		
	仪器设备（6分）	1. 急救设备、急救药品齐全，处于备用状态，完好率达100%	2	一项未做到扣2分		
		2. 定期检查维护，定期检查维护记录，设备仪器维修及仪器功能保养登记本	2	一项未做到扣1分		
		3. 制定各种仪器设备使用流程、保养方法与考核标准，并随机进行考核	2	一项不合格扣1分		
	药品管理（10分）	1. 药品分类放置、标识清晰，并有专人管理，毒麻药实行专柜、专锁保管	2	一项不合格扣1分		
		2. 已开启药品需注明开启日期和责任人，药品与实际相符，高危药品有标识	2	一项不合格扣1分		
		3. 急救车内药品和物品处于备用状态，都应在有效期内，特殊药品要独立存放区域	2	一项不合格扣1分		
		4. 执行给药查对制度，给药执行单需符合要求，询问用药后患者对药物知识知晓情况	2	一项不合格扣1分		
		5. 有常见并发症预防措施及处理指南，护士需知晓并落实，发生操作并发症要扣分	2	一项不合格扣1分		
	常规制度（16分）	1. 完整进行核心制度检查和考核记录，护士知晓本岗位的管理制度要求，并实施考核	2	一项未做到扣2分		
		2. 定期召开质量分析会，对存在问题进行分析改进，整改有追踪扣反馈	2	一项不合格扣1分		
		3. 有专科护理常规、操作规程、应急预案、风险评估、危重患者的抢救流程及制度、职责、规范及流程的培训，风险评估内容正确，护士需知晓以上内容	4	一处不合要求扣2分		
		4. 产后出血、羊水栓塞、心肺复苏等产后危重抢救流程定期演练、培训及考核并记录	2	一项不合格扣1分		
		5. 分娩质量和持续改进方案，每季度对方案执行和制度落实进行考核评价，对考核结果进行分析	2	一处不合要求扣2分		

项目		检查内容	标准分（分）	扣分标准	扣分原因	得分（分）
专科质量管理（60分）	常规制度（16分）	6. 护士进行安全风险评估和安全防范措施指导，有安全警示标识，患者知晓预防措施	2	一项不合格扣1分		
		7. 护士对护理不良上报管理制度及流程知晓率达100%，建立不良事件登记本	2	一名护士未掌握扣2分		
	治疗实施（10分）	1. 准确及时执行医嘱，正确实施治疗护理。特殊治疗需要有醒目标识，并做好记录	2	一处不合要求扣0.5分		
		2. 护士知晓身份识别制度，操作时同时使用两种及两种以上方式进行患者身份识别	2	一处不合要求扣0.5分		
		3. 维护治疗室环境，物品摆放及清洁度，监测冰箱温度，无私人用物，治疗需及时	2	一处不合要求扣0.5分		
		4. 保持输液治疗规范，管道标识需清晰，巡视要落实，杜绝发生输液外渗	2	一处不合要求扣1分		
		5. 非抢救情况拒绝执行口头医嘱，执行和转抄医嘱需规范、及时落实，并认真查对	2	一处不合要求扣1分		
	护理文书（8分）	1. 护理病历书写要规范（临产记录、各类登记表、交接单、体温单、风险评估单）	4	一处不合要求扣0.5分		
		2. 根据相关法律法规、规章制度和相关标准，结合本院实际，制订护理文书质量和持续改进方案	2	一处不合要求扣2分		
		3. 产房各种表格登记做到准确、客观、真实、及时	2	一处不合要求扣0.5分		
消毒隔离（8分）		1. 操作前后未落实手卫生，上台前一定进行外科手消毒	2	一处不合要求扣2分		
		2. 一次性物品，无菌物品、器械需分区存放，杜绝一次性物品重复使用	2	一处不合要求扣2分		
		3. 医疗废物分类处置，使用后的一次性锐器放入锐器盒，锐器盒放3/4满时及时更换	2	一处不合要求扣1分		
		4. 药品、物品在有效期内；终末处理及时和到位	2	一处不合要求扣1分		
优质护理（12分）		1. 建立征求患者意见登记本，对患者意见无追踪与处理措施	2	一处不合要求扣1分		
		2. 有健康教育资料，为产妇提供咨询与健康指导服务，产妇知晓分娩及喂养相关知识	3	一处不合要求扣1分		
		3. 护士对优质护理服务目标内涵知晓率不低于100%，有人性化服务措施并落实	2	一处不合要求扣1分		

项目	检查内容	标准分（分）	扣分标准	扣分原因	得分（分）
优质护理（12分）	4. 患者对护理工作的满意度不低于90%，患者对责任助产士知晓率不小于100%	2	一处不合要求扣1分		
	5. 责任护士熟练掌握孕产妇七知道，知晓孕产妇观察的要点，注重陪产质量	3	一处不合要求扣1分		
关键指标（10分）	1. 会阴侧切率	2			
	2. 产后出血率	2			
	3. 新生儿窒息率	2			
	4. 中转剖宫产率	2			
	5. 患者满意度	2			

2. 产科护士长日常质控检查记录单

产科护士长日常质控检查记录单见表1-6-3。

表1-6-3 产科护士长日常质控检查记录单

项目		时间				
核心制度	身份识别					
	风险评估					
	交接流程					
	医嘱执行					
	用药查对					
	标本采集					
专科护理	熟悉病情					
	待产镇痛					
	陪产质量					
	接产质量					
	产后观察					
	伤口情况					
重点环节	药品管理					
	护理文件					
	终末处理					

续表

项目		时间			
	手卫生				
考试考核	常规流程				
	仪器使用				
	接生操作				
	应急预案				

3. 护理工作月报表

护理工作月报表见表1-6-4。

表1-6-4　护理工作月报表

产科　　　　　　　　临产室　　　　年　　月

一、护理工作量：

分娩数						助产工作				分娩
顺产	胎吸	产钳	剖宫产	引产	顺切	一度	二度	三度	人工剥胎盘	镇痛

护理操作					特殊护理			
输液	注射	抽血	吸氧	术前准备	抢救	陪产	新生儿复苏	产后出血

二、护士长工作情况：

休假	事假	病假	外出开会（d）	学术活动（次/d）

三、护理管理：

输液反应：　输血反应：　护理并发症：

护理纠纷（投诉）：

护理差错：

日期	主题	主讲人	参加情况（人数/率）

续表

业务查房:			

日期	主题	主持人	参加情况（人数/率）

考核:

内容	对象	结果

临床教学: 进修: 人 住院医规培: 人 实习生: 人

护士长签名:

表扬信:

最佳护士提名:

护理人员出勤率:

业务学习:

4. 产房关键指标

产房关键指标见表1-6-5。

表1-6-5 产房关键指标

项目	数量	项目	占比（%）
阴道分娩		阴道分娩率	
剖宫产		剖宫产率	
产钳		产钳率	
会阴侧切		会阴侧切率	
阴道分娩产后出血		阴道分娩产后出血率	
阴道分娩新生儿窒息		阴道分娩新生儿窒息率	
剖宫产新生儿窒息		剖宫产新生儿窒息率	
分娩镇痛		分娩镇痛率	
会阴裂伤		会阴裂伤率	

项目	数量	项目	占比（%）
早吸吮		早吸吮率	
新生儿转科		新生儿转科率	
出生缺陷		出生缺陷率	
VBAC		VBAC率	
中转剖宫产		中转剖宫产率	
非医学指征剖宫产		非医学指征剖宫产率	

5. 年度报表

年度报表见表1-6-6。

表1-6-6 年度报表

	阴道分娩	剖宫产	双胎	产钳	产后出血率	新生儿窒息率	会阴侧切率	分娩镇痛率	急诊
去年									
今年									
对比（↓/↑）									
百分比/％（↓/↑）									

（骆 嫚 封西蓉 史婷婷）

第二章
分 娩 安 全

第一节 医 疗 安 全

一、入院评估

所有新入院的孕产妇，入院后2h内在上级医师的指导下，完成个体化分娩计划。

（杨 慧）

二、产房三次评估

产房固定医师（住院总医师和副主任/主任医师）、麻醉医师评估所有进入产房的孕妇。完成三次评估：入室评估、产程中的评估和产后评估。

（一）、入室评估

1.入室时机

以本科室为例，自然临产初产妇宫口开大2cm送入产房，有引产史初产妇或经产妇，宫口开大1cm；早产宫口开1cm；地诺前列酮栓催产无引产病史初产妇，宫口开大1cm，有引产史初产妇或经产妇，规律宫缩，宫颈管消失可考虑送入产房。

入产房后以产房医师为主导，助产士立即听胎心，和送入护士就孕妇情况进行交接班，有特殊情况，请病房管床医师一起负责交接。交接后及应有产房高年资主治以上医师，助产组长等一起评估孕妇情况，并制订个体性的分娩计划书。

2.一般情况入室评估要评估的内容

1）一般情况评估：核对，年龄，住院号，床号，记录入产房时间，核对孕周，诊断，合并症/并发症情况，目前用药情况，既往情况，是否有宫颈子宫手术史，既往分娩的特殊病史。

2）了解辅助检查情况：血常规，凝血功能，尿常规，B族链球菌感染，肝肾功能，甲状腺功能，以及最近超生情况。

3）评估此次临产情况：自然临产还是催产，催产方式（催产素/地诺前列酮栓/球囊），是否破膜，自然破膜还是人工破膜及破膜的具体时间，羊水是否清亮，抗生素使用情况，产程情况。

4）入室监测孕妇生命体征情况。

5）专科检查：所有入室孕妇必须行内诊，了解宫口开大情况，宫颈条件，先露高低，必要时进行Bishop评分，了解羊水情况，做胎心监护。

6）分娩镇痛情况评估，和麻醉医师共同制定分娩镇痛方案严密监测产程进展情况。

3. 孕期常见并发症孕妇入室评估内容

1）胎膜早破孕妇：了解羊水性状，发生破膜的时间，预防性抗生素的使用情况，尤其是合并GBS感染的孕妇，应按要求定时使用抗生素，监测体温，若出现发热，酌情监测血常规及C反应蛋白（CRP）等变化情况，及时终止妊娠。

2）早产孕妇：产程进展可能较快，需严密监测产程变化，注意孕妇的主诉，不自主用力情况，拟接产前请新生儿科医师到场。

3）妊娠合并心脏病：这是产科严重的合并症，产时、产后均可能发生心力衰竭。孕妇能否安全度过分娩关，取决于心脏功能。入产房需要再次严格评估孕妇的心功能，对心功能 I～II 级、胎儿不大、胎位正常、宫颈条件良好者，可考虑在严密监护下经阴道分娩，必要时产钳助产。对胎儿较大，产道条件不佳及心功能III～IV 级者，均应适时剖宫产终止妊娠。

4）妊娠期肝损害：包括妊娠期患病毒性肝炎等，此类孕妇入产房应及时了解肝肾功能等辅助检查结果，必要时请内科或者ICU协助评估肝功能，不适合阴道分娩者建议剖宫产终止妊娠，肝功能损害较轻者应密切关注孕妇肝肾功能、产程进展情况，必要时阴道助产提前结束分娩。

5）甲状腺功能亢进症：临产入室后给予精神安慰，减轻疼痛；吸氧，注意补充能量，病情重者缩短第二产程，适时手术助产。经阴道分娩，应预防发生并发症，注意产后出血及甲方危象。

6）妊娠期糖尿病：入室后重点评估孕妇目前血糖情况，是否使用胰岛素或其他途径控制血糖，产程中密切监测血糖，尿酮体情况，必要时要监测电解质和血气，肝肾功能情况。建议每1～2h监测血糖，根据血糖值选用合适的调整血糖方法。对于孕期使用胰岛素控制血糖者，要了解当日胰岛素使用情况，前一日中效胰岛素正常使用，当日停用餐前胰岛素，建议使用静脉胰岛素维持。产时维持血糖在4～7mmol/L，每小时监测血糖一次，根据情况选用生理盐水或5%葡萄糖加短效胰岛素调整血糖。谨防发生酮症酸中毒。注意评估胎儿的大小及羊水的多少，防止胎儿过大导致的相对头盆不称和产后出血的发生，预防突然破膜后脐带脱垂的发生。

7）妊娠期高血压疾病：入室后重点监测孕妇血压，尿蛋白，肝肾功能，血小板等情况，评估心脏功能，了解眼底情况，评估孕妇精神状态判定妊娠期高血压疾病的严重程度，及时使用解痉降压药物，适时剖宫产终止妊娠。

8）妊娠合并特发性血小板减少性紫癜：入室后要再次评估血小板数量、凝血功能，必要时可抽血复查，和麻醉医师共同评估分娩镇痛的可行性。血小板极低者可放宽剖宫产标手术指征，积极预防产后大出血及血肿形成，尽量避免阴道助产，特别是胎头负压吸引。

（二）产程中评估

1. 第一产程评估及处理

1）定义：第一产程为正式临产到宫口开全（10cm）。妊娠晚期临产时间难以确定，若孕妇提前住院会带来不必要的干预，增加焦虑情况，从而增加剖宫产率。临床上建议初产妇待正式临产后，规律宫缩、宫颈管完全消退再住院待产，经产妇为避免院外分娩等则建议临产后尽快住院。

2）临床表现：宫缩规律、宫口扩张、胎先露下降及胎膜破裂。

3）第一产程的评估及处理流程见图2-1-1。

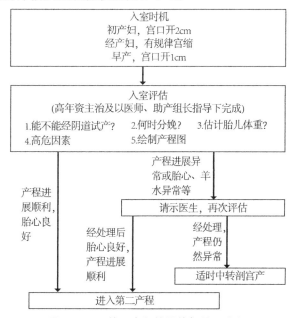

图2-1-1　第一产程的评估与处理流程

2. 第二产程评估及处理

1）定义：第二产程为胎儿娩出期，主要是指从宫口开全到胎儿娩出。

2）临床表现：当胎头下降压迫到盆底组织时，产妇会有反射性排便感，同时不自主地产生向下用力屏气的动作，会阴逐渐膨隆、变薄，肛门括约肌逐渐松弛。

3）第二产程的评估及处理流程见图2-1-2。

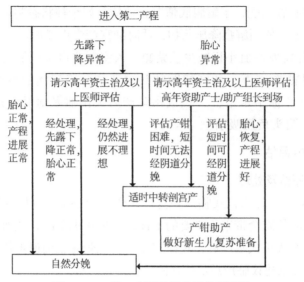

图 2-1-2　第二产程的评估及处理流程

3. 第三产程评估及处理

1）定义：第三产程为胎盘娩出期，即从胎儿娩出到胎盘娩出，需 5～15min，不超过 30min。

2）临床表现：胎儿娩出后，宫腔容积明显缩小，胎盘与子宫壁发生错位剥离，胎盘剥离面出血形成积血。子宫继续收缩，使得胎盘与子宫壁完全剥离而娩出体外。

3）第三产程的评估及处理流程见图 2-1-3。

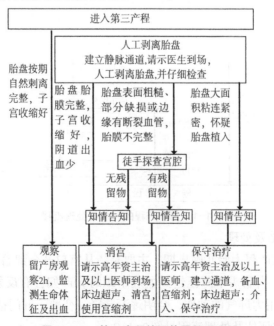

图 2-1-3　第三产程的评估及处理流程

（三）产后评估——第四产程评估及处理

1）定义：胎盘娩出后2h内时产后出血的高危期，被称为第四产程。

2）注意事项：产妇分娩后需在临产室观察2h，动态监测生命体征，观察产妇一般状况，如产妇面色、结膜及甲床色泽，每30min评估一次宫底高度、子宫收缩、膀胱充盈情况、阴道流血情况、会阴及阴道是否有血肿形成等，若发现异常需及时处理。

3）第四产程的评估及处理流程见图2-1-4。

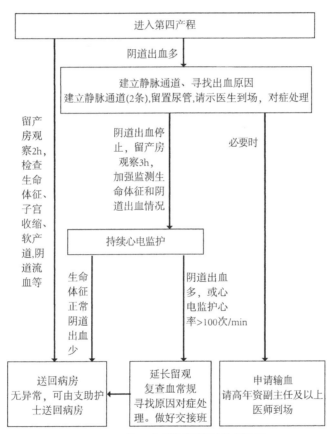

图2-1-4 第四产程的评估及处理流程

（赵 蕾 张 欢 欧阳银）

三、正常分娩

（一）影响分娩的因素

产力——迫使胎儿及其附属物从子宫腔内娩出的力量称为产力。主要包括子宫收缩力、腹壁肌及膈肌收缩力和肛提肌收缩力。

子宫收缩力——临产后的主要产力，贯穿于整个分娩过程中。临产后的宫缩能使宫颈管消失、宫口扩张、胎先露部下降、胎盘和胎膜娩出，临产后正常宫缩的特点包括：节律性、对称性和极性、缩复作用。

产道——产道是胎儿从母体娩出的通道，包括骨产道和软产道两部分。

骨产道——真骨盆，是产道的重要组成部分，其大小及性状与分娩关系密切。

软产道——由子宫下段、宫颈、阴道及盆底软组织共同组成的弯曲管道。

胎儿因素——胎儿的大小、胎位及有无畸形是影响分娩及决定分娩难易程度的重要因素之一。可以通过超声检查，因孕妇体质个体差异较大，同时还需要结合测量宫高、腹围来估计胎儿体重。

社会心理因素——自然分娩属于一个生理过程，但产妇的精神心理变化可引起机体产生相应变化而影响产力，因此其同样是影响正常分娩的重要因素之一。产妇对疼痛的恐惧和紧张可导致宫缩乏力、宫口扩张缓慢、胎头下降受阻等互为因果而致使产程延长、受阻等，甚至还可导致胎儿窘迫、产后子宫收缩乏力至产后出血可能。因此产时正确引导产妇、缓解产妇精神心理压力、抚慰其焦虑情绪以及给予其足够信心，有助于自然分娩的正常进行，同时也能改善产妇分娩体验感。

（二）正常分娩的机制

正常分娩机制是指胎儿先露部在通过产道时，为了适应骨盆各个平面的不同形态，被动地通过衔接、下降、俯屈、内旋转、仰伸、复位及外旋转、胎肩娩出等一系列适应性动作，以其最小径线通过产道的全过程。临床上枕左前位自然分娩最为常见。

衔接——胎头双顶径进入骨盆入口平面，颅骨最低点接近或达到坐骨棘水平。胎头以半俯屈状态进入骨盆入口，以枕额径衔接。

下降——胎头沿骨盆轴前进的动作称为下降。当宫缩时胎头下降，间歇时胎头又稍退缩，因此胎头与骨盆之间的相互挤压成间歇性，这样对母婴均有利。促使胎头下降的因素有：宫缩时通过羊水传导，压力经胎轴传至胎头；宫缩时宫底直接压迫胎臀；胎体伸直伸长；腹肌收缩使腹压增加。

俯屈——当胎头下降至骨盆底时，处于半俯屈状态的胎头遇到肛提肌阻力，进一步俯屈，使胎儿下颏更加接近胸部，使胎头衔接时的枕额径变为枕下前囟径，有利于胎头继续下降。

内旋转——当胎头下降至骨盆底遇到阻力时，胎头为适应前后径长、横径短的特点，枕部向母体中线方向旋转45°达耻骨联合后方，使其矢状缝与中骨盆及骨盆出口前后径相一致的动作称为内旋转。

仰伸——当胎头完成内旋转后，俯屈的胎头即达到阴道口。宫缩、腹压迫使胎头下降，而肛提肌收缩力又将胎头向前推进，两者的合力使胎头沿骨盆轴下段向下向前的方向转向上。当胎头枕骨下部达耻骨联合下缘时，即以耻骨弓为支点，胎头逐渐仰伸，胎头的顶、额、鼻、口、颏相继娩出。当胎头仰伸时，胎儿双肩径进入骨盆入口左斜径。

复位——胎头娩出时，胎儿双肩径沿骨盆入口左斜径下降。胎头娩出后，胎头枕部向母体左外旋转45°，称为复位。

外旋转——胎肩在盆腔内继续下降，前肩向前向母体中线旋转45°时，胎儿双肩径转成骨盆出口前后径一致的方向，胎儿枕部需在外继续向母体左外侧旋转45°，以保持胎头与胎肩的垂直关系，称为外旋转。

胎肩及胎儿娩出——外旋转后，胎儿前肩在耻骨弓下先娩出，后肩从会阴体前缘娩出，胎体及胎儿下肢随之娩出，完成分娩全部过程。

胎盘娩出——胎儿娩出后，宫腔容积明显缩小，胎盘不能相应缩小，而与子宫壁错位剥离。剥离面有出血形成胎盘后血肿，在宫缩作用下，剥离面不断扩大，直到完全剥离娩出。

（赵 蕾 欧阳银）

四、抗菌药物的使用

1）对于正常足月临产孕妇，不常规建议常规预防性使用抗生素预防感染。

2）对于GBS感染孕妇。用药人群：①产前GBS筛查阳性孕妇；②妊娠期GBS菌尿；③既往有GBS感染新生儿分娩史；④GBS定植状态未知且前次妊娠有GBS定植史，若无高危因素，可在知情同意后，经验性针对GBS预防性用药；若有以下高危因素：产时发热≥38℃、早产不可避免、未足月胎膜早破，胎膜早破≥12 h，建议预防性使用覆盖GBS的广谱抗生素。进入产程后或者发生胎膜早破后尽早用药。用药方案：非青霉素过敏者：首选静脉青霉素G，首剂500万IU，此后每4h给予250万~300万IU至分娩；也可以静脉输注氨苄青霉素，首剂2g，此后每4h予以1 g直至分娩。青霉素皮试阳性者：①头孢抗生素不过敏或头孢唑林皮试阴性者，头孢唑林首剂2g，后每8h予1g至分娩；②头孢过敏者，克林霉素每900mg/8h至分娩或者万古霉素20mg/kg至分娩。对于GBS菌尿阳性且有泌尿系统感染症状，尿培养GBS菌落技术≥10^4CFU/mL首选青霉素，可口服或静脉用药，疗程4~7d，青霉素阳性可根据药敏选择相应药物，克林霉素不适用。不能仅为了在新生儿出生前提供4h的抗生素给药而延迟产科必要的干预。

3）未足月胎膜早破抗生素的应用：妊娠34周以内的未足月胎膜早破患者，预防性应用抗生素可延长孕周。一项荟萃分析得出结论，未足月胎膜早破预防性应用抗生素可有效延长孕周，减少母体感染并发症，降低新生儿感染发生率。另一项多中心试验表明，预防性应用抗生素可降低新生儿发病率和死亡率，包括减少呼吸窘迫综合征、坏死性小肠结肠炎、脑室内出血和早发性败血症。ACOG和加拿大妇产科医师学会建议，未足月胎膜早破患者（＜34周）促胎肺成熟未完成且无分娩征象时，抗生素预防方案包括阿莫西林和红霉素，共7d。没有红霉素的情况下，可选择使用阿奇霉素。如果未足月胎膜早破患者完成了为期7d的抗生素治疗，没有感染或分娩的征象，产时GBS预防管理应根据GBS检测结果决定。

4）胎膜完整的早产患者不常规应用抗生素。Ⅲ度或Ⅳ度会阴裂伤，给予单剂预防性抗生素是合理的。一项随机试验表明，单剂量的第2代头孢菌素（头孢替坦或头孢西丁）或克林霉素（对青霉素过敏者）对会阴伤口并发症具有保护作用，所以发生肛门括约肌损伤时时给予单剂量抗生素是合理的。

5）妊娠期行宫颈环扎术，如已经出现宫颈管扩张和消失，则手术并发症发生率高，包括绒毛膜羊膜炎和胎膜早破。对于有宫颈环扎史、超声检查或其他检查提示的宫颈环扎患者，目前的推荐抗生素预防的证据不足。

6）产后抗生素的使用：除分娩前已合并其他感染症状和体征的或有全身性疾病及分娩并发症外的自然分娩产妇，不提倡使用抗生素。

对于抗生素预防是否适用于其他产科操作（如人工剥离胎盘、宫腔球囊填塞或刮宫术）虽然现有数据不支持这种做法，但对人工剥离胎盘的患者给予预防性抗生素很常见，胎盘残留或产后出血的情况下行刮宫术或宫腔球囊填塞，目前尚无数据推荐或反对其抗生素的预防性应用，但预防性使用抗生素比较常见。

7）对于中转剖宫产的孕妇，建议所有剖宫产分娩都预防性应用抗生素，除非患者已经接受了广谱抗生素，且预防应在剖宫产开始前1h内实施。如果无法按照这一推荐实施预防（如需要紧急分娩），应在切皮后尽快实施抗生素预防。预防性抗生素显著降低总体发热率、伤口并发症和子宫内膜炎的发生风险。无论采取何种类型的剖宫产（紧急分娩或择期分娩），所有风险仍然显著降低。建议剖宫产术前预防性应用对革兰阳性菌、革兰阴性菌和厌氧菌有效的抗生素。多种抗生素已被证明有效，包括头孢唑林、头孢替坦、头孢呋辛、氨苄西林、哌拉西林、头孢西丁和氨苄西林舒巴坦。对于无并发症剖宫产，单剂量抗生素预防效果与多剂量同样有效。对于剖宫产，单剂量的预防性抗生素，如第1代头孢菌素，是首选的一线抗生素，除非存在明显的药物过敏。对于有明显青霉素或头孢菌素过敏史的妇女，克林霉素与氨基糖苷类的单剂量组合是剖宫产分娩预防的合理替代方案，不过这一建议的数据有限。对于紧急剖宫产的妇女，可考虑在标准抗生素预防方案中加入静注1h以上的阿奇霉素。对于大多数抗生素，包括头孢唑啉，应在切皮前1h内给予预防。此外，手术时间长的患者（如大于两种抗生素药物的半衰期，从术前给药开始算起）或严重出血患者（出血量＞1500mL），术中应额外给予相同剂量抗生素。

（张　欢）

五、人工破膜

(一) 定义

人工破膜术（artificial rupture of membrane，ARM），俗称"破水术"，通过人工干预的方法，用小钩、针或者血管钳将宫口处的羊膜撕破，是一种较为古老的诱发宫缩、促进产程进展的手术方式。11世纪波斯的Avicenna编撰的医学书籍 *Canon of Medicine*：用针或一种称为Mabzaa的手术刀ARM，促进分娩。直至20世纪末期，始有学者对ARM这一诱发宫缩、促进产程进展的手术方式提出了质疑，出现了不同的观点。产科工作者已达成共识，ARM这一侵入性手术，不再作为必须的产程干预措施。

(二) 适应证和禁忌证

1.诱发宫缩——引产

ARM可用于引产时诱发宫缩。宫颈条件不成熟时，单纯ARM不仅引产成功率低，而且无法预测分娩发动的时间，加上破膜至临产分娩时间过长可能引发感染，故不推荐单独使用ARM促宫颈成熟，多为药物、机械促宫颈成熟的基础上加用ARM。引产的应用指征：①具备阴道试产的条件；②宫颈Bishop评分≥7分。相对禁忌证：①胎头未入盆；②胎头未紧贴子宫颈。

2.缩短产程——催产

不主张产程中常规行ARM，不提倡潜伏期ARM，推荐活跃期ARM。进入活跃期后ARM，一般指宫口≥5cm时破膜。若ARM后出现协调性宫缩乏力时，可使用缩宫素促进产程进展。ARM术联合缩宫素的方法可以缩短从引产到分娩的时间。

3.ARM+手转胎头——调整胎方位

正常骨盆而胎方位异常孕妇，进入第二产程后，或者宫口近开全，当胎头双顶径达坐骨棘平面或更低时，胎膜仍未破裂者，影响胎头下降，可以在宫缩间歇期行ARM，有利于胎头下降，再用手指或手掌旋转胎头，是主要的纠正胎方位异常的措施。

4.双胎阴道分娩的ARM

双胎试产时不建议在第一产程ARM。第一胎儿娩出后，两胎儿分娩的合理间隔时间应该控制在15～20min。因此，第一胎儿娩出后超过15min仍无有效宫缩，静滴缩宫素促进子宫收缩，待第二胎儿先露入盆后行ARM。

在我们临床工作中，第一胎儿娩出后，迅速固定第二胎儿为纵产式，若足先露，可经松弛的宫颈口隔着羊膜囊抓住第二胎儿的足踝，牵引至阴道口，ARM后行臀助产/臀牵引术；若第二胎儿头先露，可由助手在腹部轻轻下推宫底，促进胎头入盆后宫缩间歇期ARM娩出胎儿。

（三）操作步骤

1. 引产时的ARM操作流程

引产时的ARM操作流程见图2-1-5。

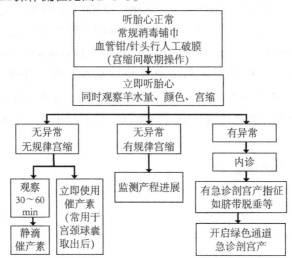

图2-1-5　ARM操作流程图

2. 产程中ARM操作流程

产程中ARM操作流程见图2-1-6。

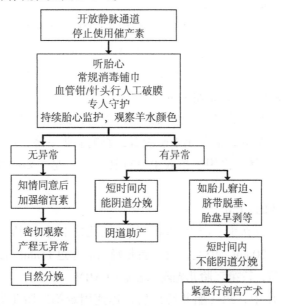

图2-1-6　产程中ARM流程图

（四）感染性疾病与人工破膜

1.单纯疱疹病毒（HSV）感染与ARM

生殖道HSV感染的产妇经阴道分娩时垂直传播给新生儿的风险是30%～50%，即使无症状，应尽量减少产程中有创性操作（ARM、产钳、手术助产等），减少胎儿暴露于阴道分泌物的时间，减少胎儿感染病毒概率。

2.B族链球菌感染与ARM

英国皇家妇产科医师学会指出，B族链球菌放到B族链球菌第一次出现处携带不是ARM的禁忌证，有证据表明ARM不增加新生儿早发型GBS感染的风险（D级证据）

3.肝炎病毒感染与ARM

2017年世界卫生组织指出，在孕产妇肝炎病毒感染的高发地区应尽可能保持胎膜完整性，以防止母儿垂直传播。分娩时新生儿曾"浸泡"在含有病毒的液体中，清理新生儿口腔、鼻道时，尽可能轻柔操作，避免过度用力，以避免皮肤黏膜损伤而将病毒带入新生儿体内。

4.人类免疫缺陷病毒感染与ARM

2017年世界卫生组织指出，孕产妇HIV感染的高发地区应尽可能保持胎膜完整性，以防止母儿垂直传播。正在接受抗病毒治疗，且达到病毒学抑制（临产前HIV病毒载量≤1 000 copies/mL）的孕产妇可以根据标准产科指征进行ARM。由于可能增加HIV围生期传播的风险，除非有明确的产科指征，一般应避免常规使用胎儿头皮电极进行胎儿监护以及使用产钳或负压吸引器进行手术分娩。英国艾滋病协会2019年颁布的《妊娠和产后HIV管理办法》中指出：HIV病毒RNA载量＜50 copies/mL，可施行侵入性产前诊断检查。临产前胎膜破裂的孕妇，如果病毒载量低，可阴道试产，尽量在破膜24h内分娩。

ARM是一项侵入性操作，产时人工破膜要做到有指征、有医嘱、有记录，正确评估，适时操作。

（赵 蕾）

六、催产素的使用

1.使用催产素的适应证

凡是胎儿不宜在宫内继续生存，且无使用催产素禁忌证，或需要加速产程进展者均可采用催产素催引产，其为临床常用的催引产方法，主要适应证包括以下几个方面，如妊娠期高血压疾病、妊娠期糖尿病、胎膜早破、胎盘功能低下等妊娠期并发症或合并症，同时宫颈Bishop评分≥6分者，成功率较高；产时催产主要用无明显头盆不称或胎位异常的低张性宫缩乏力、活跃期宫颈继发性停止扩张、活跃期延长、胎头下降缓慢等，使用催产素前需行阴道检查，明确有无头盆不称，可先行人工破膜了解羊水性状，明确无潜在的胎儿窘迫，破膜的同时可增加子宫肌层对催产素敏感性，从而减少催产素使用量，相对减少其副反应的发生。

2. 使用催产素的禁忌证

产时或引产前有明显头盆不称、对催产素过敏、胎儿窘迫、孕妇孕期严重并发症合并症危及生命安全为绝对禁忌证，瘢痕子宫、多胎妊娠等为相对禁忌证。

3. 催产素使用方法

临床常用的催产素使用方法为持续给药法，我院首选此给药方法在输液泵下进行操作。

持续性给药法为催产素2.5U加入0.9%生理盐水溶液或5%葡萄糖液500mL中，配成浓度为0.5%的催产素液，按15滴/mL计算，则每滴含催产素为0.33U，起始滴速从每分钟8滴开始，直至出现有效宫缩（每10min有3～4次宫缩，每次宫缩持续30～60s，中等强度宫缩），若无有效宫缩则每15min增加1次滴速，增加滴速有两种方法，即等比增加法和等差增加法。等比增加法是指每次增加1倍，即4滴/min到8滴/min再到16滴/min，由此类推。等差增加法则是每次增加固定量，比如每次增加4滴，一直到出现有效宫缩为止。若按上述方法增加至每分钟40滴仍未出现有效宫缩，则不建议继续增加药液滴速。建议重新更换生理盐水或5%葡萄糖溶液配制1%催产素液，禁止在原有剩余液体里增加催产素。将滴速减半，在根据宫缩请情况调整滴速，使用方法同上，最大可增加至40滴/min，原则上不再增加滴速和浓度。如果当日连续使用催产素8～10h后仍无有效宫缩则停药，次日再重新使用。

4. 催产素使用注意事项

使用催产素前严格掌握催产素适应证及禁忌证，静滴催产素过程中有专人护理，胎心监护仪动态监测胎心、宫缩情况及孕妇生命体征。及时发现不协调宫缩及强直性宫缩，动态监测羊水情况，如有强直性宫缩可给予硫酸镁抑制宫缩以防止子宫破裂、胎儿窘迫、胎死宫内等不良妊娠结局发生，胎心异常则及时给予吸氧、补液等宫内复苏对症处理，若胎儿状况未得到改善，需急诊剖宫产终止妊娠。

（赵 蕾 欧阳银）

七、宫内复苏

（一）定义

产时宫内复苏（intrauterine fetal resuscitation，IUFR）是指为改善产时胎盘灌注及母胎氧合而采取的一系列综合措施。应用于胎儿宫内窘迫，分为急性胎儿窘迫（多发生在分娩期）、慢性宫内窘迫（常发生在妊娠晚期，常延续至临产并加重）。

（二）诊断

诊断依据见表2-1-1。

表2-1-1　胎儿窘迫的诊断依据

急性胎儿窘迫	慢性胎儿窘迫
产时胎心率异常（Ⅲ类胎心监护）	胎动减少或消失
羊水胎粪污染（结合胎心监护异常）	产前电子胎心监护异常
胎动异常	胎儿生物物理评分低
酸中毒（应用较少）	胎儿多普勒血流异常

（三）流程

宫内复苏诊治流程见图2-1-7。

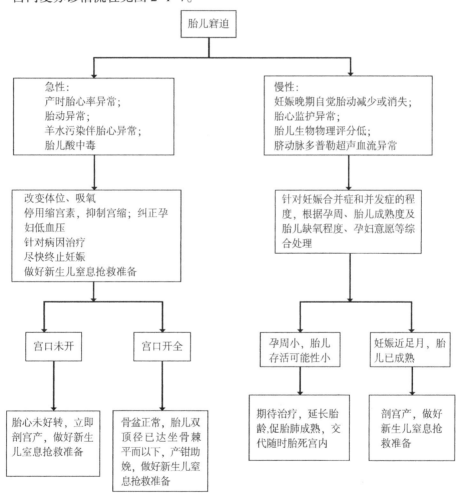

图2-1-7　宫内复苏诊治流程图

（杨　慧　付爱君）

八、妊娠并发症/合并症的产房处置流程

(一)妊娠期高血压疾病

1.定义

妊娠期高血压疾病(hypertensive disorders of pregnancy,HDP)为妊娠与血压升高并存的一组疾病。

2.诊断

妊娠期高血压疾病的诊断见表2-1-2。

表2-1-2　妊娠期高血压疾病的诊断

分类	妊娠20周	临床表现			实验室指标		备注
		sBP≥140mmHg	dBP≥90mmHg	其他表现	其他指标	尿蛋白	
妊娠期高血压	后	√	√	产后12周以内血压正常	—	(−)	产后方可确诊
子痫前期	后	√	√	无尿蛋白则伴有任一器官或系统受累	—	(+)≥0.3g/24h	可发生在产后
子痫前期重度	后	≥160mmHg	≥110mmHg	心,脑,肺,肝,肾胎儿胎盘	PLT<100×10⁹/L,LDH↑,Cr>106μmol/L,ALB<30g	>2g/24h	—
子痫	后	√	√	强直性抽搐	—	>2g/24h	排他诊断
慢性高血压合并子痫前期	前	√	√	血压进一步上升,出现子痫前期表现	—	(−)或(+)	—
	后			孕期无加重	—	(+)或增加	—
妊娠合并慢性高血压	前	√	√	高血压持续到产后12周以后	—	—	—
	后						

3.处置流程

处置流程包括子痫前期诊疗流程和子痫抢救流程，见图2-1-8、图2-1-9。

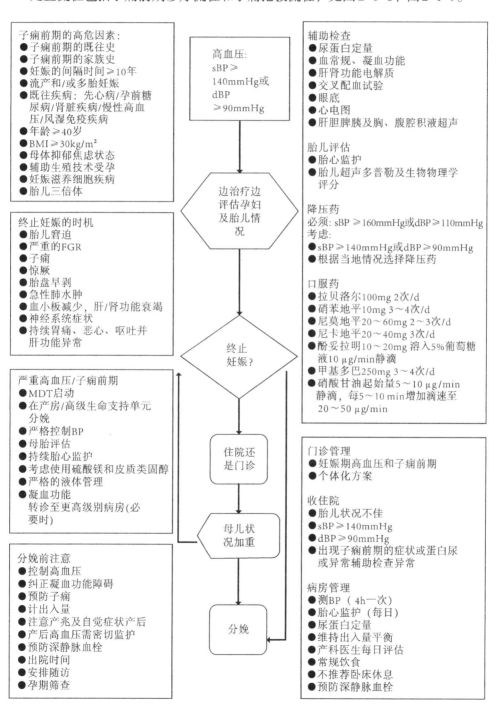

图2-1-8 子痫前期诊治流程图

负荷剂量硫酸镁
5g半小时内静滴完

准备硫酸镁期间发生子痫
- 地西泮5~10mg静推
- 苯巴比妥0.1g肌注
- 冬眠合剂:氯丙嗪（50mg）、派替啶(100mg)和异丙嗪(50mg)三种药物组成，1/3~1/2量肌注，或以半量加叭5%葡萄糖溶液250ml静脉滴注

维持剂量的硫酸镁
- 1~2g/h或产后24~48h 静脉泵入
- 根据需要

使用硫酸镁后再次子痫
- 硫酸镁2~4g静推2~3min以上（2min后可重复）
- 地西泮5~10mg静推(速度2~5mg/min，最大剂量10ng)
- 苯巴比妥或冬眠合剂1/3~1/2肌注

如果肾功能受损
- 减少硫酸镁维持量至0.5g/h
- 持续血药浓度监测

监测
- 血压脉搏5min/次至稳定后每半小时一次
- 每小时观察呼吸及膝反射
- 测体温/2h
- 持续胎心监护
- 测每小时出量
- 严格的液体管理
- 测血镁浓度，治疗量1.7~3.5mmol/L

停止输液
与会诊医师共同管理
- 4h尿量≤80mL
- 膝反射消失
- 呼吸<12次/min

解药
10%葡萄糖酸钙10ml静推超过5min

辅助检查
- 血常规及血小板计数
- 肝肾功能，电解质
- 肝功能
- 交叉配血试验
- 备血

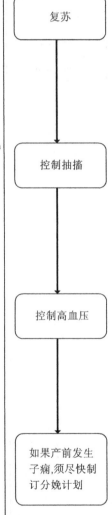

复苏

控制抽搐

控制高血压

如果产前发生子痫，须尽快制订分娩计划

遵循复苏原则
D-危险
R-反应
S-寻求帮助
A-开放气道
B-人工呼吸
C-胸外按压
D-除颤

治疗高血压
如果：sBP≥160mmHg或dBP≥110mmHg
- 未并发脏器功能损害，sBP≥130~155 mmHg，dBP≥80~105mmHg；
  并发脏器功能损害，sBP≥130~139mmHg，dBP≥80~89mmHg
- 避免发生低血压
- 持续胎心监护
- 根据当地情况选择降压药

硝苯地平
- 10~20mg速释片口服，45min后可重复
- 最大剂量80mg

拉贝洛尔
- 20mg快速静推超2min
- 每10min重复40~80mg静推至最大剂量不超过300mg

分娩
- 尽快MDT制订计划
- 分娩方式基于母胎情况
- 密切胎儿监护
- 孕妇病情稳定
- 积极处理第三产程
- 麦角新碱不能用于子痫前期重度及子痫
- 如产后出血高危因素多可适时催产
- 预防深静脉血栓

图2-1-9　子痫抢救流程图

4.病例分析

1）病史小结。

（1）胡某，30岁。

（2）主诉：孕38周+4d，血压升高20d。

（3）现病史：平素月经规则，末次月经2019年11月23日，预产期2020年8月30日。孕期不定期产检11次。2020年7月28日产检发现血压升高，142/82mmHg，尿蛋白阴性，无特殊不适。自诉2d前双足踝部水肿，压之凹陷，休息后不缓解。现孕38周+4d，门诊测血压142/101mmHg，无头昏、乏力、心慌、胸闷，遂以"孕38周+4d，妊娠期高血压疾病"收入院。

（4）孕产史：孕2产1。

（5）既往史：2017年8月15日腹腔镜下双侧输卵管通液术；2018年1月顺产一活女婴，重2 500g，现体健。

（6）查体：体温（T）36.7℃，脉搏（P）91次/min，呼吸（R）20次/min，血压（BP）120/84mmHg。产检：腹围111cm，宫高37cm，胎方位为左枕前（LOA），胎心率147次/min。先露固定，骨盆无明显异常。

（7）辅助检查：2020年8月19日彩超提示单活胎，头位，双顶径9.5cm，腹围34.1cm，羊水平段4.7cm，脐动脉血流S/D值2.13，胎儿估重3 352g。

2）初步诊断。

（1）妊娠期高血压。

（2）孕2产1，孕38周+4d，头位待产。

（3）诊疗经过：入院后完善相关检查，晨起血压151/92mmHg，入院后尿蛋白（+），诊断考虑子痫前期，现孕满38周+5d，宜适时终止妊娠，孕妇及其家属要求阴道试产，口服硝苯地平缓释片20mg降压治疗，硫酸镁解痉，给予0.5％催产素催产，于2020年8月21日经左枕前顺产一活男婴，体重3 610g，身长51cm，Apgar评分10分/1min，10分/5min。无脐带缠绕。羊水色清，胎盘自然娩出胎盘完整，会阴有二度裂伤伤口，无延长，会阴缝合方式内缝。产程过程中持续给予硫酸镁解痉，血压波动在（118～138）/（79～98）mmHg，无头晕、头痛、眼花、胸闷等不适，分娩经过顺利，产时产后出血约350mL。产妇无不适。产后予以会阴常规护理。产后给予拉贝洛尔100mg口服（每12h给药一次）降压治疗，监测血压波动于（120～143）/（75～92）mmHg。

3）产后诊断。

（1）子痫前期。

（2）孕2产2，孕38周+5d，顺产一活男婴（LOA）。

（3）头位顺产。

（4）单胎活产。

4）小结。

（1）妊娠期高血压孕妇病情进一步加重，可能发生心脏病、胎盘早剥、凝血功能障碍、脑出血、脑水肿、子痫、急性肝肾功能衰竭、HELLP综合征、眼底出血、视网膜剥离、产后出血及产后血液循环衰竭等并发症，一旦发生常危及母儿生命。随孕周增加，病情多加重；血压控制不佳者，需适时终止妊娠。终止妊娠后少数孕妇可能病情反复甚至加重，出现抽搐、脑出血、胸腹水及肠麻痹等。子宫血管痉挛，引起胎盘供血不足、功能减退，可导致胎儿窘迫或新生儿窒息、死亡。新生儿为高危儿，出生后视情况决定是否转科。

（2）妊娠期高血压终止妊娠的方式需个体化处理。妊娠期高血压疾病孕妇，如无产科剖宫产术指征，原则上考虑阴道试产，但如果不能短时间内阴道分娩，病情有可能加重，可考虑放宽剖宫产术的指征。对于已经存在如前述的各类孕妇严重并发症，剖宫产术是迅速终止妊娠的手段。

（3）分娩期间的注意事项：①密切观察自觉症状；②监测血压并继续降压治疗，应将血压控制在＜160/110mmHg，注意硫酸镁的继续使用和启用；③监测胎心率的变化；④积极预防产后出血；⑤产时、产后不可应用任何麦角新碱类药物。

（4）产后处理注意事项：①重度子痫前期孕妇产后应继续使用硫酸镁至少24～48h，预防产后子痫；②子痫前期孕妇产后1周内是产褥期血压波动的高峰期，高血压、蛋白尿等症状仍可能反复出现甚至加重，此期仍应每天监测血压；③如产后血压升高≥150/100mmHg应继续给予降压治疗；④产后血压持续升高要注意评估和排查孕妇其他系统疾病的存在；⑤注意监测及记录产后出血量。

（杨 琼 江 红）

（二）妊娠期糖尿病

1.定义

2022年《妊娠期高血糖诊治指南》将2014版指南中妊娠合并糖尿病的概念更新为妊娠期高血糖（hyperglycemia in pregnancy，HIP），其分类及诊断标准详见表2-1-3。

表2-1-3　妊娠期高血糖分类及诊断标准

分类		诊断标准
孕前糖尿病合并妊娠（PGDM）	1型糖尿病合并妊娠（T1DM）	孕前未确诊、孕期发现血糖升高达到以下任何一项标准应诊断为PGDM： （1）空腹血糖（FPG）≥7mmol/L（空腹8h以上但不适宜空腹过久）； （2）伴有典型的高血糖或高血糖危象症状，同时任意血糖≥11.1mmol/L； （3）HbA1c≥6.5%
	2型糖尿病合并妊娠（T2DM）	

续表

分类		诊断标准
糖尿病前期	空腹血糖受损（IFG）	首次产检FPG≥5.6mmol/L
	糖耐量受损（IGT）	孕前口服葡萄糖耐量试验（OGTT），FPG<7mmol/L、7.8mmol/L≤2h，血糖<11.1mmol/L
妊娠期糖尿病（GDM）	A1型：经过营养管理和运动指导可将血糖控制理想者	75gOGTT检查：空腹、口服葡萄糖后1h、2h的血糖阈值分别为5.1mmol/L、10mmol/L、8.5mmol/L，任何一个时间点血糖值达到或超过上述标准即诊断为GDM
	A2型：需要加用降糖药物才能将血糖控制理想者	

2.诊断

妊娠期高血糖诊断孕周及方法详见表2-1-4。

表2-1-4　妊娠期高血糖诊断孕周及方法

孕周	内容	处理
孕早期	FPG≥5.6mmol/L	妊娠合并IFG，明确诊断后应进行饮食指导，妊娠期可不行OGTT检查
	5.1mmol/L≤FPG<5.6mmol/L	24~28周直接行OGTT或复查FPG，FPG≥5.1mmol/L可诊断为GDM；FPG<5.1mmol/L时则行75gOGTT检查
24~28周	75gOGTT检查	空腹、口服葡萄糖后1h、2h的血糖阈值分别为5.1mmol/L、10mmol/L、8.5mmol/L，任何一个时间点血糖值达到或超过上述标准即诊断为GDM
首次产检>28周	75gOGTT检查	同上
任何孕周	孕前未确诊、孕期发现血糖升高达到以下任何一项标准应诊断为PGDM： （1）FPG≥7mmol/L（空腹8h以上但不适宜空腹过久）； （2）伴有典型的高血糖或高血糖危象症状，同时任意血糖≥11.1 mmol/L； （3）HbA1c≥6.5%	

OGTT检查的方法如下：准备进行OGTT检查前禁食8~10h；检查前连续3d正常饮食，即每日进食碳水化合物不少于150 g。检查期间静坐、禁烟。检查时，5 min内口服含75 g葡萄糖（无水葡萄糖粉）的液体300 mL，分别抽取服糖前、服糖后1 h、2 h的静脉血（从开始饮用葡萄糖水计算时间），放入含有氟化钠的试管中，采用葡萄糖氧化酶法测定血浆葡萄糖水平。

OGTT检查时，应于清晨9点前抽取空腹血，时间较晚可能影响检验结果。OGTT检查前一晚应避免空腹时间过长而导致的清晨反应性高血糖，从而影响诊断。

3.处置流程

使用胰岛素或二甲双胍的管理流程见图2-1-10。

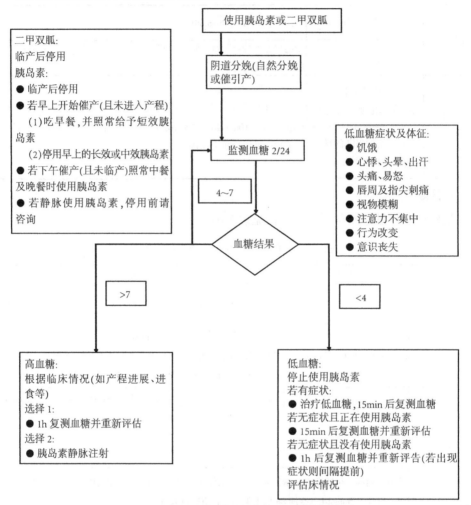

图2-1-10 分娩期使用胰岛素或二甲双胍的管理流程图

4.病例分析

1）病史小结。

（1）白某，29岁。

（2）主诉：孕39周+3d，发现血糖升高3个月。

（3）现病史：平素月经规则，末次月经2019年10月21日，预产期2020年7月29日。孕期定期产检14次，无特殊不适。2020年4月5日查OGTT 5.23/6.37/6.31mmol/L，提示妊娠期糖尿病，予饮食控制并监测血糖，现血糖控制情况尚可，餐前血糖波动在4.8～5.7mmol/L，餐后血糖波动在6.1～6.7mmol/L，未予胰岛素治疗，患者于23点出现阴道见红，伴不规则腹痛，现孕39周+3d，无阴道流血、无阴道流水，自觉胎动正常，遂门诊以"孕39周+3d，妊娠期糖尿病"收入院。

（4）孕产史：孕2产0，2016年7月人流清宫。

（5）既往史：阿莫西林过敏，临床表现为皮疹。

（6）查体：T 37.0℃，P 86次/min，R 20次/min，BP 120/72mmHg，心肺无异常。宫高37cm，腹围114cm，胎方位LOA，胎心率140次/min，宫缩无，头先露，宫口未开，先露固定，胎膜未破，骨盆无明显异常。

（7）辅助检查：2020年7月21日彩超提示单活胎，头位，双顶径9.6cm，腹围36.6cm，羊水平段6.3cm，脐动脉血流S/D值2.1，胎儿估重3 806g。2020年4月5日OGTT 5.23/6.37/6.31mmol/L，2020年7月24日胎心监护Ⅰ类图形。

2）初步诊断。

（1）妊娠期糖尿病。

（2）孕2产0，孕39周+3d，头位待产。

（3）诊疗经过：入院后完善相关检查，因"血糖控制欠佳"行催产素催产，临产后监测血糖，产程中监测血糖达标，未使用胰岛素，因"第二产程延长、产前发热"在椎管内麻醉下行产钳助产术。术前检查：胎方位LOA，先露头，宫口开大10cm。取膀胱截石位，麻醉成功后常规行会阴侧切，切口长约5cm。于2020年7月27日，以左枕前位助娩一活男婴，体重3 875g，身长51cm，Apgar评分10分/1min，10分/5min，胎盘自然娩出，完整。羊水量约500mL，色清。检查软产道无损伤，侧切口无延长，常规缝合会阴切口。术毕阴道检查，肛诊无肠线穿透，未扪及阴道壁血肿，手术顺利，产时出血500mL。

3）产后诊断。

（1）胎膜早破。

（2）妊娠期糖尿病。

（3）产后即时出血。

（4）会阴侧切伤口愈合不良。

（5）脐带缠绕。

（6）孕2产1，孕39周+6d手术产一活男婴（LOA）。

（7）头位难产。

（8）单胎活产。

4）小结。

妊娠期糖尿病孕妇在待产、产时及产后均可能出现血糖异常，致酮症酸中毒、昏迷、电解质紊乱等，因此，产程中应严密监测，临产后应2h监测一次血糖，根据血糖情况调整监测的时间间隔，以及用药情况，防止血糖过高或过低而导致不良母儿结局。产程中不同血糖水平孕妇的小剂量胰岛素的应用详见表2-1-5。

表2-1-5　产程中不同血糖水平孕妇的小剂量胰岛素的应用

血糖（mmol/L）	胰岛素（U/h）	点滴液体（125 mL/h）	配伍
<5.6	0	5%GNS或乳酸林格液	500mL液体
5.6~7.8	1	5%GNS或乳酸林格液	4U胰岛素+500mL液体
7.8~10	1.5	0.9%NS	6U胰岛素+500mL液体
10~12.2	2.0	0.9%NS	8U胰岛素+500mL液体
>12.2	2.5	0.9%NS	10U胰岛素+500mL液体

注：GNS表示葡萄糖氯化钠注射液；NS表示氯化钠注射液。

（杨　琼　冷冰洁）

（三）胎膜早破

1.定义

临产前发生胎膜破裂称为胎膜早破（prelaborrupture of membranes，PROM），其中，妊娠37周之前发生的PROM被称为未足月胎膜早破（preterm PROM，PPROM）。

2.诊断

大多数PROM病例可以根据患者的病史和体格检查进行诊断。应以使感染风险最小化的方式进行检查。具体诊断方法见图2-1-11。

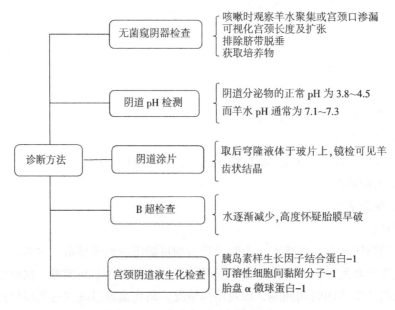

图2-1-11　胎膜早破的诊断方法

3.处置流程

胎膜早破的处置流程见图2-1-12。

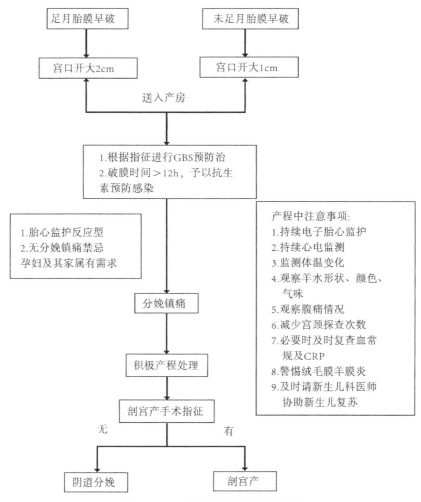

图2-1-12 胎膜早破的处置流程图

4.案例分析

1）病史小结。

（1）成某，29岁。

（2）主诉：孕39周，阴道流液6h。

（3）现病史：平素月经规则，末次月经2021年6月29日，预产期2022年4月5日。孕期不定期产检8次，无特殊不适。现孕39周，于2022年3月29日无明显诱因下阴道流水（量少、色清、无异味），不规则下腹胀痛，无阴道流血，自觉胎动正常，遂来入院。

（4）孕产史：孕1产0。

（5）既往史：平素健康状况良好。

（6）查体：T 36.5℃，P 68次/min，R 17次/min，BP 112/72mmHg，腹部无瘢痕。产检：宫高35cm，腹围102cm，胎心率146次/min，宫缩不规则。内诊：宫口未开，先露头，固定，胎膜已破，羊水清，骨盆无明显异常。

（7）辅助检查：2022年3月26日彩超提示单活胎，头位，双顶径9.2cm，腹围36.4cm，羊水平段5.6cm，脐动脉血流S/D值1.79，胎儿估重3 682g，胎儿颈部可见U形压迹。2022年3月29日羊水彩超示：羊水深度2cm，羊水指数3.7cm。

2）初步诊断。

（1）胎膜早破。

（2）继发性羊水过少。

（3）孕1产0，孕39周，头位待产。

3）诊疗经过：入院后完善相关检查未见明显异常，予以青霉素预防感染，破膜16h后未临产，羊水清，胎心监护反应型，予以0.5％催产素催产，宫口开大1cm行分娩镇痛，2022年3月30日15时宫口开大3cm，体温升高，38.2℃，胎心基线波动在155～168次/min，孕妇及其家属要求阴道试产，予以地塞米松入莫非氏管，对乙酰氨基酚20mL口服降温治疗，急查血常规：白细胞（WBC）16.96×10⁹/L，CRP 14.85ng/L，降钙素原（PCT）0.14ng/L，建双通道，予以抗生素预防感染治疗，于2022年3月30日16时20分经左枕前顺产一活男婴，体重3 400g，身长50cm，Apgar评分9分/1min，9分/5min。脐带缠绕1周，脐带扭转。羊水色清，胎盘自然娩出，胎盘粗糙，会阴有侧切伤口，无延长，会阴外缝3针，分娩经过顺利，产时产后出血约260mL。产后予以会阴常规护理。因分娩期发热给予抗生素预防感染治疗，新生儿因发热转新生儿科。

4）产后诊断。

(1)分娩期发热。

(2)胎膜早破。

(3)脐带缠绕。

(4)脐带扭转。

(5)孕1产1孕，39周+1d，顺产一活男婴（LOA）。

(6)头位顺产。

(7)单胎活产。

5）小结。

（1）抗生素的使用：根据指征进行GBS预防治；若破膜12h未临产，需使用抗生素；破膜时间>24h分娩，予以抗生素预防感染。

（2）酌情催引产：足月胎膜早破无明确剖宫产标准宜2～12h内引产或立即剖

产；晚期早产胎膜早破应权衡利弊，孕妇及其家属充分沟通理解适时催引产。

（3）产程中注意事项：持续电子胎心监护；监测体温、心率、血压等；观察羊水形状、颜色、气味；观察腹痛情况；减少宫颈探查次数；必要时及时复查血常规及CRP；警惕绒毛膜羊膜炎；及时请新生儿科医师协助新生儿复苏。

（4）积极产程处理，根据情况、指征行产钳助产或剖宫产。

（5）怀疑绒毛膜羊膜炎者产后胎盘送病理检查。

（杨 琼 江 红）

（四）胎儿生长受限

1.定义

胎儿生长受限（fetal growth restriction，FGR），也称宫内生长受限（intrauterine growth restriction，IUGR），是一种常见的妊娠并发症，与多种不良围产结局有关。胎儿生长受限的诊断标准是估计胎儿体重（estimated fetal weight，EFW）或腹围小于对应孕龄体重第10百分位数。而小于胎龄儿（small for gestational age，SGA）仅用于描述出生体重小于对应孕龄体重第10百分位数的新生儿。

2.诊断

临床实践中FGR的诊断分为3个步骤：核实孕周与胎龄、超声评估胎儿大小、寻找病因。详见图2-1-13。

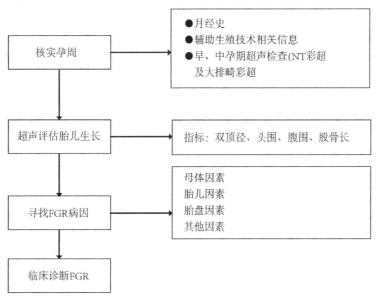

图2-1-13　FGR的诊断

3.处置流程

FGR的处置流程见图2-1-14。

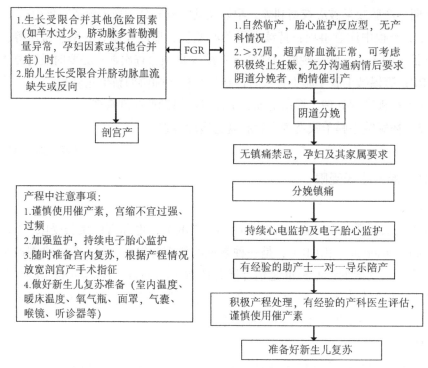

图 2-1-14 FGR 的处置流程图

4.病例分析

1）病史小结。

（1）吴某，32 岁。

（2）主诉：孕 36 周+6d，彩超发现胎儿偏小 1 周。

（3）现病史：平素月经规则，末次月经 2021 年 4 月 26 日，根据 2021 年 7 月 30 日彩超校正预产期 2022 年 2 月 12 日。孕期定期产检 13 次。孕早期因"孕酮低"给予黄体酮保胎治疗。孕早期无明显恶心、呕吐等早孕反应。孕 4 月余感胎动至今。2021 年 8 月 19 日因"恶心、呕吐"住院 4d，补液治疗后逐渐缓解。2022 年 1 月 14 日因"B 超发现胎儿偏小 1d"住院 2d，期间予吸氧、监测胎心胎动及产兆。现孕 36 周+6d，偶有下腹胀痛、伴阴道少许血性分泌物、无阴道流水，自觉胎动正常，遂来入院。

（4）孕产史：孕 1 产 0。

（5）既往史：无特殊

（6）查体：T 36.5℃，P 110 次/min，R 18 次/min，BP 105/82mmHg，腹部无瘢痕。产检：宫高 33cm，腹围 92cm，胎心率 140 次/min，宫缩无。内诊：宫口未开，先露头，固定，胎膜未破，骨盆无明显异常。

（7）辅助检查：2022 年 1 月 21 日彩超提示单活胎，头位，双顶径 8.8cm，腹围 30.5cm，羊水平段 6.8cm，脐动脉血流 S/D 值 2.89，胎儿估重 2 363g。胎儿孕周相当于 34 周+3d。

2）初步诊断。

（1）胎儿生长受限。

（2）孕1产0，孕36周+6d，头位待产。

3）诊疗经过：产妇于2022年1月23日14时10分顺产一活男婴，体重2 430g，身长47cm，Apgar评分10分/1min，10分/5min。无脐带缠绕。羊水色清，胎盘自然娩出胎盘粗糙，会阴有Ⅰ度裂伤伤口，无延长，会阴包埋缝合，宫颈9点钟有一长约2cm裂伤，给予间断缝合，分娩经过顺利，产时产后出血约220mL。产后复查彩超：宫腔宽约0.6cm，内回声不均，内未见明显异常血流信号。

4）产后诊断。

（1）胎儿生长受限。

（2）孕1产1，孕37周+1d，顺产一活男婴（LOA）。

（3）单胎活产。

（4）头位顺产。

5）小结。

（1）胎儿对缺氧耐受力差，储备能力不足，易发生胎儿窘迫，产程过程注意持续胎心监护，充分评估胎儿宫内情况，适当放宽剖宫产手术指征。

（2）观察宫缩情况，如行催引产者宫缩不宜过强、过频。

（3）做好新生儿复苏准备。

（杨 琼 江 红）

（五）双胎

1.定义

一次妊娠宫腔内有两个胎儿时称为双胎妊娠（twin pregnancy）。

2.诊断

双胎根据受精卵的个数可以分为双卵双胎（dizygotic twin）和单卵双胎（monozygotic twin），根据绒毛膜性又可以分为双绒毛膜双羊膜囊单卵双胎，单绒毛膜双羊膜囊单卵双胎，单绒毛膜单羊膜囊单卵双胎及联体双胎，具体分类及特点详见表2-1-6。双胎的绒毛膜性主要通过超声来判断，详见表2-1-7。

表2-1-6 双胎的分类

分类		特点
双卵双胎		两个卵子分别受精形成的双胎妊娠，称为双卵双胎，约占双胎妊娠的70%
单卵双胎		由一个受精卵分裂形成的双胎妊娠，称为单卵双胎，约占双胎妊娠的30%
单卵双胎	双绒毛膜双羊膜囊单卵双胎	分裂发生在桑葚期（早期胚泡），相当于受精后3d内，形成两个独立的胚胎、两个羊膜囊。约占单卵双胎的30%

续表

分类		特点
单卵双胎	单绒毛膜双羊膜囊单卵双胎	分裂发生在受精后第4~8天,约占单卵双胎的68%
	单绒毛膜单羊膜囊单卵双胎	受精卵在受精后第9~13天分裂,占单卵双胎的1%~2%
	联体双胎	受精卵在受精第13天后分裂,极罕见,发生率为单卵双胎的1/1 500

表2-1-7 双胎绒毛膜性的判断

孕周	内容
妊娠6~9周	通过孕囊数目判断绒毛膜性
妊娠10~14周	(1)可以通过双胎间的羊膜与胎盘交界的形态判断绒毛膜性 (2)单绒毛膜双胎羊膜分隔与胎盘呈"T"征 (3)双绒毛膜双胎胎膜融合夹有胎盘组织,所以胎盘融合处表现为"双胎峰"(或"λ"征)
妊娠中期	(1)通过分离的胎盘个数或胎儿性别判断绒毛膜性 (2)如2个胎儿共用一个胎盘,性别相同,缺乏妊娠早期超声检查资料,绒毛膜性判定会很困难。如绒毛膜性诊断不清,建议按单绒毛膜双胎处理

3.双胎并发症及管理

1)早产:

(1)既往早产史与双胎妊娠早产的发生密切相关。

(2)孕妇年龄、种族、产次、孕前体重指数(body mass index,BMI)、吸烟史,以及妊娠合并糖尿病,与双胎妊娠早产密切相关。

(3)对于宫颈长度<1.5cm或宫颈扩张>1cm的双胎妊娠,宫颈环扎术可能延长妊娠,并减少早产的发生。

(4)对早产风险较高的双胎妊娠,可按照单胎妊娠的处理方式进行糖皮质激素促胎肺成熟治疗。

2)双绒双羊双胎妊娠孕期特殊并发症及管理见表2-1-8。

表2-1-8 双绒双羊双胎妊娠孕期特殊并发症及管理

并发症	定义	管理
双绒毛膜双胎生长不一致	双绒毛膜双胎生长不一致的诊断标准为双胎中一胎估测体重<同胎龄第3百分位数;或一胎符合以下3个条件中的至少2个:①一胎估测体重<第10百分位数;②2个胎儿估测体重差异≥25%;③较小胎儿的脐动脉搏动指数>第95百分位数	建议将双胎生长不一致的孕妇转诊至有经验的产前诊断中心进行详细的胎儿结构筛查,并咨询及决定是否需要进行胎儿遗传学检查

续表

并发症	定义	管理
双绒毛膜性双胎中一胎胎死宫内	—	双绒毛膜双胎胎盘之间无吻合血管，其中一胎胎死宫内，一般不会因血管交通因素对另一胎造成不良影响。但早产风险较高，共存胎儿发生胎死宫内的风险也较高。应加强监测

3）单绒毛膜性双胎妊娠孕期特殊并发症及管理见表2-1-9。

表2-1-9 单绒毛膜性双胎妊娠孕期特殊并发症及管理

类型	诊断	分期或分型	治疗及管理
双胎输血综合征（twin to twin transfusion syndrome，TTTS）	①单绒毛膜性双胎。②双胎之一羊水深度>8cm（20周后>10cm），另一胎羊水深度<2cm	（1）Ⅰ期：受血儿羊水过多（孕20周前羊水最大深度>8cm，孕20周后羊水最大深度>10cm），同时供血儿羊水最大深度<2cm （2）Ⅱ期：超声检查观察60min，供血儿膀胱仍不显示 （3）Ⅲ期：任一胎儿出现多普勒血流异常，如脐动脉舒张期血流缺失或倒置，静脉导管血流，大脑中动脉血流异常或脐静脉出血搏动 （4）Ⅳ期：任一胎儿出现水肿 （5）Ⅴ期：一胎儿或两胎儿发生宫内死亡	对于Quintero分期Ⅱ期及以上的孕16~26周的TTTS，可提供胎儿镜激光术治疗。TTTS的治疗应该在有能力进行宫内干预的胎儿医学中心进行
选择性胎儿生长受限（selective fetal growth restriction，sFGR）	诊断sFGR需符合双胎中一胎估测体重<第3百分位数，或符合以下4项中的至少2项：①一胎估测体重<第10百分位数；②一胎腹围<第10百分位数；③2个胎儿估测体重差异≥25%；④较小胎儿的脐动脉搏动指数>第95百分位数	（1）Ⅰ型：小胎儿脐动脉舒张末期血流频谱正常 （2）Ⅱ型：小胎儿脐动脉舒张末期血流持续性的缺失或倒置 （3）Ⅲ型：小胎儿脐动脉舒张末期血流间歇性的缺失或倒置	（1）对于病情稳定的Ⅰ型sFGR，可期待妊娠至34~36周分娩 （2）Ⅱ型sFGR每周评估胎儿羊水及血流，每2周评估胎儿生长发育与趋势。若小胎儿病情稳定，一般不超过孕32周终止妊娠 （3）Ⅲ型sFGR每周评估胎儿羊水及血流，每2周评估胎儿生长发育与趋势。若小胎儿病情稳定，一般不超过孕34周终止妊娠

类型	诊断	分期或分型	治疗及管理
单绒毛膜性双胎中一胎死亡	—	—	(1) 预后：中、晚孕期单绒毛膜双胎一胎死亡后，另一胎会通过胎盘吻合血管对死亡胎儿进行急性宫内输血，从而导致供血儿脑损伤甚至死亡 (2) 管理：建议产前诊断中心或胎儿医学中心对于单绒毛膜性双胎中一胎死亡孕妇制定个体化的诊疗方案
双胎贫血-多血质序列征（twin anemi-polycythemia sequence，TAPS）	(1) 产前诊断标准：临床排除双胎输血综合征（twin-twin transfusion syndrome，TTTS），多血质儿大脑中动脉收缩期峰值流速（middle cerebral artery-peak systolic velocity，MCA-PSV）≤0.8中位数倍数（multiple of the median，MoM），贫血儿MCA-PSV≥1.5MoM，或2个胎儿MCA-PSV差值≥1MoM (2) 产后的诊断标准：2个胎儿血红蛋白水平差异≥80g/L，并且贫血儿与多血质儿的网织红细胞比值≥1.7	(1) Ⅰ期：产前供血儿MCA-PSV＞1.5MoM，受血儿MCA-PSV＜1.0MoM，不伴有其他胎儿并发症。产后两胎儿出生后血红蛋白浓度差80~110g/L (2) Ⅱ期：产前供血儿MCA-PSV＞1.7MoM，受血儿MCA-PSV＜0.8MoM，不伴有其他胎儿并发症。产后两胎儿出生后血红蛋白浓度差110~140g/L (3) Ⅲ期：产前在Ⅰ、Ⅱ期的基础上供血儿出现心功能受损迹象，定义为多普勒血流异常，包括脐动脉舒张末期血流消失或反向、脐静脉出现搏动性血流或静脉导管搏动指数增加或血流反向。产后两胎儿出生后血红蛋白浓度差140~170g/L (4) Ⅳ期：产前供血儿水肿。产后两胎儿出生后血红蛋白浓度差170~200g/L (5) Ⅴ期：产前一胎或双胎胎死宫内。产后两胎儿出生后血红蛋白浓度差＞200g/L	(1) Ⅰ期及Ⅱ期无进展型且孕周大于28周，建议期待治疗 (2) ≥Ⅱ期且孕周小于28周，建议胎儿镜激光治疗 (3) ≥Ⅲ期及Ⅱ期快速进展型，且孕周28~32周，建议行宫内输血 (4) ≥Ⅲ期及Ⅱ期快速进展型，且孕周＞32周，建议终止妊娠 (5) 从16~18周开始进行常规筛查，每2周1次。于激光治疗术后的TTTS病例每周行MCA-PSV检查

续表

类型	诊断	分期或分型	治疗及管理
单绒毛膜性双胎中一胎畸形	—	—	应综合考虑胎儿异常的严重程度、是否合并染色体异常、对孕妇和健康胎儿的影响、减胎手术的风险、患者意愿、伦理及社会因素，制定个体化的治疗方案。如决定减胎，方法与sFGR的减胎术相同
双胎反向动脉灌注（twin reversed arterial perfusion，TRAP）序列征	双胎之一心脏缺如、残留或无功能。最显著的特征是结构正常的泵血胎通过一根胎盘表面动脉-动脉吻合向寄生的无心胎供血	—	（1）多采用血管凝固技术减胎（射频消融术或脐带凝固术）。是否需要减无心胎取决于无心胎与泵血儿的相对大小，以及是否出现泵血儿心脏功能受损的表现 （2）关于对无心胎进行宫内干预的指征包括： ①无心胎的腹围与供血儿相等甚至大于供血儿；②伴有羊水过多（羊水最大深度>8cm）；③泵血儿出现严重的超声血流异常，包括脐动脉舒张期血液缺失或倒置，脐静脉血流搏动或者静脉导管血流反向；④泵血儿水肿（胸腹水等腔隙积水）；⑤易出现脐带缠绕的单羊膜囊
单绒毛膜单羊膜囊双胎妊娠（monochorionic monoamniotic，MCMA）	—	—	MCMA双胎妊娠因为脐带缠绕风险较高，孕期需加强监测。MCMA双胎的分娩方式以剖宫产为宜，分娩时机以孕32~34周为宜

4.案例分析

1）病史小结。

（1）王某，37岁。

（2）主诉：孕33周+6d，下腹坠胀4d。

（3）现病史：平素月经规则，末次月经2021年12月5日，预产期2022年9月

11日。孕期本院定期产检11次。无特殊不适。2022年2月23日医院彩超提示单绒双羊双胎。2022年3月30日彩超提示两胎儿体重相差14.1%。孕7个月查血常规提示中度贫血，给予铁剂口服，未规律服药。2022年7月19日彩超提示两胎儿体重相差26%。现孕33周+6d，于4d前开始出现不规则下腹胀痛、伴阴道流血、无阴道流水，自觉胎动正常，遂来入院。

（4）孕产史：孕2产1。

（5）既往史：有乙肝病史20年。

（6）查体：T 36.8℃，P 83次/min，R 20次/min，BP 140/91mmHg，双肺呼吸音清音，未闻及干湿啰音，心率83次/min，心律齐，无病理性杂音，腹隆，无压痛及反跳痛，双下肢无水肿。产检：宫高35cm，腹围97cm，胎心率147/153次/min，宫缩不规则，内诊：宫口已开0.5cm，胎膜未破，骨盆无明显异常。

（7）辅助检查：2022年2月23日彩超提示单绒双羊，双胎。2022年7月19日彩超提示双活胎，一臀一头，双顶径7.3/8.3cm，腹围25.8/27.5cm，羊水平段5.6/5.2cm，脐动脉血流2.53/2.38，胎儿估重1 398/1 897g。其中一胎儿颈部可见U形压迹，两胎儿体重相差26%。2022年7月4日查血常规示血红蛋白73g/L↓。

2）初步诊断。

（1）双胎选择性生长受限。

（2）双胎妊娠（单绒双羊）。

（3）妊娠合并中度贫血。

（4）高龄经产妇妊娠监督。

（5）孕2产1，孕33周+6d临产（一头一臀）。

3）诊疗经过：产妇于2022年7月30日19时53分经左枕前顺产一活男婴，体重1 950g，身长42cm，Apgar评分9分/1min，10分/5min。羊水清，无脐带缠绕。台上医师双手固定孕妇腹部两侧，19时55分第二胎儿右上肢掉落于阴道口外，第二胎儿先露为颜面部。胎心率110次/min。经屏气用力后，胎头无下降。二线医师查看孕妇后指示：鉴于面先露（颏右前），右侧上肢已脱出阴道口。为尽快娩出胎儿，拟行产钳助产。向孕妇及家属交待病情，知情同意后立即行产钳助产，手术指征：面先露。取膀胱截石位，分别放入左、右叶产钳，扣合成功，检查无软组织嵌入，试牵引，无滑脱。于2022年7月30日20时3分，以颏右前位助娩一活男婴，体重1 160g，身长36cm，Apgar评分9分/1min，10分/5min，胎盘自然娩出，胎盘粗糙，小双脐带插入点位于胎膜上，脐血管走行于胎膜上。行清宫术。羊水量约5 000mL，色清。检查软产道无损伤，会阴有Ⅰ度裂伤，常规缝合会阴伤口。术毕阴道检查，肛诊无肠线穿透，未扪及阴道壁血肿，手术顺利，产时出血600mL。

4）产后诊断。

（1）双胎妊娠（单绒双羊）。

（2）双胎选择性生长受限。

（3）产后即时出血。

（4）小双面先露。

（5）提前自然临产伴有早产。

（6）妊娠合并中度贫血。

（7）妊娠期肝内胆汁淤积症。

（8）羊水过多。

（9）帆状胎盘。

（10）早产儿（孕期等于或大于32整周，但小于37整周）。

（11）孕2产2，孕33周+6d，顺产一活男婴（LOA）/手术产一活男婴（RMA）。

（12）大双头位顺产。

（13）小双头位难产。

（14）小双低位产钳术。

（15）双胎活产。

5）小结。

双胎在待产过程中容易并发妊娠期高血压疾病、贫血、羊水过多、妊娠期肝内胆汁淤积症，胎膜早破、脐带脱垂、胎儿生长受限、早产、双胎输血综合征、胎儿畸形等，严重可危及母儿生命。

双胎妊娠的分娩方式应根据绒毛膜性、胎方位、孕产史、妊娠期合并症及并发症、子宫颈成熟度及胎儿宫内情况等综合判断，制订个体化的指导方案。无合并症的单绒毛膜双羊膜囊双胎及双绒毛膜双羊膜囊双胎可以选择阴道试产。单绒毛膜单羊膜囊双胎建议行剖宫产终止妊娠。双绒毛膜双胎、第一胎儿为头先露的孕妇，在充分知情同意的基础上可以考虑阴道分娩。一胎娩出后立即固定第二胎儿为纵产式，尽量避免第一胎儿阴道分娩，第二胎儿剖宫产。但无论何种胎方位，产科医师均需做好阴道助产及第二胎儿剖宫产术的准备。

总之，双胎妊娠的阴道分娩应在二级或三级医院实施，并且由有丰富经验的产科医师及助产士共同观察产程。分娩时需新生儿科医师在场处理新生儿。产时应有能够同时监测双胎胎心的电子监护仪，严密观察胎心率的变化。另外，产房应具备床旁超声设备，临产后用超声检查对每个胎儿的胎产式和先露做进一步评估。分娩过程中需做好急诊剖宫产及处理严重产后出血的准备工作。

（杨　琼　冷冰洁）

（六）瘢痕子宫

1.定义

瘢痕子宫主要是指做过子宫手术遗留瘢痕的子宫，常见的子宫手术有剖宫产术、子宫肌瘤剔除术、纵隔切除术、宫角切除术、子宫整形术、人工流产、子宫穿孔等。

2.诊断

（1）有明确子宫手术史即可诊断瘢痕子宫：最好有详细手术记录及病理结果，了解手术指征，手术方式，手术医院级别，医师级别，手术部位，是否涉及肌层及内膜，手术缝合方式，术后是否有发热、感染，以及切口愈合情况。

（2）辅助检查：既往剖宫产孕妇彩超检查可以了解子宫下段瘢痕厚度及连续性。

3.处置流程

瘢痕子宫的处置流程见图2-1-15。

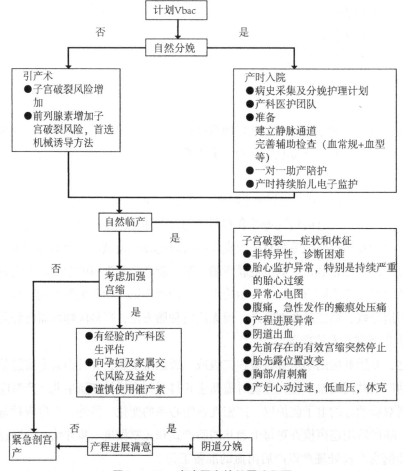

图2-1-15 瘢痕子宫的处置流程图

4.案例分析

1）病史小结。

（1）张某，32岁。

（2）主诉：孕39周+4d，前次剖宫产，入院待产。

（3）现病史：平素月经规则，末次月经2020年9月10日，预产期2021年6月17日。孕期定期产检17次。无特殊不适。现孕39周+4d，前次剖宫产遂入院。

（4）孕产史：孕3产1。2016年8月因宫口开大3cm中转剖宫产一女活女婴，体重3 700g，现体健。

（5）既往史：无特殊。

（6）查体：T 36.9℃，P 79次/min，R 20次/min，BP 95/66mmHg。产检：宫高36cm，腹围100cm，胎心率150次/min，宫缩无。内诊：宫口未开，先露头，固定，胎膜未破，骨盆无明显异常。

（7）辅助检查：2021年6月14日彩超提示单活胎，头位，双顶径9.3cm，腹围34.4cm，羊水平段6.3cm，脐动脉血流S/D值1.59，胎儿估重3 363g±491g。子宫前壁下段肌层最薄处从左到右依次厚约0.17cm、0.17cm、0.15cm。

2）初步诊断。

（1）妊娠合并子宫瘢痕（前次剖宫产）。

（2）孕3产1，孕39周+3d，头位待产。

3）诊疗经过：入院后完善相关检查未见明显异常，无产兆，胎心监护反应型，孕妇及其家属要求阴道试产，于2022年6月15日予以宫颈COOK球囊催产，2022年6月16日9时取出宫颈COOK球囊，予以0.5％催产素催产，11时20分行人工破膜，羊水色清，15时20分宫口开大1cm，送入产房，持续胎心监护，无阴道出血，无血尿、腹痛等特殊不适，16时45分宫口开大1.5cm行分娩镇痛，于2021年6月16日23时44分经左枕前顺产一活女婴，体重3 320g，身长50cm，Apgar评分10分/min，10分/5min。无脐带缠绕。羊水色清，胎盘自然娩出胎盘完整，宫颈7点处裂伤3cm，予缝合，未见明显活动性出血。会阴有Ⅰ度裂伤伤口，无延长，会阴包埋缝合，分娩经过顺利，产程中血压波动在（110～121）/（65～75）mmHg，心率80～85次/min，尿液清亮，产时产后出血约320mL。产妇阴道出血少，无腹痛、头痛等特殊不适。产后予以会阴常规护理。

4）产后诊断。

（1）以前剖宫产术后的阴道分娩。

（2）妊娠合并子宫瘢痕（前次剖宫产）。

（3）孕2产2，孕39周+6d，顺产一活女婴（LOA）。

（4）脐带扭转。

（5）头位顺产。

（6）单胎活产。

5）小结。

（1）瘢痕子宫孕妇计划阴道分娩，孕40周前未临产，有经验的产科医师评估向孕妇及家属交代风险及益处，根据病情适时催引产。

（2）瘢痕子宫要求阴道分娩者，在产程中可行分娩镇痛，需持续心电监护及电子胎心监护。

（3）注意产程中出现的子宫破裂症状及体征，产时做好子宫破裂抢救准备。

（4）产后留观产房至少2h，监测产妇生命体征、腹痛及阴道出血情况，必要时盆腔超声检查。

（杨　琼　江　红）

（七）前置胎盘

1.定义

妊娠28周以后，胎盘位置低于胎先露部，附着在子宫下段、下缘达到或覆盖宫颈内口称为前置胎盘。

前置胎盘：胎盘完全或部分覆盖子宫颈内口。包括既往的完全性和部分性前置胎盘。

低置胎盘：胎盘附着于子宫下段，胎盘边缘距子宫颈内口的距离＜20 mm。包括既往的边缘性前置胎盘和低置胎盘。

凶险性前置胎盘：既往有剖宫产史或子宫肌瘤剔除术史，此次妊娠为前置胎盘，胎盘附着于原手术瘢痕部位者，发生胎盘粘连、植入和致命性大出血的风险高。

前置胎盘是胎盘植入性疾病（placenta accretasperctum，PAS）发病的独立影响因素。依据胎盘植入子宫肌层深度、以及是否侵入子宫毗邻器官，分为胎盘粘连（placenta accreta，PA）、胎盘植入（placentaincreta，PI）及穿透性胎盘植入（placenta percreta，PP）

2.诊断

（1）临床症状及体征：孕晚期出现的无痛性阴道流血。

（2）辅助检查：依据影像学检查，高危者孕18～24周开始行超声筛查，MRI检查在孕24～30周最佳。

3.处置流程

前置胎盘的处置流程和引产流程见图2-1-16和图2-1-17。

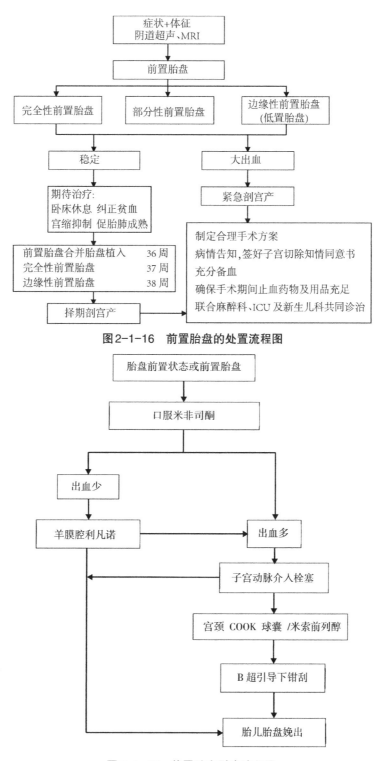

图2-1-16 前置胎盘的处置流程图

图2-1-17 前置胎盘引产流程图

4.案例分析

1）病史小结。

（1）刘某，29岁。

（2）主诉：停经24周+5d，发现胎儿畸形3d。

（3）现病史：患者平素月经规则，末次月经在2016年10月29日，预期在2017年8月5日。孕期产检5次。2017年4月18日彩超提示：单活胎，胎盘下缘达宫颈内口，胎儿先天性心脏病，完全型心内膜垫缺损，肺动脉闭锁。经产前诊断专家会诊，要求引产。

（4）孕产史：孕3产1。2010年行剖宫产，人工流产2次。

（5）既往史：无特殊。

（6）查体：T 36.5℃，P 90次/min，R 18次/min，BP 133/71mmHg，双肺呼吸音清晰，未闻及干湿性啰音，心率90次/min，律齐，无病理性杂音，腹隆，无压痛及反跳痛。双下肢无水肿。

（7）辅助检查：2017年4月18日彩超提示单活胎，胎盘下缘达宫颈内口，胎儿鼻骨因胎儿体位关系显示不满意，胎儿大脑中动脉最高流速258cm/s（RI 0.72），可见上下腔静脉回流到右心房，可见左右两支肺静脉回流到左心房。提示胎儿先天性心脏病，完全型心内膜垫缺损，肺动脉闭锁。

2）初步诊断。

（1）胎儿畸形。

（2）中期妊娠。

（3）胎盘低置状态。

（4）前次剖宫产。

3）诊疗经过：入院后完善相关检查，予以口服米非司酮（50mg，2次/d×3d）配伍羊膜腔注射依沙吖啶（100mg）引产术。羊膜腔穿刺术后24h，阴道出血量多于月经量，出血约200mL，内诊宫颈长2cm，质硬，胎膜自破，羊水黄染。立即行双侧子宫动脉介入栓术。介入术后予以青霉素800万U静脉点滴抗感染治疗，术后每天米索前列醇200μg，阴道上药，1次/8 h。羊膜腔穿刺术后4d+介入术后3d，患者出现发热，体温最高38.7℃，予以头孢替唑钠（3g，1次/d）、左氧氟沙星（0.2g）、奥硝唑（0.5g）静脉滴注抗感染治疗，复查WBC 21.29×10⁹/L，中性粒细胞90.1%，CRP 137.44mg/L。羊膜腔穿刺术后6d+介入术后5d，孕妇体温38.1℃，下腹阵痛，宫口展平，即行超声监测下钳夹术，完整钳夹出一死婴，体重600g，身长25cm，羊水色棕黄，胎盘钳夹后基本完整，产时共出血150mL。钳夹时产妇体温达39.1℃，心率150次/min，子宫收缩好，阴道出血少。产后观察2h后转入成人ICU继续治疗。产后加强补液、纠正电质失衡、降温等对症治疗。血培养提示大肠埃希菌，对左氧氟沙星耐药，即改用敏感抗生素头孢哌酮钠舒巴坦钠（1g，1次/8h）静脉滴注抗感染治疗。产后3d，体温逐渐恢复正常，复查白细胞9.77×10⁹/L，CRP95.45mg/L，较前明显好转。患者及家属要回当地医院治疗，钳刮后3d出院，电话随访产妇回当地医院继续头孢哌酮钠舒巴坦钠抗炎11d，停药，复查妇科超声无异常，CPR降至正常。

4）产后诊断。

（1）双侧子宫动脉介入栓术后。

（2）胎儿畸形。

（3）胎盘低置状态。

（4）前次剖宫产。

（5）中期妊娠。

（6）引产术后。

5）小结。

边缘性前置胎盘经阴道试产或胎盘前置状态经阴道引产者，在有条件的医疗机构，备足血源的同时可在严密监测下行阴道试产。产程中需密切观察阴道出血量、颜色、出血时间、宫缩，监测孕产妇生命体征，备好抢救用物于床旁，做好新生儿复苏准备。

（杨 琼 江 红）

（八）胎盘早剥

1.定义

妊娠20周后或分娩期正常位置的胎盘在胎儿娩出前，部分或全部从子宫壁剥离，发病率约为1%。胎盘早剥的分类如下。

（1）显性剥离：胎盘底蜕膜出血，形成血肿，使该处胎盘自宫壁剥离。如剥离面积小，血液易凝固而出血停止，临床可无症状或症状轻微。如继续出血，胎盘玻璃面也随之扩大，形成较大胎盘后血肿，血液可冲开胎盘边缘及胎膜经颈管流出，称为显性剥离。

（2）隐性剥离：如胎盘边缘或胎膜与子宫壁未剥离，或胎头进入骨盆入口压迫胎盘下缘，使血液积聚于胎盘与子宫壁之间而不能外流，故无阴道流血表现，称为隐性剥离。

2.诊断

（1）临床症状及体征：阴道流血、腹痛，可伴有子宫张力增加和子宫压痛，尤以胎盘剥离处最明显。阴道流血特征为陈旧不凝血，但出血量往往与疼痛程度、胎盘剥离程度不一定符合，尤其是后壁胎盘的隐性剥离。早期表现通常以胎心率异常为首发变化，宫缩间歇期子宫呈高张状态，胎位触诊不清。严重时子宫呈板状，压痛明显，胎心率改变或消失，甚至出现休克表现。

（2）辅助检查：可协助了解胎盘的部位及胎盘早剥的类型，并可明确胎儿大小及存活情况。需要注意的是超声检查阴性不能完全排除胎盘早剥，尤其胎盘附着在子宫后壁时。

3.处置流程

胎盘早剥的处置流程见图2-1-18。

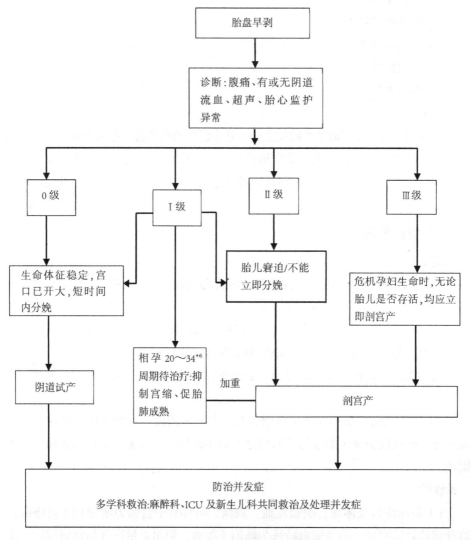

图2-1-18 胎盘早剥的处置流程图

4. **案例分析**

1）病史小结。

（1）黄某，30岁。

（2）主诉：孕39周+2d，血糖升高3个月，血压升高2周。

（3）现病史：平素月经规则，末次月经2019年10月2日，预产期2020年7月9日。孕期定期产检13次。2020年4月3日查OGTT 5.24/9.48/6.42mmol/L，提示妊娠期糖尿病，予饮食控制并监测血糖，未予胰岛素治疗，现血糖控制情况不理想，空腹血糖波动于4.8～5.6mmol/L，餐后2h血糖波动于4.9～7mmol/L，孕37周发现血压升高，血压波动在（134～144）/（80～86）mmHg。现孕39周+2d，测血压145/85mmHg，无阴道流血、无阴道流水，自觉胎动正常，尿蛋白阴性，遂门诊以"孕39+2周，妊娠期糖尿病"收入院。

（4）孕产史：孕2产1。2018年2月顺产一活女婴，现体健，体重3 100g。

（5）既往史：体健。

（6）查体：T 37℃，P 96次/min，R 20次/min，BP 142/91mmHg。产检：腹围103cm，宫高34cm，胎方位LOA，胎心率148次/min。先露固定，骨盆无明显异常。

（7）辅助检查：2020年7月4日彩超提示单活胎，头位，双顶径9.2cm，腹围32.8cm，羊水平段5.1cm，脐动脉血流S/D值2.45，胎儿估重3 222g。2020年4月3日查OGTT 5.24/9.48/6.42mmol/L。

2）初步诊断。

（1）妊娠期糖尿病。

（2）妊娠期高血压疾病。

（3）孕2产1，孕39周+2d，头位待产。

3）诊疗经过：入院后完善相关检查未见明显异常，尿液常规（尿液分析）示蛋白质阴性。入院监测血压（100～150）/（60～91）mmHg，监测血糖：零点血糖7.1mmol/L，空腹血糖5.4mmol/L。于2020年7月5日9时16分予以0.5%催产素催产，产时血压波动在（132～144）/（75～85）mmHg，持续胎心监护Ⅰ类图形，16时30分宫口开大1.5cm，胎膜自破，羊水色清，行分娩镇痛。18时20分宫口开全，胎心波动，最低达90次/min，可缓慢恢复，未见明显羊水，于2020年7月5日18时31分经左枕前顺产一活男婴，体重2 760g，身长49cm，Apgar评分10分/1min，10分/5min。无脐带缠绕。羊水色血性，胎盘自然娩出胎盘完整，胎盘侧缘有4cm×6cm面积大小的凝血块压迹，会阴有Ⅱ度裂伤伤口，无延长，会阴包埋缝合，分娩经过顺利，产时产后出血约350mL。产妇无不适。产后予以会阴常规护理。

4）产后诊断。

（1）胎盘早期剥离。

（2）胎盘早剥伴播散性血管内凝血。

（3）妊娠期糖尿病。

（4）妊娠期高血压疾病。

（5）孕2产2，孕39周+3d，顺产一活男婴（LOA）。

（6）头位顺产。

（7）单胎活产。

5）小结。

（1）胎盘早剥是妊娠期严重的并发症，病情如加重可迅速危及母儿生命。其症状和体征变化很大，尤其是胎盘附着于后壁或轻型的患者。体格检查时应检测孕妇的生命体征、子宫张力、子宫压痛及胎心率，孕妇生命体征变化及胎心率均需动态观察。在重型胎盘早剥，胎儿表现为胎心率的异常甚至胎心率消失。并且要注意宫底高度的变化，以便及时发现隐性出血。在排除前置胎盘和血管前置之前，不宜行阴道检查。

（2）I级胎盘早剥，经产妇，一般情况良好，以显性出血为主，宫口已开大，估计短时间内能结束分娩者，可经阴道分娩。实施人工破膜减压及促进产程进展，减少出血，如伴有等其他剖宫产指征，或急性失血症状难以纠正则行剖宫产术。

（杨　琼　冯营营）

（九）胎盘植入

1.定义

胎盘植入性疾病是指绒毛异常侵入子宫肌层的一类疾病，其诊断包括临床表现和辅助检查，确诊需进行组织病理学检查。国际妇产科联盟（FIGO）指南认为临床描述是PAS最重要的诊断及分型标准，并提出了阴道分娩及剖宫产时PAS临床评级系统，根据胎盘植入程度由轻至重分为无粘连、部分粘连/植入、全部粘连/植入、穿透浆膜未侵及膀胱、侵及膀胱、侵及膀胱外其他脏器6个等级。根据超声表现将PAS进行分级，并将每级分别与阴道分娩及剖宫产时PAS临床评级进行匹配，从而使得临床医师可以根据PAS患者的超声影像学表现更准确地推断剖宫产术中所见。

2.诊断

1）临床诊断：临床诊断主要依靠临床高危因素结合超声和（或）MRI征象。当既往有子宫手术史，尤其是剖宫产史的孕妇，在孕中晚期或临产时出现突发无诱因无痛性阴道流血、先露高浮、异常胎先露或胎头跨耻征阳性等，应警惕前置胎盘的可能，其确诊需根据手术中或分娩时所见或分娩后的病理学诊断。

2）病理诊断：对于胎盘植入式疾病（PAS），以往组织病理学十分重要甚至是诊断的金标准，主要依据绒毛侵入子宫肌层的深浅程度。但诊断上不能完全依赖组织病理学检查。病理诊断主要根据胎盘绒毛侵入子宫肌层的深度来分型。①胎盘粘连（PA）：指绒毛组织粘连于子宫的肌层上。②胎盘植入（PI）：指绒毛组织植入肌层中，但没有将子宫肌层完全穿透。③穿透性胎盘（PP）：指绒毛将子宫壁完全穿透，甚至累及膀胱、尿道等相邻器官或组织。在临床工作中因操作等原因，如人工剥离胎盘或清宫时，宫内有残留胎盘组织的可能，因此病理学检查对胎盘植入的诊断也有一定的局限性，而影像学检查可以起到非常重要的作用。

3）影像学表现：彩色多普勒超声检查是判断胎盘位置、预测胎盘植入最常用的方法。磁共振MRI对组织分辨率高，对血流敏感，故能清楚看到胎盘的情况及其与周围组织的关系。多用于评估子宫后壁的胎盘植入、胎盘侵入子宫肌层的深度、宫旁组织和膀胱受累程度及临床上高度怀疑者。

（1）超声：超声对前置胎盘的准确率可达90%～95%。目前超声检查是公认的诊断胎盘植入的首选方法。具有无创、无辐射、操作方便、经济、可重复性等优势。

二维超声：能够直观地显示胎盘的大小、位置、形状、子宫肌层附着及胎盘后间隙等，胎盘植入的影像特征通常表现如下。①胎盘多着床于子宫下段，或附着于子宫角、子宫颈等子宫内膜较薄弱的地方，胎盘不随孕周增加而向上移行。②胎盘增厚。③胎盘内有多个大小不等、形态不规则的无回声区，内呈翻滚的"沸水征"，常称为胎盘陷窝或胎盘漩涡。④胎盘后方子宫壁肌层低回声带变薄或消失。⑤植入性胎盘穿透肌层达浆膜层，而植入部位又在膀胱后方时，与子宫相邻的膀胱浆膜层高回声带消失，且有不规则无回声结构突向膀胱。

彩超：能够发现整个胎盘与子宫肌层间、子宫浆膜层与膀胱间的血管分布情况。有文献报道，子宫膀胱壁血流增加和出现垂直于子宫壁的血管具有最高的阳性预测值，为92%，当出现在子宫、膀胱交界时，具有较高的诊断胎盘植入的特异度。其超声图像征象：①胎盘内血流增多。②胎盘基底部血管增多。③从胎盘到子宫边界出现"架桥"血管，血管跨越缺陷的界面。④胎盘植入处有高流速的血流，流速>15cm/s。

（2）核磁共振（MRI）：MRI对组织分辨率高，对血流敏感，故能看到胎盘的情况及其与周围组织的关系。但MRI在PAS产前诊断中的价值仍存在争议。当子宫壁T_2低信号连续性中断或肌层内可见胎盘信号时即可诊断胎盘植入。胎盘植入的MRI征象：直接征象：子宫-胎盘界面消失，子宫肌层变薄，肌层不连续、胎盘子宫肌层分界不清，三层结构破坏、膀胱壁中断、宫旁结节状肿块突出。间接征象：T_2WI像胎盘内低信号带最宽处大于20mm；胎盘内的异质信号；胎盘内异常血管分布，血管迂曲、粗大；胎盘局部膨隆；子宫局限性凸起；膀胱顶后壁呈幕状改变，又称膀胱"帐篷征"等。

3.处置流程

胎盘植入的处置流程见图2-1-19。

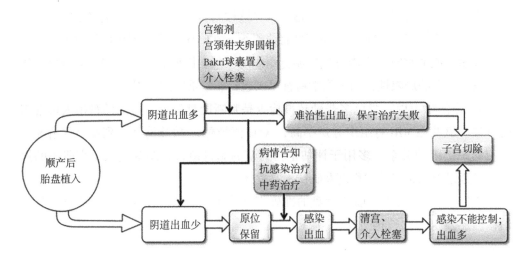

图2-1-19　胎盘植入的处置流程图

4.案例分析

1）病史小结。

（1）喻某，32岁。

（2）主诉：孕34周+4d，自觉胎动减少1d。

（3）现病史：平素月经规则，末次月经2018年1月21日，预产期2018年10月28日。孕期未定期产检，共产检2次，孕期未特殊不适，现孕34周+4d，自觉胎动减少1d，自诉减少一半，于当地医院行胎心监护反应欠佳转院就诊。

（4）既往史：2017年7月12日宫腹腔镜联合行卵巢畸胎瘤剥除术和宫腔粘连分离术。

（5）孕产史：孕4产2。2006年5月顺产一活女婴，现体健。2008年4月至2014年10月人流4次。

（6）查体：T 36.7℃，P 120次/min，R 20次/min，BP 118/67mmHg，神清，心肺听诊无异常。宫高30cm，腹围100cm，胎方位LOA，胎心率142次/min。未扪及明显宫缩，先露头，高浮，宫颈管长2cm，质硬，中位，宫口未开，胎膜未破，骨盆外测量未见明显异常。

（7）辅助检查：2018年9月21日产科彩超提示单活胎，头位，BPD 9.2cm，胎儿估重2 941g，羊水深度4.7cm，脐动脉血流S/D值2.16。

2）入院诊断。

（1）胎儿胎盘功能不良。

（2）孕6产1，孕34周+4d，头位待产。

3）诊疗经过。

（1）入院后监测胎心监护反应型，住院期间自行发作，于2018年9月22日6时30分顺产一活男婴，胎儿娩出后，阴道大量出血，量约500mL，立即行人工剥离胎盘，剥离胎盘过程中见阴道大量出血，胎盘致密粘连，立即予以Bakri球囊填塞止血，并予以卡前列素氨丁三醇（250μg）、地塞米松、葡萄糖酸钙、氨甲环酸等对症治疗，查体：HR 118次/min，BP 75/49mmHg，R 23次/min，评估产时产后出血量共计约2 000mL，予以输注红细胞悬液6U、血浆400mL、冷沉淀4U等处理后，见阴道仍有活动性出血，立即行双侧子宫动脉栓塞术，手术过程顺利，术后查HR 98次/min，BP 117/74mmHg，并转至ICU进一步治疗。

（2）9月26日妇科彩超提示宫腔增宽1.1cm，内回声不均，中下段可见范围约8.4cm×8.1cm×6.4cm混合回声，边界欠清，内见点状强光斑及无回声，强回声光斑处可见点状血流，考虑胎盘残留。9月28日查盆腔MRI提示子宫体积增大，宫腔中下段扩张，子宫下段肌层较薄，内壁毛糙不光整。子宫下段宫腔内可见团片状烧断T_2稍长T_1信号灶，T_1WI信号不均匀。该团块影与子宫肌层分界欠清，膀胱后上缘于子宫间隙局部显示不清，似可见胎盘样信号影进入，残留胎盘组织覆盖宫颈内口。术后监测血hCG，术后第3天（9月25日）1 506mIU/mL，术后第5天（9月27日）330.5mIU/mL，孕妇及其家属要求药物保守治疗，予以米非司酮（50mg，2次/d）及产复康（1袋/次，3次/d）口服治疗。9月30日查血hCG 100.8mIU/mL，签字出院，并于门诊随访。

4）产后诊断。

（1）产后出血。

（2）胎盘植入。

（3）胎盘粘连。

（4）孕6产2，孕34周+6d，顺产一活男婴（LOA）。

（5）早产。

（6）头位顺产。

（7）单胎活产。

5）小结。

（1）根据《FIGO胎盘植入疾病诊治指南》（2018年），胎盘植入的保守治疗方式：①根除术（人工移除胎盘）。其中择期手术应避免人工移除胎盘。②胎盘原位保留或期待疗法。当存在穿透性胎盘植入并尝试宫缩剂或牵拉脐带去除胎盘失败时，应考虑胎盘植入性疾病（PAS），并于近胎盘插入处结扎脐带关闭宫腔，但发生败血症、感染性休克、腹膜炎、子宫坏死、产后子宫破裂、瘘道、邻近器官损伤、急性肺水肿、急性肾功能衰竭、深静脉血栓静脉炎或肺栓塞及孕产妇死亡等。包含有补充治疗，如轻柔去除胎盘、氨甲蝶呤辅助治疗、预防性血管结扎手术或栓塞术、暂时性髂内球囊阻断、宫腔镜切除残留组织、高强度聚焦超声（HIFU）等，后续监测需定期患者体征、β-hCG、盆腔超声、感染相关指标等。③一步保守性手术，包括切除侵入性胎盘的植入区（部分子宫肌层切除术）后立即行子宫修补和膀胱修补。④3-P手术，围术期超声定位胎盘上缘位置、术前行盆腔血管阻断术、切除植入部位胎盘后在周围进行缝合，若累及膀胱后壁，应将侵入膀胱的胎盘组织原位保留以避免膀胱切除术。

（2）本案例存在胎盘植入高危因素：孕产次多（孕6产1）、既往行宫腹腔镜联合下卵巢畸胎瘤剔除术+宫腔粘连分离术，顺产过程中胎盘无剥离征象，考虑以保守法治疗为主，故采取行人工剥离胎盘，剥离过程中发现并诊断为胎盘植入、子宫收缩乏力、产后出血，予按摩子宫、宫缩剂、行宫腔球囊填塞（Bakri球囊）进行止血，但效果不佳，仍有持续少量鲜红色阴道流血，考虑子宫内胎盘剥离面的出血灶未止，故即刻行双侧子宫动脉栓塞术，栓塞胎盘剥离面的出血灶，以期保留子宫，结果显示阴道活动性流血明显减少，抢救成功。本案例在术后定期复查B超及MRI提示宫腔下段胎盘残留可能，因患者阴道无活动性出血，考虑行米非司酮及产复康等药物保守治疗，并定期监测β-hCG，并于门诊随访。

（杨　慧）

（十）妊娠期肝内胆汁淤积症

1.定义

妊娠期肝内胆汁淤积症（intrahepatic cholestasis of pregnancy，ICP）是妊娠中、晚期特有的并发症，主要表现为皮肤瘙痒、生化检测血胆汁酸升高。

2.诊断

实验室检查肝功能及总胆汁酸：血清TBA水平10～39μmol/L为轻度，≥40μmol/L为重度；瘙痒严重程度，如瘙痒严重，需考虑为重度；伴有其他情况，如多胎妊娠、妊娠期高血压疾病、复发性ICP、既往因ICP致围产儿死亡等，需考虑为重度；发病时间，如早发型ICP应归入重度ICP。

3.处置流程

妊娠期肝内胆汁淤积症的处置流程见图2-1-20。

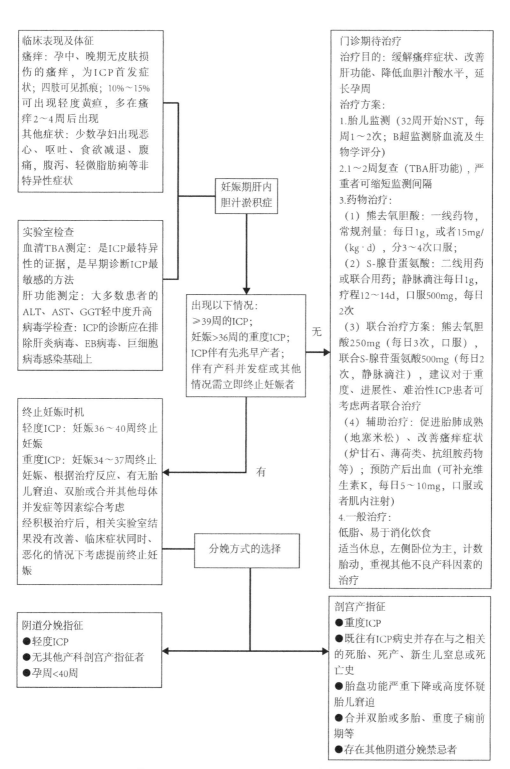

临床表现及体征
瘙痒：孕中、晚期无皮肤损伤的瘙痒，为ICP首发症状；四肢可见抓痕；10%～15%可出现轻度黄疸，多在瘙痒2～4周后出现
其他症状：少数孕妇出现恶心、呕吐、食欲减退、腹痛，腹泻、轻微脂肪痢等非特异性症状

实验室检查
血清TBA测定：是ICP最特异性的证据，是早期诊断ICP最敏感的方法
肝功能测定：大多数患者的ALT、AST、GGT轻度升高
病毒学检查：ICP的诊断应在排除肝炎病毒、EB病毒、巨细胞病毒感染基础上

妊娠期肝内胆汁淤积症

出现以下情况：
≥39周的ICP；
妊娠>36周的重度ICP；
ICP伴有先兆早产者；
伴有产科并发症或其他情况需立即终止妊娠者

门诊期待治疗
治疗目的：缓解瘙痒症状、改善肝功能、降低血胆汁酸水平，延长孕周
治疗方案：
1.胎儿监测（32周开始NST，每周1～2次；B超监测脐血流及生物学评分）
2.1～2周复查（TBA肝功能），严重者可缩短监测间隔
3.药物治疗：
 （1）熊去氧胆酸：一线药物，常规剂量：每日1g，或者15mg/（kg·d），分3～4次口服；
 （2）S-腺苷蛋氨酸：二线用药或联合用药，静脉滴注每日1g，疗程12～14d，口服500mg，每日2次
 （3）联合治疗方案：熊去氧胆酸250mg（每日3次，口服），联合S-腺苷蛋氨酸500mg（每日2次，静脉滴注），建议对于重度、进展性、难治性ICP患者可考虑两者联合治疗
 （4）辅助治疗：促进胎肺成熟（地塞米松）、改善瘙痒症状（炉甘石、薄荷类、抗组胺药物等）；预防产后出血（可补充维生素K，每日5～10mg，口服或者肌内注射）
4.一般治疗：
低脂、易于消化饮食
适当休息，左侧卧位为主，计数胎动，重视其他不良产科因素的治疗

终止妊娠时机
轻度ICP：妊娠36～40周终止妊娠
重度ICP：妊娠34～37周终止妊娠，根据治疗反应、有无胎儿窘迫、双胎或合并其他母体并发症等因素综合考虑
经积极治疗后，相关实验室结果没有改善、临床症状同时、恶化的情况下考虑提前终止妊娠

分娩方式的选择

阴道分娩指征
●轻度ICP
●无其他产科剖宫产指征者
●孕周<40周

剖宫产指征
●重度ICP
●既往有ICP病史并存在与之相关的死胎、死产、新生儿窒息或死亡史
●胎盘功能严重下降或高度怀疑胎儿窘迫
●合并双胎或多胎、重度子痫前期等
●存在其他阴道分娩禁忌者

无

有

图2-1-20 妊娠期肝内胆汁淤积症的处置流程图

4. 案例分析

1）病史小结。

（1）李某，31岁。

（2）主诉：孕38周+1d，胆汁酸升高1d。

（3）现病史：平素月经规则，末次月经2021年7月1日，预产期2022年4月8日。孕期不定期产检9次。近1周前无明显诱因出现双上臂瘙痒，夜间加重，有皮损，未就诊，未治疗，自觉胎动正常。现孕38周+1d，产检发现胆汁酸17.2μmol/L偏高，遂来入院。

（4）孕产史：孕1产0，人流0次。

（5）既往史：无特殊。

（6）查体：T 36.5℃，P 85次/min，R 20次/min，BP 116/65mmHg，腹部无瘢痕。产检：宫高35cm，腹围101cm，胎心率135次/min，宫缩无。内诊：宫口未开。胎膜未破，骨盆无明显异常。

（7）辅助检查：2022年3月5日彩超提示单活胎，头位，双顶径9.22cm，腹围33.4cm，羊水平段6.5cm，羊水指数19cm，脐动脉血流S/D值1.48，胎儿估重2 885g。2022年3月27日查胆汁酸17.2μmol/L。

2）初步诊断。

（1）妊娠期肝内胆汁淤积症。

（2）孕1产0，孕38周+1d，头位待产。

3）诊疗经过：入院后完善相关检查，复查总胆汁酸14.2μmol/L。于2022年3月30日予以地诺前列酮栓催产，24h无明显宫缩，宫颈条件有改善，胎心监护反应型。2022年3月31日9时取出地诺前列酮栓，1h后予以0.5％催产素催产，产时持续胎心监护，于2022年4月1日10时21分经左枕前顺产一活女婴，体重3 650g，身长51cm，Apgar评分10分/1min，10分/5min。有脐带扭转。羊水色清，胎儿娩出后30min，人工娩出胎盘，胎盘粗糙，胎盘娩出后，子宫大、软收缩差，立即给予按摩子宫、卡前列素氨丁三醇、卡贝缩宫素等促宫缩治疗，出血好转。会阴有Ⅰ度裂伤伤口，无延长，会阴包埋缝合，分娩经过顺利，产时产后出血约700mL，产后予会阴常规护理。产后复查血红蛋白75g/L↓，产后彩超提示宫腔宽1.4cm，内回声不均，未见明显异常血流信号。

4）产后诊断。

（1）无张力性产后出血（特指子宫收缩乏力引起的产后出血）。

（2）妊娠期肝内胆汁淤积症。

（3）孕1产1，孕38周+6d，顺产一活女婴（LOA）。

（4）高度近视。

（5）脐带扭转。

（6）单胎活产。

（7）头位顺产。

5）小结。

妊娠期肝内胆汁淤积症容易造成胎盘功能减退老化，引起胎盘功能不良，容易发生胎儿宫内窘迫，甚至无任何征兆的胎死宫内或死产、新生儿窒息等；产时持续胎心监护，适时放宽剖宫产手术指征。ICP 患者合并肝功能异常，发生产后出血风险增加，需监测产后阴道出血情况，及时复查血常规及肝功能，必要时继续护肝降胆治疗。

（杨　琼　江　红）

（十一）妊娠期急性脂肪肝

1.定义

妊娠期急性脂肪肝（acute fatty liver of pregnancy，AFLP）是一种罕见但病情危急的产科特有疾病。其一般发生于妊娠 30～38 周，以妊娠 35 周左右的初产妇居多。该病以明显的消化道症状，肝功能异常，凝血功能障碍为主要特征，起病急，病情重，进展快，严重危及母体及围产儿生命。

2.诊断

AFLP 多在妊娠晚期发病，起病隐匿，早期症状不典型，起病初期常常与消化道系统疾病混淆或者漏诊，AFLP 的早期筛查见图 2-1-21。

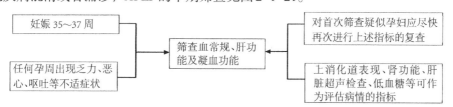

图 2-1-21　AFLP 的早期筛查

推荐临床医师使用 Swansea 标准进行诊断（表 2-1-10）。该标准包括 4 个方面，14 个条目，符合 6 个及以上的条目诊断为 AFLP。对不能满足 Swansea 诊断标准的疑似 AFLP 孕妇，间隔 24h 复查肝功能及凝血功能。

表 2-1-10　AFLP 的 Swansea 诊断标准

类型	诊断标准
临床症状	呕吐
	腹痛
	烦渴或多尿
	肝性脑病
生化指标	胆红素＞14μmol/L（0.8mg/dL）
	血糖＜4mmol/L（72mg/dL）
	尿酸＞340μmol/L（5.7mg/dL）
	白细胞计数＞11×10⁹/L

续表

类型	诊断标准
生化指标	转氨酶＞42U/L
	血氨＞47μmol/L（27.5mg/dL）
	血清肌酐＞150μmol/L（1.7mg/dL）
	PT＞14s 或 ATPP＞34s
超声指标	腹水或明亮肝
肝组织活检	微泡性脂肪变性

注：表中所有指标的异常以检测实验室所定标准进行界定，符合 6 个及以上的条目诊断为 AFLP；AFLP 表示妊娠期急性脂肪肝；PT 表示凝血酶原时间；APTT 表示部分凝血活酶时间。

3.处理流程

AFLP 孕妇的临床管理流程见图 2-1-22。

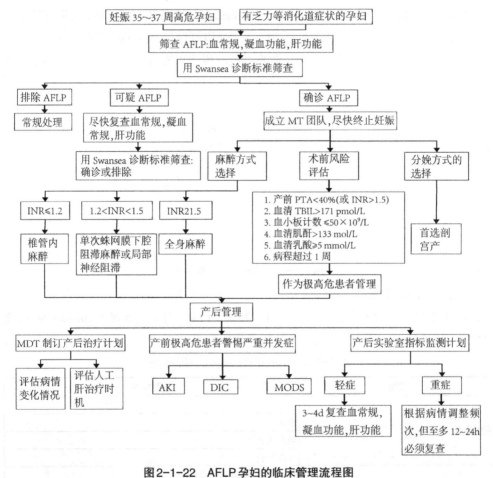

图 2-1-22　AFLP 孕妇的临床管理流程图

注：AFLP 表示妊娠期急性脂肪肝；MDT 表示多学科团队；INR 表示国际标准化值；PTA 表示凝血酶原活动度；TBI 表示总胆红素；AKI 表示急性肾功能损伤；DIC 表示弥漫性血管内凝血；MODS 表示多器官功能障碍综合征。

4.案例分析

1）病史小结。

（1）金某，27岁。

（2）主诉：孕36周+1d，发现总胆汁酸升高1h。

（3）现病史：平素月经不规则，根据2021年8月13日超声提示孕12周+2d，核对预产期2022年2月23日。孕期定期产检14次。孕期经过顺利，无异常。现孕36周+1d，门诊查丙氨酸氨基转移酶308.02U/L↑，天门冬氨酸氨基转移酶226.23U/L↑，总胆汁酸47.65μmol/L↑，近期食欲不佳，偶有背部皮肤瘙痒，遂入院。

（4）孕产史：孕1产0。

（5）既往史：2020年双侧乳腺纤维瘤切除术，无外伤史。

（6）查体：T 36.7℃，P 78次/min，R 20次/min，BP 117/77mmHg。产检：宫高31cm，腹围94cm，胎心率140次/min，宫缩无。内诊：宫口未开，先露头，高浮，胎膜未破，骨盆无明显异常。

（7）辅助检查：2022年1月22日彩超提示单活胎，头位，双顶径8.7cm，腹围30.9cm，羊水平段5.8cm，羊水指数18.1cm，脐动脉血流S/D值2.3，胎儿估重2 450g。胎盘胎儿面可见6.9cm×2.6cm×4.1cm的无回声，内可见光点及光带回声。2022年1月27日查肝功能丙氨酸氨基转移酶308.02U/L，天门冬氨酸氨基转移酶226.23U/L↑，总胆红素45.45μmol/L，直接胆红素32.84μmol/L，总胆汁酸47.65μmol/L。

2）初步诊断。

（1）妊娠期肝内胆汁淤积症。

（2）妊娠合并肝损害。

（3）孕1产0，孕36周+1d，头位待产。

3）诊疗经过。

入院完善相关辅助检查，因"妊娠期肝内胆汁淤积症、妊娠合并肝损害"急诊行剖宫产术，于2022年1月27日13时44分，以左枕横位（LOT）助娩一活女婴，出生后Apgar评分9分/1min，10分/5min，体重2 140g，身长45cm，胎盘自然娩出，完整。新生儿因"早产、高危儿"出生后转新生儿科。术后予以预防感染、预防血栓、护肝、降胆等治疗。2022年1月28日血常规：超敏CRP 19.76mg/L，白细胞计数10.06×10⁹/L，红细胞计数4×10¹²/L，血红蛋白140g/L，红细胞比容0.413，血小板总数120×10⁹/L，淋巴细胞比率16.4%，中性粒细胞比率77.4%，中性粒细胞绝对数7.78×10⁹/L。凝血常规+D-二聚体：凝血酶原时间126s↑，国际标准化比值12，凝血酶时间17.6s↑，活化部分凝血活酶时间395s↑，血浆D-二聚体12.49μg/m↑，血浆纤维蛋白原187g/L。肝肾功能，心肌酶谱电解质（六项）：丙氨酸氨基转移酶132.34U/L，天门冬氨酸氨基转移酶135.96U/L，白蛋白23.72g/L，总胆红素32.89μmol/L，直接胆红素23.72μmol/L，碱性磷酸酶 17 537U/L，谷氨酰基转移酶 93.04U/fL，尿素 8.67mmol/L，肌酐 141.45μmol/L，胱抑素 262mg/L，尿酸 824.73μmol/L。依据：①患者诉产前 1 周有恶心、呕吐病史；②近期有烦渴；③胆红素升高；④尿酸升高；⑤白细胞增多；⑥ALT、AST 升高；⑦肾脏损伤（肌酐升高）；⑧凝血功能异常。补充诊断：妊娠期急性脂肪肝、妊娠合并急性肾功能不全。

4）产后诊断。

（1）妊娠期急性脂肪肝。

（2）妊娠期肝内胆汁淤积症。

（3）妊娠合并肝损害。

（4）妊娠合并急性肾功能不全。

（5）妊娠合并子宫肌瘤。

（6）孕 1 产 1，孕 36 周 +1d，手术产一活女婴（LOT）。

（7）早产经剖宫产。

（8）早产儿（孕期等于或大于 32 整周，但小于 37 整周）。

（9）经急症剖宫产术的分娩。

（10）单胎活产。

5）小结。

（1）妊娠期急性脂肪肝是产科特有的一种罕见的隐匿性疾病以明显的消化道症状，肝功能异常，凝血功能障碍为主要特征，起病急，病情重，进展快，严重危及母体及围产儿生命。妊娠期急性脂肪肝患者随时可能出现 DIC、产时产后大出血、肝衰竭、肝肾综合征、多脏器衰竭、死胎、死产、母儿死亡可能，

（2）妊娠期急性脂肪肝多在妊娠晚期发病，起病初起常常与消化道系疾病混淆；妊娠期间任何孕周出现乏力、恶心、呕吐等不适症状，应筛查血常规，肝功能及凝血功能，以排除妊娠期急性脂肪肝可能。

（3）一经确诊妊娠期急性脂肪肝，应尽快终止妊娠，首选剖宫产术。对于已临产，评估短时间内能阴道分娩者可选择阴道分娩。术前多学科会诊，根据凝血功能的评估选择合适的麻醉方式。

（杨　琼　江　红）

（十二）妊娠合并心脏病

1.定义

妊娠合并心脏病（包括妊娠前已有心脏病及妊娠后新发的心脏病）在我国孕产妇死因顺位中居第 2 位，是最常见的非直接产科死因。其发病率我国约 1%。包括结构异常性心脏病（先天性心脏病、瓣膜性心脏病、心肌病、心包病和心脏肿瘤

等）、功能异常性心脏病（无心血管结构异常的心律失常，包括快速型和缓慢型心律失常）、妊娠期特有的心脏病（妊娠期高血压疾病性心脏病、围生期心肌病）。

2.诊断

妊娠合并心脏病诊断流程见图2-1-23。

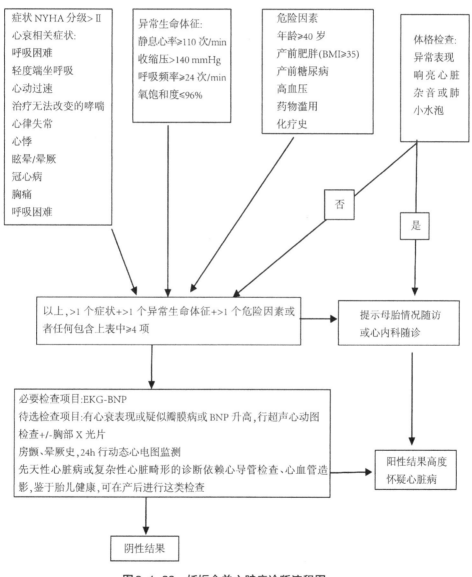

图2-1-23 妊娠合并心脏病诊断流程图

3.诊疗

妊娠合并心脏病诊疗流程见图2-1-24。

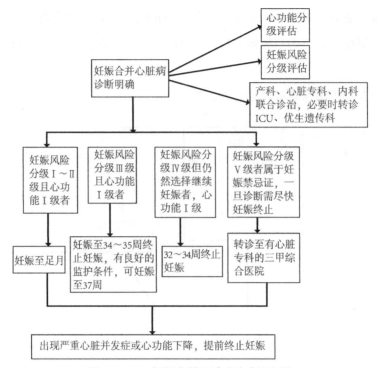

图2-1-24　妊娠合并心脏病治疗流程图

4.案例分析

1）病史小结。

（1）魏某，34岁。

（2）主诉：孕39周+5d，下腹胀痛9h。

（3）现病史：平素月经规则，末次月经2021年9月7日，预产期2022年6月13日。孕期定期产检19次。2022年5月5日产检心电图提示：窦性心律频发室性早搏（部分成对发生）；无心慌、胸闷等不适。2022年5月18日心内科就诊，心脏彩超提示：左心增大；房间隔水平过隔血流信号（考虑房间隔缺损可能）；二、三尖瓣轻度反流心包积液（少量）；心律失常，予观察。孕38周+2d，行胎心监护（3段）提示：频繁脐带波，予住院监测胎心胎动及产兆。完善24h动态心电图。后孕妇及家属要求出院。现孕39周+5d，于2022年6月11日2时开始出现不规则下腹胀痛、无阴道流血、无阴道流水，自觉胎动正常，遂来入院。

（4）孕产史：孕2产1，顺产1次。

（5）既往史：2018年诊断"房间隔缺损"，未处理。

（6）查体：T 36.7℃，P 66次/min，R 20次/min，BP 98/61mmHg，腹部无瘢痕。产检：宫高36cm，腹围109cm，胎心率152次/min，宫缩不规则。内诊：宫口未开，宫口松，可容2指。先露头，胎膜未破，骨盆无明显异常。

（7）辅助检查：2022年6月6日彩超提示单活胎，头位，双顶径9.3cm，腹围36.5cm，羊水平段5.9cm，脐动脉血流S/D值2.24，胎儿估重3 786g。羊水内可见浮游的光点回声。2022年5月5日查心电图提示窦性心律频发室性期前收缩（部分成对发生）。2022年5月18日心脏彩超：左心增大；房间隔水平过隔血流信号（考虑房间隔缺损可能）；二、三尖瓣轻度反流心包积液（少量）；心律失常。

2）初步诊断。

（1）孕2产1，孕39周+5d，头位待产。

（2）妊娠合并心律失常（频发室性期前收缩）。

（3）妊娠合并心脏病（房间隔缺损）。

3）诊疗经过。

入院后完善相关检查，BNP 73.03pg/L，血红蛋白101g/L，不规律宫缩9h入院，入院2022年6月11日11时50分内诊宫口已开大1.5cm，胎膜存，无胸闷、呼吸困难等不适，建立静脉通道，持续胎心监护、心电监护，血压102/65mmHg，心率65次/min，于2022年6月11日12时41分经左枕前（LOA）顺产一活男婴，体重4 170g，身长52cm，Apgar评分10分/1min，10分/5min。羊水色清，胎盘自然娩出完整。会阴有 I 度裂伤伤口，分娩经过顺利，产时产后出血约280mL。产妇无不适。产后予会阴常规护理。

4）产后诊断。

（1）妊娠合并心律失常（频发室性期前收缩）。

（2）妊娠合并心脏病（房间隔缺损）。

（3）巨大儿。

（4）孕2产2，孕39周+5d，顺产一活男婴（LOA）。

（5）头位顺产。

（6）单胎活产。

5）小结。

（1）心律失常孕妇在妊娠期、分娩期、产褥期均可能发生心衰、心搏骤停，危及母儿生命；可能发生死胎、死产、胎儿生长受限、胎儿窘迫、新生儿窒息等；母婴预后有待观察，新生儿是否转新生儿科可视出生后情况而定。

（2）妊娠合并心脏病孕妇心功能 I ~ II 级，孕期无心力衰竭史如果产道条件好，无头盆不称或胎位异常等的患者，或是心力衰竭已经控制的经产妇，估计短时间内能经阴道分娩，可选择在严密监测下进行阴道试产。

（3）产程观察中注意第一产程中鼓励孕妇消除紧张情绪，适当使用哌替啶使孕妇安静，孕妇取半卧位，严密监测血压、脉搏、呼吸和心率，给予抗生素预防感染。一旦出现心力衰竭征象，给予患者乙酰毛花苷 0.4 mg 加于 25％ 葡萄糖注射液

20mL 内缓慢静脉注射，并终止妊娠。尽量缩短第二产程，避免孕妇用力屏气增加腹压，可行会阴侧切术、产钳术、胎头吸引术助产。第三产程胎儿娩出后，产妇腹部放置沙袋，防止腹压突然下降，内脏充血诱发心力衰竭。防治产后出血，以防加重心肌缺血和心力衰竭，可使用缩宫素 10～20U，禁用麦角新碱。产妇需在产房观察 22h 待病情稳定后送病房。

（杨　琼　冯营营）

（十三）妊娠期血小板减少

1.定义

妊娠期血小板减少（pregancy with thrombocytopenia，PT）是由多种内外科合并症和妊娠期并发症所导致的以血小板减少为特征的疾病。

2.诊断

国际上定义血小板减少为血小板计数 < $150×10^9$/L，国内一般将血小板计数 < $100×10^9$/L 定义为血小板减少，< $30×10^9$/L 定义为重度血小板减少。孕妇血小板随妊娠进展逐渐减少，妊娠晚期妇女的平均血小板水平明显低于非妊娠妇女。

3.处置流程

妊娠期血小板减少的处置流程见图 2-1-25。

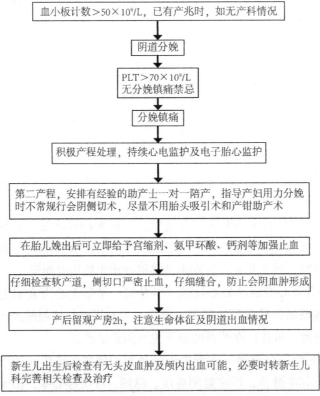

图2-1-25　妊娠期血小板减少的处置流程图

4.案例分析。

1）病史小结。

（1）张某，31岁。

（2）主诉：孕39周+1d，见红4h。

（3）现病史：平素月经规则，末次月经2020年2月9日，预产期2020年11月16日。孕期不定期产检，无特殊不适。因2020年6月3日因"先兆流产"于外院治疗，予口服"地屈孕酮片"（2片TID），半月好转停药。因"唐氏筛查"21-体高风险及孕妇9号染色体臂间倒位，行羊水穿刺提示未见异常。孕期检查多次提示血小板偏低，其中血小板最低74×10⁹/L。现孕39周+1d，于2020年11月10日9时无明显诱因出现阴道流血、伴下腹胀痛遂入院。

（4）孕产史：孕4产0。2016年孕50d因"胎停"行药流+清宫；2017年孕40d因"胎停"自然流产、清宫；2019年生化1次。

（5）既往史：2018年因"胎停"行宫腔镜检查；2019年因"月经不调"于外院行宫腔镜检查，检查提示子宫内膜炎，术后口服药物治疗。

（6）查体：T 36.5℃，P 95次/min，R 20次/min，BP 122/89mmHg。产检：腹围100cm，宫高36cm，胎方位为左枕前（LOA），胎心率145次/min。宫缩无，头先露，宫口未开，先露浅入，胎膜未破，骨盆无明显异常。

（7）辅助检查：2020年10月31日彩超提示单活胎，头位，双顶径9.5cm，腹围33.8cm，羊水平段4.4cm，脐动脉血流S/D值2.83，胎儿估重3 413g，脐带绕颈1周。2020年11月10日查血常规示：白细胞计数6.37×10⁹/L，红细胞计数4.55×10¹²/L，血红蛋白153g/L↑，红细胞比容0.46L/L↑，平均红细胞体积101.1fL↑，血小板总数90×10⁹/L↓，中性粒细胞比率75.6％↑，中性粒细胞绝对数 4.81×10⁹/L，超敏CRP 1.58mg/L。

2）初步诊断。

（1）妊娠合并血小板减少。

（2）孕4产0，孕39周+1d，头位待产。

3）诊疗经过：入院完善相关辅助检查，不规律宫缩，13日11时宫口开大1cm，产程无进展，予以0.5％催产素催产，12时50分宫口开大1.5cm，胎心监护反应型，行分娩镇痛，宫口开全，羊水Ⅲ度，无发热，胎心基线波动在132～140次/min，孕妇及其家属要求阴道试产，予以地塞米松5mg入莫非氏管，于2020年11月13日18时7分经左枕前顺产一活男婴，体重3 725g，身长51cm，Apgar评分10分/1min，10分/5min。羊水色Ⅲ度浑浊，胎盘自然娩出，胎盘完整，胎儿娩出后阴道出血多，子宫下段收缩差，予以按摩子宫、卡前列素氨丁三醇等药物及宫颈钳夹卵圆钳后阴道出血减少，会阴有侧切伤口，无延长，会阴外缝4针，分娩经过顺利，产时产后出血约800mL。产妇无不适。产后予以会阴常规护理。因产后出血给予抗生素预防感染治疗。产后复查血液分析：血红蛋白97g/L，血小板76×10⁹/L，予以铁剂口服等对症处理。

4）产后诊断。

（1）产后即时出血。

（2）妊娠合并血小板减少。

（3）孕4产1，孕39周+4d，顺产一活男婴（LOA）。

（4）妊娠合并染色体异常。

（5）脐带缠绕。

（6）头位顺产。

（7）单胎活产。

5）小结。

（1）足月妊娠，血小板计数＞$50×10^9$/L，特别是已有产兆时，如无产科情况，可考虑经阴道试产；足月及存活可能性较大的早产儿，血小板计数＜$50×10^9$/L，并有出血倾向时，可考虑剖宫产。

（2）产程中持续胎心监护，根据产前血小板计数，硬膜外麻醉血小板不低于$70×10^9$/L，麻醉科医师评估，与孕妇及家属充分沟通，适时行分娩镇痛。

（3）在分娩的过程中，孕妇用力屏气可诱发颅内出血，产道裂伤出血及血肿形成，以及出现产后大出血等可能，第二产程应安排有经验的助产士一对一陪产，指导产妇用力。分娩时不常规行会阴侧切术，尽量不用胎头吸引术和产钳助产术。

（4）在胎儿娩出后可立即给予宫缩剂、氨甲环酸、钙剂等加强止血，具体视情况而定。

（5）胎盘娩出后，仔细检查软产道，有无产道裂伤及血肿形成，侧切口严密止血，仔细缝合，防止会阴血肿形成。

（6）产后留观产房2h，注意生命体征及阴道出血情况，产后复查血常规，了解血小板计数。

（7）新生儿出生后检查有无头皮血肿及颅内出血可能，必要时转新生儿科完善相关检查及治疗。

（杨 琼 江 红）

（十四）妊娠合并哮喘

1.定义

妊娠期支气管哮喘（简称哮喘）是哮喘管理中的一种特殊情况，是影响妊娠期妇女及其胎儿的主要医学问题之一。妊娠期哮喘发作危害母婴健康，可导致孕妇出现难产、阴道出血、糖尿病、高血压、先兆子痫等，也可导致新生儿低体重、早产或过期产、生长迟缓、发育不良、先天畸形等。

2.诊断

妊娠期患者哮喘的诊断与非孕期相同。哮喘的典型危状包括喘鸣、咳嗽、呼吸困难和胸部急迫感，时间相关性（强度的波动，夜间加重）及诱因（如过敏原、活动、感染等）。听诊时的哮鸣音可以支持诊断，但是没有哮鸣音也不能排除哮喘。理想的情况是，呼吸量测定法证明有气道阻塞并且至少部分可以逆转（使用支气管扩张剂后 FEV_1 增加超过 12%）有助于哮喘的诊断。但是，可以逆转的气道阻塞在一些哮喘患者中并不很明显。对于临床上怀疑有哮喘的患者，没有发现其气道阻塞可以逆转，实验性地使用哮喘治疗是合理的。

3.处置流程

妊娠合并哮喘的处置流程见图 2-1-26。

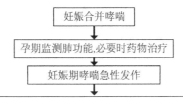

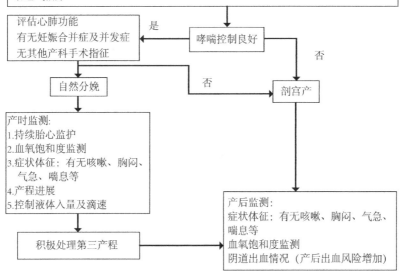

图 2-1-26　妊娠合并哮喘的处置流程图

4.案例分析

1）病史小结。

（1）黄某，32岁。

（2）主诉：孕37周+4d，阴道流液伴下腹痛1h余。

（3）现病史：平素月经规则，末次月经2020年2月23日，预产期2020年11月30日。孕期定期产检13次，每日布地奈德睡前吸入一次。孕期经过顺利，现孕37周+4d，于2020年11月13日1时开始出现规则下腹胀痛、无阴道流血、伴少量阴道流水，自觉胎动正常，遂来入院。

（4）孕产史：孕4产1，2016年顺产一活男婴，3 100g，现体健。

（5）既往史：2016年发现哮喘，给予沙美特罗替卡松每日睡前吸入一次，孟鲁司特10mg口服，每日一次，妊娠后调整用药。

（6）查体：T 36.6℃，P 86次/min，R 20次/min，BP 125/63mmHg，双肺呼吸音清音，未闻及干湿啰音，心率86次/min，心律齐，无病理性杂音，腹隆，无压痛及反跳痛，双下肢无水肿。宫高36cm，腹围93cm，胎方位左枕前（LOA），胎心率152次/min，宫缩规则，头先露，宫口已开1cm，先露半入，胎膜已破，羊水清，骨盆无明显异常。

（7）辅助检查：2020年11月1日彩超提示单活胎，头位，双顶径9.3cm，腹围32.7cm，羊水平段5.6cm，脐动脉血流S/D值2.5，胎儿估重2 969g。

2）初步诊断。

（1）胎膜早破。

（2）孕4产1，孕37周+4d，头位临产。

（3）妊娠合并哮喘。

3）诊疗经过。

入院后完善相关检查，甲功三项：游离甲状腺素FT41.06ng/dL，促甲状腺素（TSH）7.64μIU/mL，抗甲状腺过氧化物酶抗体9.27IU/mL。考虑亚临床甲状腺功能减退症，余未见异常。入院内诊宫口已开大1cm，胎膜存，无呼吸困难、胸闷等不适，胎心监护反应型，送入产房，持续胎心监护，心电监护，建立静脉通道，控制液体滴速，备用布地奈德吸入剂，于2020年11月13日4时50分经左枕前顺产一活男婴，体重3 490g，身长50cm，Apgar评分10分/1min，10分/5min。羊水色清，胎盘自然娩出完整，会阴有Ⅱ度裂伤伤口，无延长，会阴包埋缝合，分娩经过顺利，产时产后出血约320mL。产妇无不适。产后予以会阴常规护理。

4）产后诊断。

（1）胎膜早破。

（2）妊娠合并哮喘。

（3）妊娠合并亚临床甲状腺功能减退症。

（4）孕4产2，孕37周+4d，顺产—活男婴（LOA）。

（5）头位顺产。

（6）单胎活产。

5）小结。

（1）哮喘孕妇子痫前期发生率、前置胎盘发生率、剖宫产率等均会增加，住院时间也会延长；妊娠剧吐、产后出血、分娩并发症等增加，围生期病死率、早产率和低体重儿的发生率等增加。建议在妊娠过程中不要随意停用ICS，以免导致哮喘急性发作。

（2）对于目前哮喘尚未控制但希望早日怀孕的患者，建议找内科专家制定比较积极的控制哮喘发作的药物治疗方案（包括吸入激素和长效β_2受体激动剂的联合治疗），控制并维持2~3个月后药物逐渐减量，当哮喘控制半年以上，只用2次/d，2吸/次使用布地奈德即可有效控制哮喘时开始备孕。

（3）随着妊娠的进展，其肺功能和哮喘的严重程度会发生变化，因此对有持续性哮喘的妊娠女性推荐常规的肺功能检查。对妊娠合并哮喘的患者的评估应当包括任何以前的妊娠对哮喘严重程度的影响及控制情况，因为这可以帮助判断随后的妊娠进程。

（4）妊娠哮喘急性发作时，咳嗽、胸闷、气急、喘息，胎动减少及氧分压<90％时，应立即每20min吸入2~4吸沙丁胺醇，观察1h，无改善需立即就诊；对于患有急性重度哮喘的孕妇，建议进行持续胎儿监护。如哮喘急性发作严重，且胎儿已成熟，可考虑终止妊娠。

（5）妊娠合并哮喘分娩方式，主要是根据患者的具体情况及患者的意愿而定。如果患者的哮喘控制良好，身体状态允许的情况下，一般是可以选择自然生产的；如果患者坚持剖宫产或者患者的哮喘控制不良，在生产过程中有发生危险的可能，一般是选择剖宫产。

（6）哮喘患者禁用卡前列素氨丁三醇注射液及卡前列甲酯等前列腺制剂的宫缩药。积极处理第三产程，如控制性牵拉脐带等方法减少产后出血的发生。

（杨　琼　江　红）

（十五）妊娠合并癫痫

1.定义

癫痫（pregnancy and epilepsy）：是一种以具有持久性的致病倾向为特征的脑部疾病。癫痫不是单一的疾病实体，而是一种有着不同病因基础、临床表现各异但以反复癫痫发作为共同特征的慢性脑部疾病状态，其相关概念见表2-1-11。

表 2-1-11 癫痫相关概念

相关概念	内容
癫痫发作	是指脑神经元异常过度、同步化放电所造成的一过性临床表现，可分为诱发性发作及非诱发性发作
癫痫	是一种以具有持久性的致痫倾向为特征的脑部疾病。在诊断癫痫时需要有至少两次的癫痫发作，或一次发作合并明确的致痫倾向
癫痫综合征	是指一组特定临床表现和脑电图改变组成的癫痫疾患，着重强调脑电与临床结合的综合征
癫痫性脑病	是指由于癫痫频繁发作和（或）癫痫样放电造成的进行性神经精神功能障碍或退化，本概念强调由于癫痫本身异常造成进行性神经功能衰退

2. 诊断

（1）围生期癫痫的诊断的特殊性：癫痫及癫痫发作的诊断应当由经验丰富的神经内科专家作出，对于既往有癫痫史的妇女，当其不具有易激惹癫痫发作的风险时，可作为妊娠低风险进行管理。近十年无癫痫发作（近5年停用AEDs）以及幼年曾患癫痫成年后无发作及用药的女性可视为不再患有癫痫。

（2）癫痫发作的类型及症状分类的重要性：妊娠合并癫痫患者的家属及医师应明确其癫痫的类型并评估母儿的特殊风险。不同类型癫痫发作的临床表现及对母儿影响详见表 2-1-12。

表 2-1-12 不同类型癫痫发作的临床表现及对母儿的影响

癫痫发作的常见类型	临床表现	对母儿的影响
强直性-阵挛性发作（癫痫大发作）	全身突发僵直、双侧痉挛，发作后出现困惑及嗜睡	突发意识丧失导致跌倒等，同时导致胎儿缺氧，较高概率发生SUDEP
失神发作	突发失语、无回应，可迅速恢复	对母胎影响取决于失神时间，通常生理影响较小。失神发作的恶化增加患者发生强直性-阵挛性癫痫发作风险
少年肌阵挛性发作	主要表现为肌阵挛，先于强直性-阵挛性抽搐发生。突发不可预测的动作可归为肌阵挛癫痫发作	经常发生在失眠、疲劳后。突发肌阵挛可能导致跌倒或掉物（包括婴儿）
局灶性癫痫发作	根据受影响的脑部网络及区域不同，症状也有所不同。对个人而言，发作症状刻板可被觉察。可能会导致意识丧失	意识丧失可能增加长骨骨折、牙齿或脑部损伤、电击及烧伤的风险，均可能导致胎儿缺氧甚至SUDEP

注：SUDEP即癫痫意外死亡（sudden unexpected death in epilepsy）。

（3）鉴别诊断：妊娠中后期发生的抽搐如不能确诊为癫痫应首先遵循子痫的诊疗原则予以及时处理，直至经神经系统评估后确诊为癫痫。

3.处置流程

处置流程包括围妊娠期女性癫痫患者管理流程和分娩时癫痫持续发作处理流程，见图2-1-27、图2-1-28。

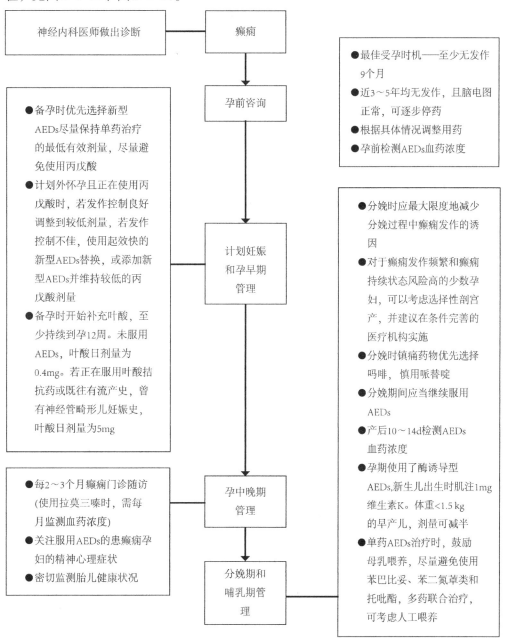

图2-1-27 围妊娠期女性癫痫患者管理流程图

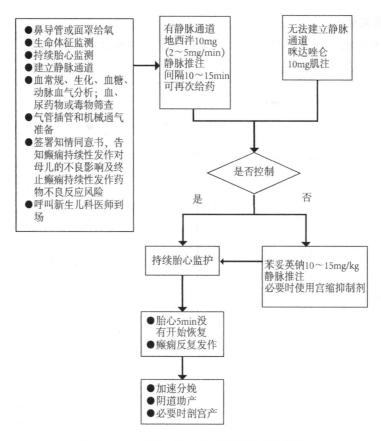

图2-1-28 分娩时癫痫持续发作处理流程图

4.案例分析

1）病史小结。

（1）陈某，31岁。

（2）主诉：孕39周+1d，不规则下腹痛5h余。

（3）现病史：平素月经不规则，末次月经不详，根据2020年7月4日超声提示孕19周+3d推算预产期2020年11月26日。孕期不定期产检5次。孕妇家属诉孕妇4岁时因高热并发癫痫，间歇性发作，一直口服丙戊酸钠（250mg，2次/d）及左乙拉西坦（500mg，2次/d）治疗，距今4～5年未发作。2020年7月6日因妊娠合并癫痫于优生遗传科咨询，建议其羊水穿刺，孕妇父母拒绝。孕期经过顺利。现孕39周+1d，于2020年11月20日15时开始出现不规则下腹胀痛、无阴道流血、无阴道流水，自觉胎动正常，遂入院。

（4）孕产史：孕1产0。

（5）既往史：4岁时因高热并发癫痫，间歇性发作，一直口服丙戊酸钠（250mg，2次/d）及左乙拉西坦（500mg，2次/d）治疗，距今4～5年未发作。

（6）查体：T 36.3℃，P 101次/min，R 20次/min，BP 116/75mmHg，双肺呼吸音

清音，未闻及干湿啰音，心率101次/min，心律齐，无病理性杂音，腹隆，无压痛及反跳痛。双下肢无水肿。宫高33cm，腹围100cm，胎方位LOA，胎心率149次/min，宫缩无，头先露，宫口未开，先露半入，胎膜未破，骨盆无明显异常。

（7）辅助检查：2020年11月16日彩超提示单活胎，头位，双顶径9.2cm，腹围33.5cm，羊水平段3.2cm，羊水指数10.4cm，脐动脉血流S/D值2.53，胎儿估重3 312g。

2）入院诊断。

（1）妊娠合并癫痫。

（2）孕1产0，孕39周+1d，头位待产。

（3）智力低下。

3）诊疗经过。

入院后完善相关检查，临产后尽早行分娩镇痛，于单间产房观察及分娩，家属尽早入查房陪伴沟通，尽量减少癫痫发作诱因，产妇于2020年11月22日13时11分经左枕前顺产一活女婴，体重2 845g，身长49cm，Apgar评分10分/1min，10分/5min。羊水色清，胎盘自然娩出，胎盘完整，会阴有侧切伤口，无延长，会阴包埋缝合，分娩经过顺利，产时产后出血约320mL。产妇无不适。分娩及产后继续口服AEDs。

4）产后诊断。

（1）妊娠合并癫痫。

（2）孕1产1，孕39周+3d，顺产一活女婴（LOA）。

（3）智力低下。

（4）头位顺产。

（5）单胎活产。

5）小结。

（1）全面性强直-阵挛发作容易造成胎停、流产等严重不良胎儿事件，也是导致患癫痫孕妇发生癫痫意外死亡的主要原因，损害意识状态的其他轻型发作对孕妇和胎儿也存在较大的潜在风险。与无癫痫的女性相比，患癫痫孕妇自然流产、早产、产前产后出血、引产、剖宫产、胎儿生长受限的概率增加，且更容易生产低胎龄儿，应密切监测。

（2）绝大多数女性癫痫患者可经阴道分娩，没有产科指征且癫痫发作控制良好者一般不需要剖宫产或提前分娩，然而分娩过程中过度通气、睡眠缺乏、脱水、压力和疼痛等可能诱发癫痫。

（3）分娩过程中，无禁忌证时应尽早行分娩镇痛，单间产房待产及分娩，分娩全程尽量有家属陪伴，鼓励家属对孕产妇进行心理疏导，助产士及产房医师应指导孕妇如何正确屏气用力，如何缓解分娩时的心理压力。产房医护人员应熟悉产时癫痫发作的抢救流程，备好抢救物品。患癫痫孕妇在妊娠期间及产后出现抑郁、焦虑风险升高。产后需继续口服AEDs，不排除产后尤其是72h内癫痫发作可能。

（4）对于癫痫发作频繁和癫痫持续状态风险高的孕妇，可以考虑选择性剖宫产。

（冷冰洁）

（十六）妊娠相关静脉血栓栓塞症

1.定义

血液在深静脉内非正常凝结引起静脉回流障碍性疾病为深静脉血栓形成（deep venous thrombosis，DVT），而栓子脱落可引起肺动脉栓塞（pulmonary embolis，PE），两者是同一种疾病在不同阶段的表现形式，统称为静脉血栓栓塞症（venous thromboembolism，VTE）。研究证明，孕妇发生VTE的风险明显增加，为非妊娠妇女的5倍，VTE是导致孕产妇死亡的重要原因之一。

临床出现可疑VTE的症状时，应首先进行全面的查体，对于怀疑PE者，应在影像学检查之前完善动脉血气分析及心电图检测。急性PE孕妇中，41%的会出现心电图异常，包括T波倒置、右束支传导阻滞等，但无特异性；血气分析则提示低氧血症或血氧下降。目前，明确诊断仍依赖于影像学检查。

2.诊断

妊娠相关静脉血栓栓塞症（PA-VTE）的检测及诊断方法见表2-1-13。

表2-1-13　妊娠相关静脉血栓栓塞症的检测及诊断方法

辅助检查	结果
动脉血气分析	主要表现为低氧血症，$PaO_2 < 80mmHg$，患者伴过度通气，继发高碳酸血症，$PaCO_2$降低，可有肺泡-动脉血氧分压差增大
彩色超声多普勒（CUS）	首选，具有良好的灵敏度和特异性，且无创、易操作、重复性好。多项研究显示CUS与传统DVT诊断金标准——静脉造影，两者结果具有高度一致性。磁共振静脉成像是重要的补充，其主要优势在于对盆腔静脉血栓的诊断
胸片	是可疑PE的首选筛查手段，但由于妊娠期的孕妇和婴儿相关的辐射暴露风险，胸片在诊断PE上受到限制
通气/灌注（V/Q）扫描	对于年轻、健康的孕产妇来说，推荐V/Q扫描。对于胸片检查结果阴性但临床怀疑PE的孕产妇多倾向于V/Q扫描。与CTPA相比，V/Q扫描降低了孕产妇的辐射剂量，研究发现V/Q扫描除了有很高的阳性诊断率外，对PE有接近100%的阴性预测价值。典型征象是按肺段分布的肺灌注损伤
计算机断层肺动脉造影（CTPA）	胸片提示异常者可进行CTPA检查，CTPA检查对段及段以上肺栓塞诊断价值极高，直接征象包括半月形、环形充盈缺损、完全梗阻、轨道征；间接征象包括肺野楔形密度增加，近端肺动脉扩张而远端血管分支减少甚至消失
D-二聚体	尽管妊娠期间外周D-二聚体检测值阳性预测值价值有限，但其阴性排除意义肯定。参考值：孕前<0.5mg/L，早孕期（≤13周）≤0.64mg/L，中孕期（14～27周）≤2.3mg/L，晚孕期（≥28周）≤3.14mg/L。当高于上述结果时，有参考价值。有的急性DVT患者D-二聚体检测值并不增高，因此D-二聚体对于PA-VTE的诊断价值十分有限

3.处置流程

PA-VTE诊疗流程见图2-1-29。

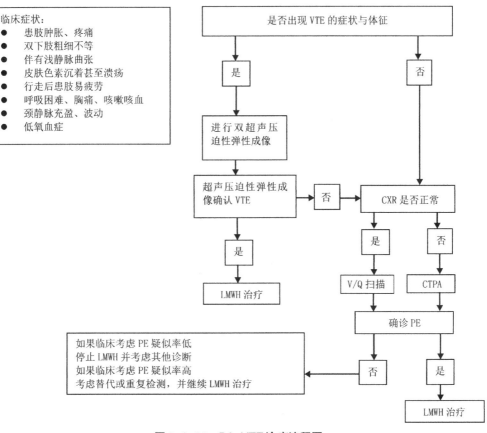

图2-1-29 PA-VTE诊疗流程图

4.案例分析

1）病史小结。

（1）任某，31岁。

（2）主诉：孕36周+6d，前次剖宫产要求入院待产。

（3）现病史：平素月经规则，末次月经2020年11月23日，根据超声核对预产期2021年9月14日。孕期定期产检共11次。2021年3月11日查甲状腺功能提示促甲状腺素（TSH）2.2μIU/mL，TPO-Ab 135.4IU/mL，给予左甲状腺素（2.5μg/d）口服治疗。现孕36周+6d，彩超提示：孕妇子宫前壁下段肌层最薄处从左到右依次厚约0.21cm、0.25cm、0.34cm，有不规律下腹胀痛，遂来入院。

（4）孕产史：孕2产1，2014年11月因骨盆狭窄行剖宫产。

（5）既往史：头孢过敏，表现为皮肤红疹。

（6）查体：T 37℃，P 100次/min，R 20次/min，BP 106/72mmHg，心、肺等无

异常。产检：宫高33cm，腹围101cm，胎心率140次/min，宫缩不规则。内诊：宫口未开，先露头，高浮，胎膜未破，骨盆无明显异常。

（7）辅助检查：2021年8月23日彩超提示单活胎，头位，双顶径9.1cm，腹围33.4cm，羊水平段7.1cm，脐动脉血流S/D值1.95，胎儿估重3 132g。孕妇子宫前壁下段肌层最薄处从左到右依次厚约0.21cm、0.25cm、0.34cm。

2）初步诊断。

（1）妊娠合并子宫瘢痕（前次剖宫产）。

（2）妊娠合并甲状腺功能减退。

（3）孕2产1，孕36周+6d，头位待产。

3）诊疗经过。

入院后完善相关检查，因"妊娠合并子宫瘢痕（前次剖宫产）"行子宫下段剖宫产术。于2021年8月25日18时20分，以右肩前（RscA）转右骶前（RSA）位助娩一活女婴，出生后Apgar评分10分/1min，10分/5min，体重2 980g，身长49cm，胎盘粘连、人工娩出，完整。脐带长60cm。羊水量约500mL，色清。术中探查双附件无异常，手术经过顺利，术中出血总计约300mL，术后予抗感染对症支持等治疗。2021年8月29日复查妇科超声未见明显异常。剖宫产术后第7天，感下肢不适，有轻微胸闷症状。2021年8月31日双侧下肢静脉彩超提示左侧小腿肌间静脉血栓形成可能，左侧小腿肌间静脉增宽、血流淤滞。2021年9月1日急查心肌标志物（四项）：肌红蛋白5.15ng/mL，肌钙蛋白I＜0.01ng/mL，B型脑尿钠肽21.530pg/mL，肌酸激酶同工酶0.93ng/mL。急查心肌酶谱：肌酸激酶51U/L，肌酸激酶同工酶活性11.8U/L，乳酸脱氢酶233U/L，α-羟基丁酸脱氢酶201U/L↑。2021年9月1日心脏彩超（包括左心功能测定）未见明显异常。2021年9月1日肺动脉、胸主动脉CTA+三维重建+体层成像：①肺动脉主干略增宽，右肺下叶前基底段分支肺动脉栓塞；②胸主动脉CTA未见明显异常；③所示双侧胸腔积液。因"肺栓塞"立即行下腔静脉造影+下腔静脉滤器置入术。术后予抗凝治疗。

4）产后诊断。

（1）静脉血栓栓塞症。

（2）肺栓塞。

（3）下肢静脉血栓形成。

（4）妊娠合并子宫瘢痕（再次剖宫产）。

（5）肩先露。

（6）胎盘粘连不伴出血。

（7）妊娠合并甲状腺功能减退。

（8）孕2产2，孕37周+1d，手术产一活女婴（RSA）。

（9）经急症剖宫产术的分娩。

（10）单胎活产。

5）小结。

妊娠及产褥期VTE的发生率低，但临床症状不典型，发病隐匿，是孕产妇死亡的重要原因之一，是产科质量及安全的重大潜在风险。妊娠期及产褥期VTE的早期识别、早期诊断及规范化治疗，对于可疑病例及时进行适宜的影像学检查明确诊断。诊断后应积极规范治疗，即使在分娩期，掌握适应证、评估出血风险、规范用药也是安全可靠的，可减少VTE严重并发症的发生，改善母儿结局。同时，对于妊娠期及产褥期VTE的重点在于预防，应建立VTE的风险评估意识，开展VTE风险评估研究。

（郭　丽）

（十七）妊娠合并抑郁

1.定义

产褥期抑郁症（prenatal depression and postpartum depression）又称孕产期抑郁症，是妊娠期及分娩后或流产后出现的抑郁症状，包括产前抑郁症（prenatal depression）和产后抑郁症（postpartum depression，PPD）。是妊娠期及产褥期常见的并发症之一。妊娠期或产后4周内出现的抑郁障碍统称为重度抑郁障碍（major depressive disorder，MDD）伴围生期发作；或不完全符合MDD的诊断标准，但最近的发作是重度抑郁发作。

2.诊断

围生期抑郁症抑郁发作的诊断主要通过询问病史、精神检查、体格检查、心理评估及其他辅助检查，其诊断主要建立在症状学、严重程度、病程和排除其他疾病的基础上（表2-1-14）。

表2-1-14　国际疾病分类第10版（ICD-10）中抑郁发作的诊断标准

标准	内容
一般标准	1. 持续发作持续至少两周 2. 在患者既往生活中，不存在足以符合轻躁狂或躁狂诊断标准的轻躁狂或躁狂发作 3. 不是由于精神活性物质或器质性精神障碍所致
核心症状	1. 情感低落 2. 兴趣及愉快感缺乏 3. 精力或体力下降
附加症状	1. 集中注意和注意的能力降低 2. 自我评价和自信降低 3. 自罪观念和无价值感（即使在轻度发作中也有） 4. 认为前途暗淡悲观 5. 自伤或自杀的观念或行为 6. 睡眠障碍 7. 食欲下降

3.处置流程

围生期抑郁症的筛查与诊治流程见图2-1-30。

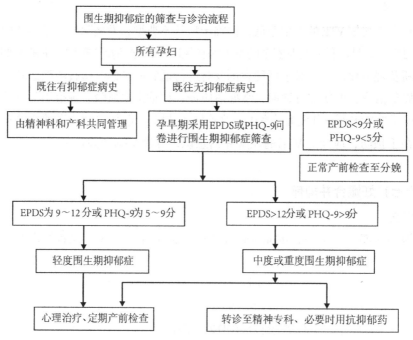

图2-1-30 围生期抑郁症的筛查与诊治流程图

注：EPDS表示爱丁堡产后抑郁量表；PHQ-9表示9个条目的患者健康问卷。

4.案例分析

1）病史小结。

（1）王某，29岁。

（2）主诉：孕36周+1d，B超提示胎儿偏小3周。

（3）平素月经规则，末次月经2021年7月24日，预产期2022年5月1日。孕期不定期产检11次。2022年3月1日因"情绪低落"于外院就诊，症状自评量表（SCL-90）示多项结果为中度异常，抑郁自评量表SDS示重度抑郁，未予药物治疗，在家休息1月余，近2周心情好转。现孕36周+1d，门诊产检彩超提示：单活胎，头位，胎儿估重2 246g，临床孕周36周+1d，超声孕周33周+4d，胎儿颈部可见U形压迹，门诊以"胎儿生长受限"收入院。

（4）孕产史：孕1产0。

（5）既往史：无特殊。

（6）查体：T 36.4℃，P 100次/min，R 20次/min，BP 122/83mmHg，心、肺等无异常。产检：宫高30cm，腹围91cm，胎心率150次/min，宫缩无。内诊：宫口未开，胎膜未破，骨盆无明显异常。

（7）辅助检查：2022年4月3日彩超提示单活胎，头位，双顶径8.4cm，腹围29.9cm，羊水平段5.4cm，脐动脉血流S/D值1.73，胎儿估重2 246g。临床孕周36周+1d，超声孕周33周+4d，胎儿颈部可见U形压迹。2022年3月1日SCL-90示多项结果为中度异常，SDS示重度抑郁。

2）初步诊断。

（1）胎儿生长受限。

（2）孕1产0，孕36周+1d，头位待产。

（3）抑郁状态。

3）诊疗经过。

入院后完善相关辅助检查，监测胎心、胎动，于2022年4月8日14时40分，以左枕横位手术助娩一活男婴，出生后Apgar评分10分/1min，10分/5min，体重2 270g，身长46cm，胎盘自然娩出，完整，脐带重度扭转。羊水量约500mL，色清，探查子宫切口无渗血，双侧附件外观无明显异常。手术经过顺利，术中出血总计约300mL，术后予抗感染对症支持等治疗。

4）产后诊断。

（1）脐带缠绕（颈一周）。

（2）脐带扭转（重度）。

（3）小于胎龄儿。

（4）孕1产1，孕36周+6d，手术产一活男婴（LOT）。

（5）抑郁状态。

（6）经选择性剖宫产术的分娩。

（7）单胎活产。

5）小结。

目前主张以综合、全程、分级、多学科协作诊疗，保障孕产妇安全及胎儿安全为治疗原则。

（1）轻度和中度围生期抑郁症：推荐结构化心理治疗［包括认知行为治疗（cognitive-behavioraltherapy，CBT）和人际心理治疗（interpersonal psychotherapy，IPT）］作为一线治疗方法，其他治疗方法如物理疗法、运动疗法、光疗等非药物治疗也可用于围生期抑郁症的辅助治疗。

（2）重度围生期抑郁症者：建议转至精神专科就诊，推荐初始治疗采用抗抑郁药物，使用抗抑郁药物治疗的益处超过潜在的风险，对于重度围生期抑郁症患者优先使用抗抑郁药物治疗符合多项实践指南。住院期间鼓励家属全程陪伴，行心理疏导，经济条件允许的情况下，入住单间病房，医护人员应多注意人文关怀，及时帮助孕产妇解决在待产、产时、产后所遇到的问题，减轻他们的心理压力。

（段　薇　冷冰洁）

（十八）妊娠期肾结石

1.定义

妊娠期肾结石是较为常见的产科并发症，其发病原因可能与妊娠期泌尿系统发生改变（输尿管增粗、蠕动减弱、尿流缓慢）及磷酸钙代谢改变有关。妊娠并不增加泌尿道结石的发生率，但妊娠期泌尿道感染的发生率明显增加，可能导致早产、肾功能受损、母体脓毒血症、胎儿丢失等。

2.诊断

首选泌尿系超声检查，紧急情况（孕妇出现失代偿比如感染性休克或肾衰竭且肾绞痛诊断仍不确定时）需明确诊断并同时进行外科介入治疗，可选择低剂量非增强CT。

3.处置流程

妊娠期肾结石诊疗流程见图2-1-31。

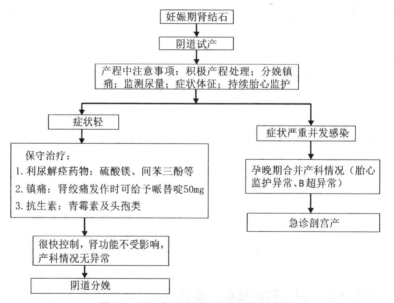

图2-1-31　妊娠期肾结石诊疗流程图

4.案例分析

1）病史小结。

（1）包某，27岁。

（2）主诉：孕40周+2d，见红伴下腹胀痛1h。

（3）现病史：平素月经规则，末次月经2019年12月26日，预产期2020年10月3日。孕期不定期产检8次。2020年5月11日因"右侧腰部绞痛"就诊查B超提示：双肾多发小结石可能；右肾积水伴右侧输尿管上段扩张，门诊给予静滴间苯三酚及头孢3d后好转。现孕40周+2d，于2020年10月5日0时开始出现不规则下腹胀痛、伴阴道少许血性分泌物，遂入院。

（4）孕产史：孕1产0。

（5）既往史：无特殊。

（6）查体：T 36.2℃，P 72次/min，R 20次/min，BP 119/65mmHg，心肺等无异常。产检：宫高37cm，腹围96cm，胎方位LOA，胎心率152次/min。宫缩不规则，头先露，宫口未开，先露固定，胎膜未破，骨盆无明显异常。

（7）辅助检查：2020年10月3日彩超提示单活胎，头位，双顶径9.7cm，腹围35.9cm，羊水平段5.2cm，脐动脉血流S/D值1.73，胎儿估重3 886g。2020年5月11日查彩超提示：双肾多发小结石可能；右肾积水伴右侧输尿管上段扩张。

2）初步诊断。

（1）孕1产0，孕40周+2d，头位待产。

（2）妊娠合并肾积水伴肾结石（右侧）。

（3）妊娠的合并合血。

3）诊疗经过。

入院后完善相关检查，产妇于2020年10月5日6时51分经左枕前顺产一活男婴，体重3 690g，身长51cm，Apgar评分10分/1min，10分/5min。脐带扭转。羊水色Ⅲ度浑浊，胎盘自然娩出，胎盘完整，会阴Ⅱ度裂伤包埋缝合，分娩经过顺利，产时产后出血约400mL。产后予以会阴常规护理。因羊水污染给予抗生素预防感染治疗。

4）产后诊断。

（1）妊娠合并贫血。

（2）妊娠合并肾积水伴肾结石（右侧）。

（3）孕1产1，孕40周+2d，顺产一活男婴（LOA）。

（4）头位顺产。

（5）单胎活产。

5）小结。

（1）肾结石是孕产妇住院最常见的非产科适应证，它估计发生在1∶2 000～1∶1 500的妊娠中，并可能导致胎儿和母亲出现并发症，包括：早产、感染性并发症，甚至胎儿丢失。对产科肾结石患者的管理采用多学科方法，结合亚专科专业知识的可用性至关重要。在感染性阻塞性结石的情况下，我们建议将输尿管支架置入作为首选的一线干预措施。

（2）妊娠期肾结石治疗一般处理。多饮水，保持日尿量在2 000～3 000mL，请外科会诊协助治疗。药物治疗：①利尿解痉药物。硫酸镁、间苯三酚等。②镇痛。肾绞痛发作时可给予哌替啶50mg。③抗生素。青霉素及头孢类；必要时根据细菌培养和药敏试验正确选用抗生素。④无论采取哪种治疗方法，均应加强胎儿监护，注意防止早产和减少或避免应用对胎儿有不良影响的药物。

（3）产程观察中注意第一产程中鼓励孕妇消除紧张情绪，适当使用哌替啶使孕妇安静，孕妇取半卧位，严密监测血压、脉搏、呼吸和心率，给予抗生素预防感染。尽量缩短第二产程，避免孕妇用力屏气增加腹压，可行会阴侧切术、产钳术、胎头吸引术助产。

（杨　琼　江　红）

（十九）妊娠合并缺铁性贫血

1.定义

妊娠合并贫血（anemia in pregnancy）：妊娠期血红蛋白（hemoglobin，Hb）浓度＜110g/L时，可诊断为妊娠合并贫血，根据Hb水平分为轻度贫血（100～109g/L）、中度贫血（70～99g/L）、重度贫血（40～69g/L）和极重度贫血（＜40g/L）。

2.诊断

（1）妊娠期铁缺乏：血清铁蛋白浓度＜30μg/L。

（2）妊娠期缺铁性贫血（iron deficiency anemia：IDA）：是指妊娠期因铁缺乏所致的贫血，Hb浓度＜110g/L。

3.处置流程

缺铁性贫血产时处理流程见图2-1-32。

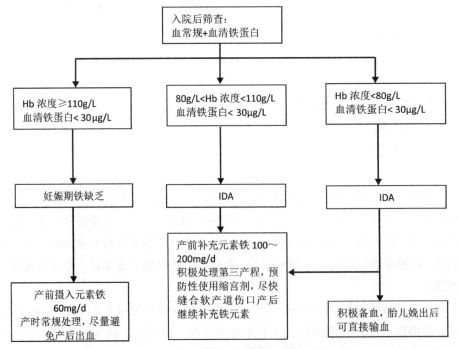

图2-1-32　缺铁性贫血产时处理流程图

4.案例分析

1）病史小结。

（1）卢某，27岁。

（2）主诉：孕40周+6d，入院待产。

（3）现病史：平素月经规则，末次月经2021年9月1日，预产期2022年6月8日。孕期定期产检12次。2022年4月3日因"孕30周+4d，B超提示胎儿偏小1月余"于住院治疗，给予地塞米松促胎肺成熟、硫酸镁保护胎儿脑组织、低分子肝素改善胎盘循环对症治疗。现孕40周+6d，要求入院待产。

（4）孕产史：孕2产0，2018年孕6月余因"社会因素"于外院引产。

（5）既往史：无特殊。

（6）查体：T 36.5℃，P 82次/min，R 20次/min，BP 117/63mmHg，心肺等未见明显异常。产检：宫高34cm，腹围94cm。内诊：宫颈长2cm，质中，居中位，宫口未开，胎膜未破。骨盆无明显异常。

（7）辅助检查：2022年6月14日彩超提示单活胎，头位，双顶径8.8cm，腹围33.7cm，羊水平段5.1cm，脐动脉血流S/D值2.33，胎儿估重3 102g。胎儿颈部可见W形压迹。2022年4月13日查血常规：血红蛋白101g/L↓，血小板总数$180×10^9$/L。2022年5月15日查血常规：血红蛋白100g/L。

2）初步诊断。

（1）妊娠合并轻度贫血。

（2）脐带缠绕。

（3）孕2产0，孕40周+6d，头位待产。

3）诊疗经过。

入院后完善相关检查，予宫颈球囊+催产素催产，于2022年6月15日9时19分经左枕前顺产一活女婴，体重2 850g，身长49cm，Apgar评分9分/1min，10分/5min。脐带绕颈1周。羊水色清，胎盘自然娩出，胎盘完整，会阴有侧切外缝4针，分娩经过顺利，产时产后出血约180mL。产妇无不适。产后继续口服补铁药。

4）产后诊断。

（1）妊娠合并贫血。

（2）脐带缠绕。

（3）孕2产1，孕41周，顺产一活女婴（LOA）。

（4）头位顺产。

（5）单胎活产。

5）小结。

（1）贫血孕妇可出现宫缩乏力，致产程异常、产后出血可能性增加，对失血耐受性差，即使出血不多，亦可能出现休克，危及母儿生命。产后可能出现子宫复旧不良、产后出血、晚期产后出血、切口愈合不良等，严重者甚至可能出现席—汉氏综合征等情况。严重贫血可导致胎儿生长受限、胎儿窘迫甚至死胎。

（2）贫血孕妇需要终止妊娠或临产时，应采取积极措施，最大限度地减少分娩过程中失血。必要时在胎儿娩出后应用缩宫素、前列腺素、米索前列醇等药物可减少产后失血。

（3）血红蛋白低于80g/L考虑提前备血，胎儿娩出后直接予输血，产后出血或在产前未纠正贫血者，在产后48h复查Hb。Hb＜100g/L的无症状产妇，产后补充元素铁100～200mg/d，持续3个月，治疗结束后复查Hb和血清铁蛋白。

（杨　琼　冷冰洁）

（二十）妊娠合并地中海贫血

1.定义

地中海贫血（thalassaemia，简称地贫）：是指由珠蛋白基因缺陷（突变、缺失）导致一种或多种珠蛋白肽链合成障碍引起的遗传性溶血性贫血，是临床上常见的单基因遗传病之一。

2.诊断

地贫的诊断、分型需要通过基因检测确定，常见的基因型及临床表现见表2-1-15及表2-1-16。

表2-1-15　α-地贫常见的基因型及临床表现

类型	基因型	临床表现	实验室检查
静止型	$-\alpha/\alpha\alpha$ $\alpha^{WS}\alpha/\alpha\alpha$	胎儿期无临床表现，生后多无贫血表现	Hb、MCV、MCH、HbA2一般正常
轻型	$--/\alpha$ $-\alpha/-\alpha$ $\alpha^{CS}\alpha/\alpha\alpha$ $\alpha^{QS}\alpha/\alpha\alpha$	胎儿期无临床表现；生后多无症状，少数有轻微贫血症状	Hb轻度降低、MCV＜82 fL、MCH＜27 pg、HbA2＜2.5％
HbH病 （中间型）	$--/-\alpha$ $--/\alpha T\alpha$ $\alpha^{CS}\alpha/\alpha^{QS}\alpha$ $\alpha^{QS}\alpha/\alpha^{QS}\alpha$ $\alpha^{CS}\alpha/\alpha^{CS}\alpha$	胎儿期多无临床表现。生后渐出现以下临床表现：平均发病年龄4～14岁；贫血严重程度差异很大，发病时间越早，病情越严重；除少数严重病例外，一般不依赖输血治疗可维持生长发育需要的基础Hb水平，常有脾大，生长发育基本正常	Hb轻中度降低、MCV＜82 fL、MCH＜27 pg、HbA_2＜2.5％

续表

类型	基因型	临床表现	实验室检查
HbBart's	--/--	胎儿期即可出现重度贫血、严重水肿、肝脾肿大、发育迟缓、胎盘水肿增厚、基本不能存活至出生；母亲并发镜像综合征、妊娠期高血压疾病等	胎儿 Hb 含量重度降低、MCV<82 fL、MCH<27pg、Hb Bart's（γ4）为主、HbH（β4）、功能性 Hb Portland（ζ2γ2）

注：本表未纳入发生于 α1 基因的突变（即 ααT）。HbH：血红蛋白 H（hemoglobin H）。Hb：血红蛋白（hemoglobin）。MCV：平均红细胞体积（mean corpuscular volume）。MCH：平均红细胞血红蛋白含量（mean corpuscular hemoglobin）。HbA：成人血红蛋白（adult hemoglobin）。地贫：地中海贫血。

表2-1-16　β-地贫常见的基因型及临床表现

类型	基因型	临床表现	实验室检查
轻型	β0/β 或 β+/β	胎儿期无临床表现，生后无贫血症状或轻度贫血	MCV<82 fL和或MCH<27 pg，HbA2>3.5%
中间型	β-地贫突变纯合子或双重杂合子 β+/β+纯合子或 β0/β+双重杂合子 β0/β0合并 α-地贫 β0/β0合并 HbF升高 β-地贫突变杂合子 显性 β突变的杂合子 β突变杂合子合并 α基因三联体或四联体 β-地贫突变合并异常血红蛋白（HbE） β-地贫表型修饰因素（AHSP、GATA1基因等）	胎儿期无临床表现；生后多在儿童期始出现不同程度贫血，部分患儿靠定期输血来维持生命，可存活至成年	MCV<82 fL和或MCH<27 pg，HbA2>3.5%，HbF升高（可达40%以上）
重型	β0/β0地贫突变合并 HPFH 或 δβ-地贫 次要的、β0/β+或 β+/β+	胎儿期无临床表现；出生6个月后贫血进行性加重，每月需要输血和祛铁治疗，若不积极治疗一般存活不到成年	MCV<82 fL和或MCH<27 pg，HbA2>3.5%，HbF升高（可达40%）

注：β-地贫合并 α-地贫时，患者同时存在 α-地贫和 β-地贫基因缺陷，反而降低了 α和 β珠蛋白链的不平衡程度，临床表现可以较轻。HbF：胎儿血红蛋白（fetal hemoglobin）。HbE：血红蛋白 E（hemoglobin E）。HPFH：遗传性持续性胎儿血红蛋白增高症（hereditary persistence of fetal hemoglobin）。MCV：平均红细胞体积（mean corpuscular volume）。MCH：平均红细胞血红蛋白含量（mean corpuscular hemoglobin）。HbA：成人血红蛋白（adult hemoglobin）。

3.诊断流程

地中海贫血筛查与产前诊断流程见图2-1-33。

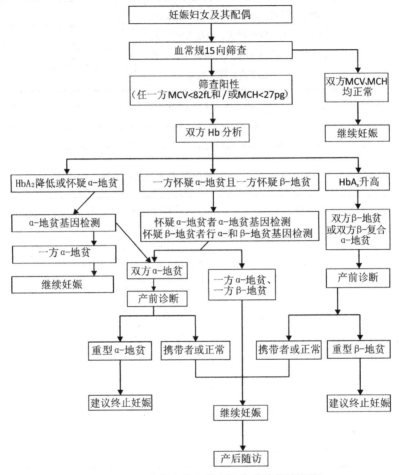

图2-1-33 地中海贫血筛查与产前诊断流程图

注：MCV，平均红细胞体积（meancorpuscularvolume）；MCH，平均红细胞血红蛋白含量（meancorpuscular-larhemoglobin）；Hb，血红蛋白（hemoglobin）；HbA，成人血红蛋白（adulthemoglobin）。

4.案例分析

1）病史小结。

（1）艾某，27岁。

（2）主诉：孕39周+2d，阴道流水3h。

（3）现病史：平素月经不规则，末次月经2020年9月2日，预产期2021年6月9日。孕期定期产检12次。2020年10月25日查血常规示血红蛋白108g/L↓。2020年11月29日查地中海贫血基因检测示β-地中海贫血携带者。2021年6月4日查血常规示血红蛋白105g/L↓。现孕39周+2d，于2021年6月4日17时无明显诱因出现阴道流水，色清，伴不规则下腹胀痛，无阴道流血，自觉胎动正常，遂来入院。

（4）孕产史：孕1产0。

（5）既往史：无特殊。

（6）查体：T 36.7℃，P 100次/min，R 20次/min，BP 128/75mmHg，心肺等无异常。产检：宫高33cm，腹围101cm，胎心率146次/min，宫缩不规则。内诊：宫口未开，先露头，半入，胎膜已破，羊水清，骨盆无明显异常。

（7）辅助检查：2021年6月4日彩超提示单活胎，头位，双顶径9.6cm，腹围35.2cm，羊水平段6.3cm，羊水指数17.7cm，脐动脉血流S/D值1.97，胎儿估重3 636g。羊水内可见浮游光点回声。2021年6月4日查血常规示血红蛋白105g/L↓。2020年11月29日查地中海贫血基因检测示β-地中海贫血携带者。

2）初步诊断。

（1）胎膜早破。

（2）妊娠合并β-地中海贫血。

（3）孕1产0，孕39周+2d，头位待产。

3）诊疗经过。

入院后完善相关检查，产前积极备血，于2021年6月5日3时51分经左枕前顺产一活男婴，体重3 300g，身长50cm，Apgar评分10分/1min，10分/5min。胎儿娩出后，控制性脐带牵拉，预防性使用宫缩剂，胎盘自然娩出，胎盘完整，会阴有擦伤伤口，分娩经过顺利，产时产后出血约220mL。产后予会阴常规护理。

4）产后诊断。

（1）胎膜早破。

（2）妊娠合并β-地中海贫血。

（3）孕1产1，孕39周+3d，顺产一活男婴（LOA）。

（4）脐带扭转。

（5）头位顺产。

（6）单胎活产。

5）小结。

地贫患者可阴道试产，单纯地贫不是剖宫产指征。关于分娩时机，2014年RCOG指南建议根据地贫患者的产科情况决定终止妊娠时机。没有产科合并症/并发症的轻型地贫孕妇可期待至自然临产，若孕周≥41周可考虑催引产；有产科合并症/并发症的轻型地贫孕妇依据相应的高危因素来决定分娩时机。中间型和重型地贫孕妇因伴有中至重度的贫血，应根据贫血程度和有无其他产科高危因素综合判断终止妊娠的时机。中间型和重型地贫孕妇往往会伴有不同程度的肝脾肿大，因此在胎儿娩出过程中严禁腹部加压，避免造成肝脾破裂。分娩时积极处理第三产程以预防产后出血：控制性脐带牵拉、预防性使用宫缩剂等；阴道出血多时，如胎盘仍未剥离，应尽早手剥胎盘；尽快缝合软产道伤口；血红蛋白低于80g/L考虑提前备血，胎儿娩出后及时输血。

（杨　琼　冷冰洁）

（二十一）妊娠合并系统性红斑狼疮

1.定义

系统性红斑狼疮（systemic lupus erythematosus，SLE）是一种累及全身多个脏器的自身免疫性疾病。育龄女性高发，妊娠期常常出现病情加重（累及肾脏、中枢神经系统，并发肺动脉高压）。

2.诊断

颊部红斑、盘状红斑、光敏感、口腔溃疡、关节炎、浆膜炎、肾病、神经病变、血液系统紊乱、免疫系统紊乱、抗核抗体，11项诊断标准中，符合4项或以上标准，诊断成立。分类标准详见表2-1-17。

入门标准：人喉癌上皮细胞上效价为≥1∶80的ANA或同等阳性试验，如果不存在，不要归类为SLE；如果存在，应用相加标准。相加标准：如果有比SLE更可能的解释，不要计算该标准，相关标准只要出现一次即可参与计算，SLE的分类诊断至少需要一个临床标准和总得分≥10分，相应标准无需同时出现，在每个评价象限内，只有加权最高的标准计入总分。

表2-1-17　SLE分类标准

临床领域和标准		权重	临床领域和标准		权重
疾病症候	发热	2	抗磷脂抗体	抗心磷脂抗体或抗β_2糖蛋白Ⅰ抗体或狼疮抗凝物	2
血液学	白细胞减少	3	肾脏	蛋白尿定量（24h）>0.5g	4
	血小板减少	4		肾活检Ⅱ或Ⅴ型LN	8
	自身免疫性溶血	4		肾活检Ⅲ或Ⅳ型LN	10
神经精神病学	谵妄	2	补体蛋白	低C3或低C4	3
	精神症状	3		低C3和低C4	4
	癫痫	5	浆膜	胸膜或心包积液	5
皮肤黏膜	非瘢痕性脱发	2		急性心包积液	6
	口腔溃疡	2	SLE特异性抗体	抗dsDNA抗体或抗Sm抗体	6
	亚急性皮肤性或盘状狼疮	4	骨骼与肌肉	关节受累	6
	急性皮肤性狼疮	6			

总得分：如果符合入门标准，得分≥10分则将其分类为SLE。

3.处置流程

妊娠合并SLE诊疗流程见图2-1-34。

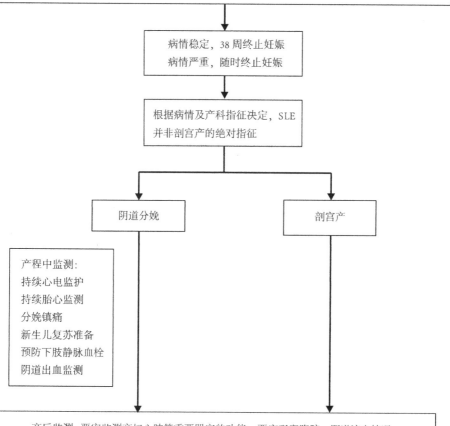

图2-1-34　妊娠合并SLE诊疗流程图

4.案例分析

1）病史小结。

（1）冯某，28岁。

（2）主诉：孕31周+3d，阴道出血2d。

（3）现病史：平素月经规则，末次月经2021年2月8日，预产期2021年11月15日。孕期定期产检10次，因孕前患系统性红斑狼疮，孕期口服泼尼松（5mg，1次/d）、环孢素（25mg，2次/d）、羟氯喹（100mg，1次/d），每月监测免疫功能全套。2021年8月1日查OGTT 5.2/10.48/8.12mmol/L，诊断GDM，孕期饮食及运动控制血糖，因未定期监测，血糖控制情况不详。2021年9月14日彩超提示胎盘位于左后壁，胎盘下缘位于宫颈内口。孕妇2d前无明显诱因阴道少量出血，2021年9月16日1时出血较前增多，约1片护垫量，色鲜红，伴不规律腹痛。现孕31周+3d，遂因"前置胎盘伴出血"入院。

（4）孕产史：孕1产0。

（5）既往史：2020年7月确诊系统性红斑狼疮。

（6）查体：T 36℃，P 74次/min，R 20次/min，BP 109/71mmHg，心肺无异常。产检：宫高30cm，腹围86cm，胎心率150次/min，宫缩不规则。内诊：未做。

（7）辅助检查：2021年9月14日彩超提示单活胎，头位，双顶径7.6cm，腹围26.6cm，羊水平段6.1cm，脐动脉血流S/D值2.5，胎儿估重1 637g。宫颈管长3.4cm，内外口未见明显扩张。前置胎盘（胎盘基底部血流未见明显缺失。胎盘胎儿面可见多个无回声区，其中一个大小约4.5cm×2.4cm，内可见滚动的光点回声，胎盘位于左后壁，胎盘下缘位于宫颈内口）。2021年8月1日查血沉49.91mm/h。2021年8月4日查免疫球蛋白A、免疫球蛋白G、免疫球蛋白M、补体C3、补体C4均未见明显异常。

2）初步诊断。

（1）前置胎盘伴出血。

（2）妊娠合并系统性红斑狼疮。

（3）妊娠期糖尿病。

（4）孕1产0，孕31周+3d，头位待产。

3）诊疗经过。

入院后完善相关检查，给予抑宫缩、抗炎、促胎肺成熟等治疗。孕31周+6d，MRI提示胎盘后下缘距宫颈内口约7cm。胎盘未见明显植入征象。内诊：宫口已开2cm，胎膜存，骨盆无异常。孕妇及其家属知情同意后要求阴道试产，送入产房，建立静脉通道，持续胎心监测和心电监护，于2021年9月20日1时52分经左枕前顺产一活男婴，体重1 860g，身长38cm，Apgar评分9分/1min，10分/5min。羊水色清，胎盘人工娩出，胎盘粗糙，行清宫术。会阴Ⅰ度裂伤包埋缝合，产时产后出血约500mL，产后予会阴常规护理。复查彩超未见明显异常。鉴于患者血栓风险高风险，产后给予低分子肝素预防性抗凝治疗，出院前复查双下肢彩超提示：右侧腘静脉、胫后静脉血流缓慢。出院后继续低分子肝素治疗并门诊复诊。

4）产后诊断。

（1）产后即时出血。

（2）妊娠合并系统性红斑狼疮。

（3）妊娠期糖尿病。

（4）孕1产1，孕32周，顺产一活男婴（LOA）。

（5）提前自然临产伴有早产。

（6）早产儿。

（7）单胎活产。

（8）头位顺产。

5）小结。

（1）应根据SLE病情及产科指征，决定分娩方式。一般认为SLE孕妇可以经阴道分娩，但宜适当放宽剖宫产指征。在阴道分娩时应加强产时监护，尤其对存在胎儿心脏传导阻滞者。

（2）SLE患者妊娠易合并子痫前期，血小板减少，凝血功能异常，贫血，肾功能损耗等，阴道试产前完善相关辅助检查，产程中严密监测孕妇血压、心率、尿量、产时产后出血情况等，及时纠正贫血。

（3）产褥期是SLE患者高危期，这是因为妊娠期增加的糖皮质激素在产后骤然下降，出现反跳式恶化。产后应严密监测，对近期有疾病活动或既往有严重病史的患者更应重视。产褥期也是发生血栓栓塞的高危期，特别是对APL阳性或有血栓栓塞病史者，建议患者产后使用低分子肝素或阿司匹林3个月。

（杨　琼　江　红）

（二十二）妊娠期腹股沟疝

1.定义

腹股沟疝是指发生在腹股沟区域的腹外疝，即腹腔内的器官或组织通过腹壁上腹股沟区域存在缺损，向体表有凸起的结构。在怀孕阶段发生的腹股沟疝非常少见，发生率1：3 000~1：1 000，多发生在孕中期及以后，75％发生在经产妇，原发性斜直疝与股疝的比例约为5：1。

2.诊断

典型的腹股沟疝可依据病史、症状和体格检查确诊；诊断不明或有困难时可辅助B超、MRI或CT等影像学检查，帮助建立诊断。妊娠期间发生在腹股沟区肿物处除腹股沟疝可能外，也可以是由于子宫圆韧带静脉曲张（round ligamentvaricosities，RLV）所致，因此必须注意二者的鉴别。子宫圆韧带内含有动静脉、淋巴管与神经，静脉回流至腹壁下静脉。怀孕后圆韧带静脉平滑肌的松弛、妊娠子宫回流血的增加、增大的子宫造成盆腔静脉回流受阻及心排血量增加等均可促进RLV的发生。RLV多发生于妊娠的中晚期，发生率约为0.13％。因此，对所有怀孕期间腹股沟肿块均应行超声检查，彩色多普勒超声检查对于及时发现RLV具有重要意义，对RLV应避免手术，保守观察治疗即可，一般在产后2周至数月会自行缓解。

3.处置流程

对于怀孕期间发生的腹股沟疝，在绝大多数情况下密切观察即可，产后再考虑手术，盲目手术反而可能会对胎儿与孕妇造成危险。怀孕期间腹股沟疝修补术仅应在疝内容物出现嵌顿或绞窄的情况下进行。剖腹产同时行腹股沟疝修补术的报道很少，松弛的腹壁与增大的子宫可能会削弱腹股沟修复的效果。妊娠期腹股沟疝处置流程见图2-1-35。

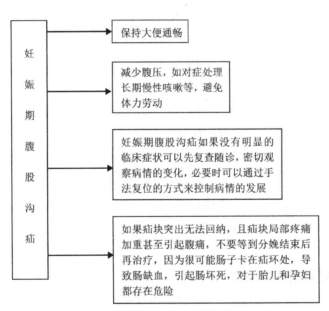

图2-1-35　妊娠期腹股沟疝处置流程图

4.案例分析

1）病史小结。

（1）李某，28岁。

（2）主诉：孕39周+2d，见红伴下腹胀痛1d。

（3）现病史：平素月经规则，末次月经2019年12月12日，预产期2020年9月17日。孕期定期产检13次。孕16周久站时感左侧大腿根部约1.5cm×1.5cm凸起，休息后缓解。于外科就诊考虑妊娠合并腹股沟斜疝。现孕39周+2d，1d前开始出现不规则下腹胀痛、伴阴道流血，遂来入院。门诊产检血压142/93mmHg，复测131/89mmHg。

（4）孕产史：孕1产0。

（5）既往史：无特殊。

（6）查体：T 37.2℃，P 62次/min，R 20次/min，BP 131/89mmHg，心肺等无异常。产检：宫高34cm，腹围96cm，胎方位LOA，胎心率152次/min，宫缩不规则，头先露，宫口未开，先露半入，胎膜未破，骨盆无明显异常。

（7）辅助检查：2020年9月8日彩超提示单活胎，头位，双顶径8.8cm，腹围33.4cm，羊水平段4.5cm，脐动脉血流S/D值2.33，胎儿估重3 089g。

2）初步诊断。

（1）妊娠合并腹股沟疝。

（2）妊娠期高血压。

（3）孕1产0，孕39周+2d，头位待产。

3）诊疗经过。

入院后完善相关检查，入院BP 131/89mmHg，复测133/96mmHg，尿蛋白阴性。因"妊娠期高血压"于2020年9月14日10时予以0.5％催产素催产，腹股沟未触及明显包块，于2020年9月14日20时34分经左枕前顺产一活女婴，体重2 925g，身长49cm，Apgar评分10分/1min，10分/5min。脐带绕颈1周。羊水色清，胎盘自然娩出，粗糙，会阴有侧切，会阴外缝3针，分娩经过顺利，产时产后出血约600mL。产妇无不适。产后予会阴常规护理。产后监测血压波动于（120～140）/（82～96）mmHg。

4）产后诊断。

（1）产后即时出血。

（2）妊娠合并腹股沟疝。

（3）妊娠期高血压。

（4）脐带缠绕。

（5）1产1孕，39周+2d，顺产一活女婴（LOA）。

（6）单胎活产。

（7）头位顺产。

5）小结。

（1）对于妊娠合并腹股沟疝的妇女，妊娠期间应注意养成良好的生活习惯，防止咳嗽、便秘、避免重体力活动，定期产前检查。

（2）分娩时注意加腹压的时机，不可用力过猛，产妇宫缩用力时，用手按住疝的位置可减轻对局部的压力而防止嵌顿疝，腹股沟疝在妊娠与分娩期如处理恰当，一般不易嵌顿。

（3）若发生嵌顿，则需要及时处理，手术解除嵌顿，防止发生绞窄疝，避免对孕妇及胎儿造成不良后果。妊娠合并腹股沟疝的产妇如不合并产科合并症，一般不需剖宫产，但为防止发生嵌顿疝，也可适时选择剖宫产方式分娩。同时对于生育期妇女，妊娠前可适量加强体育锻炼，增加腹部肌肉力量，对于顺利分娩及避免妊娠合并腹股沟疝的发生均有积极意义。

（杜　慧）

（二十三）妊娠合并乙肝

1.定义

1）相关名词含义：

（1）慢性HBV感染，即HBsAg阳性持续＞6个月，肝功能正常，既往称慢性HBV携带。

（2）慢性乙肝，即HBsAg阳性，肝功能异常且排除其他原因。慢性HBV感染与慢性乙肝为动态性疾病，慢性HBV感染者出现肝功能异常时，即使无临床表现，也已转为慢性乙肝。

2）乙肝血清学指标的检测及诊断意义见表2-1-18。

表2-1-18　乙肝血清学指标检测及诊断意义

乙肝血清学指标					诊断意义
HBsAg	抗-HBs	HBeAg	抗-HBe	抗-HBc	
+	–	+	–	+/–	HBV感染、传染性强
+	–	–	+/–	+	HBV感染、有传染性
+	–	–	+	–	HBV感染、有传染性
+	+	+/–	+/–	+/–	HBV感染、有传染性、病毒可能变异
+	–	–	–	–	HBV感染潜伏期、有传染性
–	+	–	+/–	+	既往感染已恢复、无传染性、有保护力
–	+	–	+	–	既往感染已恢复、无传染性、有保护力
–	+	–	–	–	接种疫苗或既往感染已恢复、无传染性、有保护力
–	–	–	+/–	+	既往感染已恢复、无传染性
–	–	–	+	–	既往感染已恢复、无传染性
–	–	–	–	–	既往无感染、易感人群

注：HBsAg，乙肝表面抗原；抗-HBs，乙肝表面抗体；HBeAg，乙肝e抗原；抗-HBe，乙肝e抗体；抗-HBc，乙肝核心抗体；+表示阳性；–表示阴性；+/–表示阳性或阴性。

2.诊断

孕妇HBsAg阳性，诊断为HBV感染。

3.处置流程

乙肝病毒母婴传播防治流程见图2-1-36。

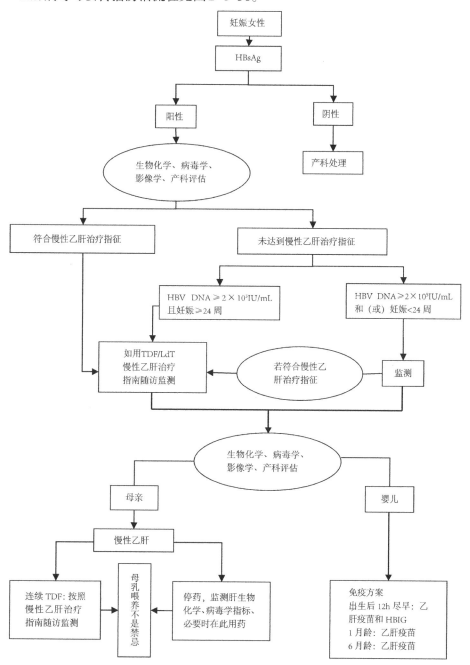

图2-1-36　乙肝病毒母婴传播防治流程图

注：TDF，替诺福韦；LdT，拉比夫定。

4.案例分析

1）病史小结

（1）柳某，29岁。

（2）主诉：孕39周+5d，下腹痛伴阴道见红5h。

（3）病史：平素月经规则，末次月经2021年1月6日，预产期2021年10月13日。孕期定期产检11次。孕期经过顺利。现孕39周+5d，于2021年10月10日6时开始出现不规则下腹胀痛、伴阴道流血、无阴道流水，自觉胎动正常，遂来入院。

（4）孕产史：孕1产0。

（5）既往史：无特殊。

（6）查体：T 36.5℃，P 103次/min，R 20次/min，BP 128/85mmHg，心、肺无异常。产检：宫高36cm，腹围95cm，胎心率147次/min，宫缩不规则。内诊：宫口未开，宫颈展平，先露头，固定，胎膜未破，骨盆无明显异常。

（7）辅助检查：2021年10月4日彩超提示单活胎，头位，双顶径9.1cm，腹围31.3cm，羊水平段4.2cm，脐动脉血流S/D值2.33，胎儿估重2 849g。

2）初步诊断。

（1）孕1产0，孕39周+5d，头位待产。

（2）妊娠合并乙型肝炎（乙肝小三阳）。

（3）诊疗经过。

入院后完善相关检查，临产后于隔离产房分娩，助产士接生时戴双层手套，缝合时使用防刺伤针，产妇于2021年10月10日15时50分经左枕前顺产一活女婴，体重2 570g，身长49cm，Apgar评分10分/1min，10分/5min。羊水色清，胎盘自然娩出完整，宫颈处有一长约3cm的裂伤，有活动性出血，予以2-0肠线间断缝合，会阴有Ⅰ度裂伤包埋缝合，分娩经过顺利，产时产后出血约260mL。产后产妇所使用产房行终末消毒，胎盘装入双层黄色塑料袋中按照病理性废物处理。

3）产后诊断。

（1）孕1产1，孕39周+5d，顺产一活女婴（LOA）。

（2）乙型肝炎小三阳。

（3）头位顺产。

（4）单胎活产。

4）小结。

预防围生期传播最有效的方法是通过新生儿暴露后预防。暴露后预防包括乙型肝炎免疫球蛋白和出生时开始重组乙型肝炎疫苗接种。此疗法已被证明预防围生期传播HBV的疗效高达95%。通过被动免疫，乙型肝炎免疫球蛋白提供了直接的保护。母亲HBsAg阳性，新生儿应在出生后12h内尽快在不同部位肌内注射乙型肝炎免疫球蛋白0.5mL及乙型肝炎疫苗。

（冷冰洁　郭　丽）

（二十四）妊娠期梅毒

1.定义

梅毒（syphilis in pregnancy）是由梅毒螺旋体引起的一种慢性传染病，临床表现复杂，几乎可侵犯全身各器官，造成多器官损害。妊娠合并梅毒发病率在多数地区为2‰～5‰。

梅毒病程及分期见表2-1-19。

表2-1-19　梅毒病程及分期

分期		定义	病程
早期梅毒	一期梅毒	梅毒螺旋体侵入人体后，经过2～4周的潜伏期，在侵入部位发生炎症反应，形成硬下疳，称为一期梅毒	病期在2年以内
	二期梅毒	梅毒的症状可不经治疗而自然消失，又进入潜伏状态，称为潜伏梅毒	
	早期潜伏梅毒	—	
晚期梅毒	（1）皮肤、黏膜、骨、眼等梅毒		病期在2年以上
	（2）心血管梅毒		
	（3）神经梅毒		
	（4）内脏梅毒		
	（5）晚期潜伏梅毒		

2.诊断

（1）梅毒检测方法及特点见表2-1-20。

表2-1-20　梅毒检测方法及特点

检测方法		内容	特点
病原学检测		暗视野显微镜检查	直接检测病原体/核酸，取样困难、造作复杂、对非活动性梅毒的敏感性低
		镀银染色检查	
		核酸扩增试验	
血清学检测	非梅毒螺旋体血清学检测	快速血浆反应素试验（RPR）	（1）用于筛查、定性、定量及疗效观察，治疗后3个月下降4成滴度
		甲苯胺红血清不加热试验（TRUST）	（2）其中VDRL适用于神经梅毒的脑脊液检查，特异性高，但敏感性低
		性病研究实验室试验（VDRL）	
	梅毒螺旋体血清学试验	梅毒螺旋体颗粒凝集试验（TPPA）	用于确诊、定性，不作为疗效观察
		梅毒螺旋体酶免疫测定（TP-ELISA）	
		荧光螺旋体抗体吸附试验（FTA-ABS）	
		化学发光免疫分析（CIA）	

（2）梅毒筛查流程见图2-1-37。

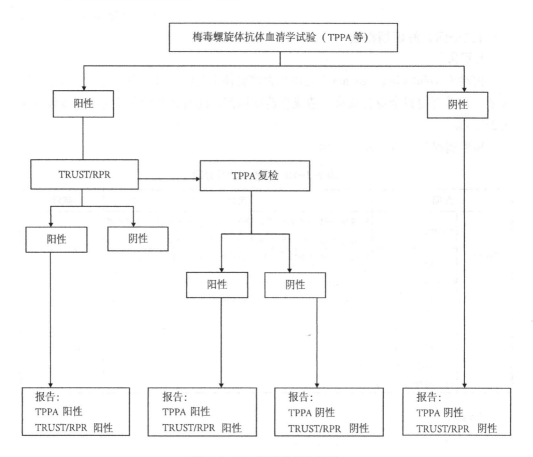

图2-1-37 梅毒筛查流程图

（3）梅毒血清学试验结果的临床意义见表2-1-21。

表2-1-21 梅毒血清学试验结果的临床意义

RPR/TRUST/VDRL	TPPA/TP-ELISA/CIA	临床意义
-	-	（1）排除梅毒 （2）一期梅毒的早期
+	+	（1）现症梅毒（梅毒孕妇所生婴儿除外） （2）治疗后随访中的梅毒
+	～	生物学假阳性
-	+	（1）早期梅毒治疗后（既往感染） （2）极早期梅毒

3.处置流程

处置流程包括产前诊治流程和母婴诊治流程，见图2-1-38和图2-1-39。

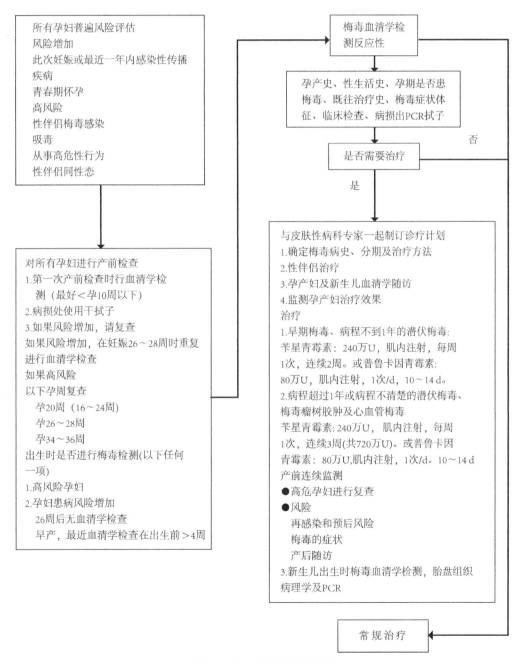

图2-1-38 产前诊治流程图

1.母亲患有梅毒,需在本次妊娠中接受治疗
2.有梅毒可疑的婴儿皮疹、肝脾大、鼻炎、淋巴结肿大和/或其他体征和症状

初步评估
如果孕产妇治疗不足,或怀疑是梅毒积极治疗(不要等待结果)
1.对母亲和婴儿行梅毒血清学检测(滴度是母亲滴度的4倍,可诊断先天性梅毒)
2.婴儿血清的IgM阳性(提示先天性梅毒)
3.婴儿临床检查
4.胎盘组织病理学监测和PCR
5.回顾孕产妇治疗的充分性

所有初步评估正常吗   否 →   是 ↓

于皮肤科医生一起计划和记录所有护理,调查和治疗
其他调查考虑
1.FBC
2.胸部X线、长骨X线片
3.脑脊液
4.神经影像学
5.眼科检查
6.听性脑干反应

先天性梅毒的治疗
(1)0～7 d
苄星青霉素 30mg/kg 静脉滴注 每12h一次持续 10 d
(2)8～30d
苄星青霉素 30mg/kg 静脉滴注 每8h一次持续 10 d
(3)超过30 d
苄星青霉素 30mg/kg 静脉滴注 每4～6h一次持续 10 d
随访
血清学检测
1.在 3、6、12 个月时
如果随访困难,应在 6 个月时进行两次测试(间隔>4 周)
2.如果血清学在 12 个月后持续反应型,请转科就诊
3.如果出后时中枢神经系统或脑脊液异常,请在 6 个月时复查血清学检测、细胞计数和脊液

随访
1.每次随机行临床评估
2.3 个月和 6 个月时查血清学
3.如果随访困难,应在 6 个月时进行两次测试(间隔>4 周)
4.如果血清学仍然无反应,则无须采取进一步措施

专业从业人员:具有孕妇/或婴儿的梅毒的检测,结果解释,管理和治疗方面具有专业知识和经验的临床医生

出院时预防性单剂量
1.如果不确定是否进行血清学随访并且不确定先天性梅毒(但不能排除),可考虑单一预防剂量的抗生素
首选药物
苄星青霉素 34.5mg/kg(5 万 U/kg)肌内注射一次

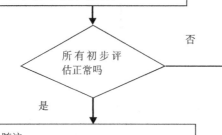

图2-1-39 母婴诊治流程图

4.案例分析

1)病史小结。

(1)乔某,29岁。

(2)主诉:孕39周+5d,下腹痛1h。

(3)现病史:末次月经不详,根据彩超推算预产期2021年3月22日。孕期定

期产检9次。孕期经过顺利，现孕39周+5d，于2021年3月20日16时开始出现不规则下腹胀痛遂入院。

（4）孕产史：孕2产1。顺产1次。

（5）既往史：梅毒病史7年，既往规范治疗，孕期未用药。

（6）查体：T 36.1℃，P 108次/min，R 22次/min，BP 128/82mmHg，心、肺无异常，产检：宫高36cm，腹围103cm，胎心率135次/min，宫缩不规则。内诊：宫口未开，先露头，固定，胎膜未破，骨盆无明显异常。

（7）辅助检查：2021年3月15日彩超提示单活胎，头位，双顶径9.1cm，腹围35.6cm，羊水平段6.1cm，脐动脉血流S/D值2.21，胎儿估重3 421g。2020年9月27日检测梅毒阳性。

2）初步诊断。

（1）妊娠合并梅毒。

（2）孕2产1孕，39周+5d，头位待产。

3）诊疗经过。

入院后完善相关检查，TP阳性，TRUST阴性，临产后于隔离产房分娩，助产士接生时戴双层手套，缝合时使用防刺伤针，于2021年3月24日22时26分经左枕前顺产一活女婴，体重3 650g，身长51cm，Apgar评分10分/1min，10分/5min。羊水色Ⅲ度浑浊，胎盘自然娩出，胎盘完整，会阴有Ⅰ度裂伤包埋缝合，分娩经过顺利，产时产后出血约350mL。产后产妇所使用产房行终末消毒，胎盘按病理性废物处理。

4）产后诊断。

（1）妊娠合并梅毒。

（2）孕2产2孕，40周+2d，顺产一活女婴（LOA）。

（3）头位顺产。

（4）单胎活产。

5）小结。

梅毒螺旋体可以通过胎盘感染胎儿，引起先天梅毒，新生儿也可在分娩通过软产道时受传染。新生儿可出现皮肤大疱、皮疹、鼻炎、肝脾肿大、淋巴结肿大。晚期可出现楔状齿、鞍鼻、间质性角膜炎、骨膜炎、神经性耳聋等，其病残率及致死率明显增加。孕妇既往梅毒规范治疗，TRUST阴性，产后按非梅毒产妇随访。

（郭　丽）

九、产时并发症的应急措施及处置流程

（一）胎儿窘迫

1.定义

胎儿窘迫指胎儿在子宫内因急性或慢性缺氧危及其健康和生命的综合症状，发生率为2.7％～38％。临床常基于起病时间将胎儿窘迫分为急性和慢性两种。急性胎

儿窘迫多发生在分娩期；慢性胎儿窘迫常发生在妊娠晚期，但在临产后常表现为急性胎儿窘迫。

2.诊断

急性和慢性胎儿窘迫的诊断见表2-1-22。

表2-1-22　急性和慢性胎儿窘迫的诊断

	急性胎儿窘迫	慢性胎儿窘迫
发生时间	主要发生在分娩期 也可因严重并发症在妊娠期紧急发生	主要发生在妊娠晚期 常延续至分娩期并加重
病因	1.脐带异常（如脐带缠绕、脐带脱垂） 2.胎盘异常（如前置胎盘、胎盘早剥） 3.宫缩异常（宫缩过强、过频、不协调） 4.产程异常（如产程延长） 5.胎盘灌注急剧减少（如休克）	1.子宫胎盘血管硬化（如妊娠期高血压疾病、慢性肾炎、糖尿病、过期妊娠） 2.母体血液含氧不足（如心脏病、哮喘、重度贫血） 3.胎儿运输及利用氧能力下降（如胎儿宫内感染、胎儿畸形、母儿血型不合）
临床表现	1.产时胎心率异常 2.羊水胎粪污染（直接或人工破膜可见） 3.胎动异常（产时不易察觉）	1.胎动异常（减少或消失） 2.胎心监护异常 3.胎儿多普勒超声血流异常
评估手段	产前（产时）胎心监护CST	NST、B超

3.处置流程

胎心监护评估胎儿窘迫的处置流程详见图2-1-40，宫内复苏措施见表2-1-23。

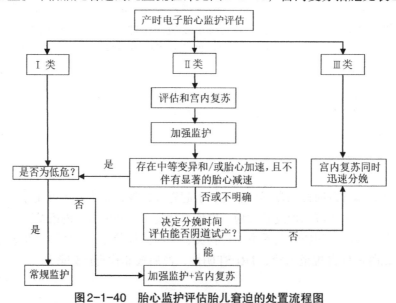

图2-1-40　胎心监护评估胎儿窘迫的处置流程图

表2-1-23　宫内复苏措施

目标	相关的胎心率模式	可行的干预措施
提高胎儿血氧饱和度和子宫胎盘血供	反复性晚期减速 延长减速、胎儿心动过缓 微小变异、变异缺失	改变体位 吸氧 静脉输液 减慢宫缩频率

续表

目标	相关的胎心率模式	可行的干预措施
抑制宫缩	胎儿心动过速 宫缩过频伴Ⅱ类或Ⅲ类图形	停用缩宫素或促宫颈成熟药物 使用宫缩抑制剂
减少脐带受压	反复性变异减速 延长减速、胎儿心动过缓	改变体位 如果脐带脱垂在抬高先露部的同时准备立即分娩

4.案例分析

1）病史小结。

（1）邓某，31岁。

（2）主诉：孕39周+6d，阴道流液3h。

（3）现病史：平素月经不规则，末次月经2021年8月17日，预产期2022年5月24日。孕期定期产检10次。孕期经过顺利。现孕39周+6d，于2022年5月23日6时30分无明显诱因阴道流水，量少，色清，无异味，伴不规则下腹胀痛，无阴道流血，自觉胎动正常，遂来入院。

（4）孕产史：孕1产0。

（5）既往史：无特殊。

（6）查体：T 36.2℃，P 97次/min，R 20次/min，BP 113/75mmHg。心、肺无异常。产检：宫高34cm，腹围100cm，胎心率148次/min。内诊：先露头，宫口未开，胎膜已破，羊水清，骨盆无明显异常。

（7）辅助检查：2022年5月6日彩超提示单活胎，头位，双顶径8.97cm，腹围32.16cm，羊水平段7.5cm，羊水指数21.98，脐动脉血流S/D值2.04，胎儿估重2 829g，胎儿胃泡大小为2.4cm×1.6cm，结肠内径1.34cm，胎儿颈部可见U形压迹。

2）初步诊断。

（1）胎膜早破。

（2）羊水过多。

（3）孕1产0，孕39周+6d，头位待产。

3）诊疗经过。

入院后完善相关检查，Bishop评分4分，孕妇有阴道试产意愿，遂于10时30分予以地诺前列酮栓催产，抗生素预防感染，监测胎心胎动及宫缩。15时40分因规律宫缩取出地诺前列酮栓，送入产房待产，17时30分行分娩镇痛，18时胎心监护示基线变异正常，延长减速，胎心率最低约65次/min，恢复缓慢（Ⅱ类图形），吸氧无好转，胎心监护示反复延长减速，提示胎儿窘迫，目前宫口已开全，遂立即行产钳助产，于2022年5月23日18时34分以枕左前位助娩一活女婴，体重2 630g，身长49cm，Apgar评分9分/1min，10分/5min。胎盘自然娩出，完整，羊水量约800mL，色清，侧切伤口常规缝合，产时出血约600mL。产后予以抗生素预防感染。

4）产后诊断。

（1）胎儿窘迫。

（2）产后出血。

（3）足月胎膜早破。

（4）孕1产1孕，39周+6d，手术产—活女婴（LOA）。

（5）产钳助产的单胎分娩。

（6）头位难产。

（7）单胎活产。

5）小结。

急性胎儿窘迫主要发生在分娩期，产时胎心率变化是急性胎儿窘迫的重要征象。一旦发生急性胎儿窘迫，应立即采取相应措施改善胎儿缺氧状态，包括孕妇改变体位、吸氧、停止缩宫素使用、抑制宫缩、纠正孕妇低血压等措施，并迅速查找病因，如果这些措施均不奏效，应紧急终止妊娠。

本病例宫口开全后，胎心监护表现为Ⅱ类图形，吸氧无改善，胎心基线正常伴反复延长减速，胎心率恢复缓慢，诊断为胎儿窘迫。考虑到孕妇宫口已开全，胎头双顶径已达坐骨棘平面以下，立即予以行阴道助产（产钳）结束分娩。

（杜　慧　陈　尧）

（二）肩难产

1.定义

胎头娩出后，胎儿前肩被嵌顿于耻骨联合上方，用常规助产方法不能娩出胎儿双肩者称为肩难产（shoulder dystocia）。以胎头-胎体娩出时间间隔定义肩难产证据不足。超过50%的肩难产发生于正常体重新生儿，因此无法准确预测和预防肩难产的发生。

2.诊断

肩难产的高危因素见表2-1-24。

表2-1-24　肩难产的高危因素

时间	产前高危因素	产时高危因素
内容	肩难产病史 妊娠期糖尿病或糖尿病合并妊娠 巨大儿 过期妊娠 孕妇骨盆解剖结构异常 孕期体重增长过快	第一产程活跃期进展缓慢 第二产程延长伴"乌龟征" 第二产程使用胎头吸引器或产钳助产

当存在上述高危因素时，应警惕肩难产的发生。经阴道分娩胎头娩出后，胎儿前肩嵌顿于母体耻骨联合后上方，用常规手法不能娩出胎儿双肩即可诊断。胎头娩出后胎颈回缩，呈"乌龟征"即可诊断。

3. 处置流程

肩难产很难预测，所以需要紧急情况下每个参与肩难产抢救的人员都清楚抢救流程，使所有医护人员能各尽其职，在真正抢救肩难产时为抢救赢得时间，肩难产处理流程参考美国妇产科学会介绍处理肩难产的口诀——"HELPERR"（图2-1-41）。

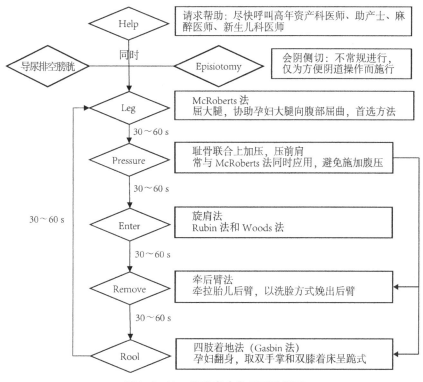

图 2-1-41 肩难产应急处理流程图

4. 案例分析

1）病史小结。

（1）陈羽，33岁。

（2）主诉：孕39周+3d，阴道流液6h。

（3）现病史：平素月经不规则，末次月经2021年5月4日，预产期2022年2月11日。孕期定期产检18次。孕期经过顺利。2021年11月1日查OGTT 5.1/10.11/8.31mmol/L，提示妊娠期糖尿病，予以饮食及运动控制血糖，自诉血糖控制可，未予胰岛素治疗。现孕39周+3d，于2022年2月7日0时40分无明显诱因阴道流水，量少，色清，无异味，有不规则下腹胀痛，有少许阴道流血而入院。

（4）孕产史：孕1产0。

（5）既往史：对青霉素过敏，余无特殊。

（6）查体：T 36.5℃，P 80次/min，R 20次/min，BP 129/77mmHg。心、肺无异常。产检：宫高34cm，腹围106cm，胎心率148次/min，宫缩不规则。内诊：先露

头，宫口未开，胎膜已破，羊水清，骨盆无明显异常。

（7）辅助检查：2022年2月7日彩超提示单活胎，头位，双顶径9.5cm，腹围36.7cm，羊水平段7.5cm，羊水指数21.2，脐动脉血流S/D值2.0，胎儿估重3 860g。

2）初步诊断。

（1）胎膜早破。

（2）妊娠期糖尿病。

（3）羊水过多。

（4）孕1产0，孕39周+3d，头位待产。

3）诊疗经过。

入院后完善相关检查，孕妇自然临产，于2022年2月7日10时宫口开2cm，宫缩稀弱，予以催产素催产。分娩过程中，胎头娩出后，胎儿前肩嵌顿于孕妇耻骨联合上方，呈"乌龟征"，考虑肩难产，立即呼叫产科医师、麻醉科医师、新生儿科医师到场，同时立即协助孕妇抱大腿，耻骨联合上压前肩，娩出胎肩，于2022年2月7日18时28分以枕左前位顺产一活女婴，体重3 720g，身长51cm，羊水清。新生儿断脐后立即置辐射抢救台保暖，摆正体位，清理气道，吸氧等复苏措施，Apgar评分8分/1min，9分/5min，10分/10min，新生儿呼吸不规则，呻吟，转新生儿科。胎盘自然娩出，胎盘粗糙，会阴侧切包埋缝合，产时产后出血约420mL。产后予以护理常规。

4）产后诊断。

（1）足月胎膜早破。

（2）妊娠期糖尿病。

（3）肩难产引起的梗阻性分娩。

（4）孕1产1孕，39周+3d，顺产一活女婴（LOA）。

（5）头位难产。

（6）单胎活产。

5）小结。

肩难产预测困难，但处理速度决定了新生儿窒息的危险程度，所以一旦怀疑肩难产，应尽快启动肩难产的相关应急预案，快速判断、按规范流程处理。处理肩难产时效性强，操作流程可参照"HELPERR"先后顺序进行，每项操作时间为30~60s，但实际操作不一定完全按照此顺序进行，可以同时应用多项操作，也可跳过某项操作，有效且合理地使用每项操作比按部就班地完成口诀更重要。操作中注意孕妇不应施加腹压，选择最熟悉手法，做好新生儿复苏准备。

该病例胎头娩出后，呈现"乌龟征"，考虑肩难产，立即启动应急预案，呼叫寻求帮助，同时联合应用McRoberts法与压前肩法，娩出胎肩。McRoberts法具有简单有效且并发症少的优点，推荐作为一线处理方法，常与压前肩法同时应用。

（杜慧 陈尧）

（三）脐带脱垂

1.定义

胎膜未破时脐带位于胎先露部前方或一侧，称为隐性脐带脱垂或脐带先露，胎膜破裂后，脐带脱出于宫颈口外，降至阴道内甚至外阴部称为脐带脱垂。

2.诊断

（1）有胎位异常、羊水过多、脐带过长等高危因素应警惕脐带脱垂。

（2）胎膜未破，胎动、宫缩后胎心率突然变慢，改变体位、上推胎先露及抬高臀部后迅速恢复，有脐带先露可能，超声检查有助于诊断。

（3）胎膜已破、胎心异常，立即阴道检查，胎先露旁或其前方及阴道内触及脐带者或脐带脱出于外阴，即可确诊。

3.处置流程

脐带脱垂的处置流程见图2-1-42。

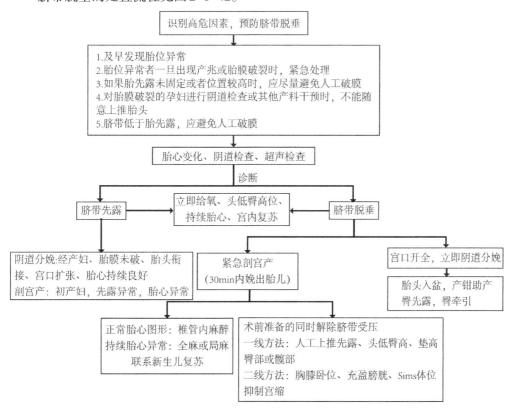

图2-1-42 脐带脱垂的处置流程图

4.案例分析

1）病史小结。

（1）吴某，27岁。

（2）主诉：孕37周+6d，阴道流液伴见红2h余。

（3）现病史：平素月经规则，末次月经2021年3月15日，预产期2021年12月22日。孕期定期产检，2021年9月12日查OGTT5.17/7.25/7.57mmol/L，考虑诊断"妊娠期糖尿病"，定期监测血糖。因孕37周+6d，于2021年12月7日2时阴道流水，伴阴道少许红褐色分泌物，无下腹胀痛，自觉胎动正常，遂来入院。

（4）孕产史：孕1产0。

（5）既往史：无特殊。

（6）查体：T 36.3℃，P 80次/min，R 20次/min，BP 134/88mmHg，心、肺无异常。产检：宫高35cm，腹围111cm，胎心率150次/min，宫缩无。内诊：宫口未开，先露头，胎膜已破，羊水清，骨盆无明显异常。

（7）辅助检查：2021年12月7日彩超提示单活胎，头位，双顶径9.3cm，腹围35.1cm，羊水平段4cm，羊水指数11.6cm，脐动脉血流S/D值2.43，胎儿估重3 481g，胎儿颈部可见U型压迹。

2）入院诊断。

（1）胎膜早破。

（2）妊娠期糖尿病。

（3）孕1产0，孕37周+6d，头位待产。

3）诊疗经过。

入院完善检查，予以抗感染治疗，2021年12月7日9时内诊：宫口已开0.5cm，质软，居中，又形成一羊膜囊，孕妇，宫缩不规律，有试产意愿，给予0.5%催产素于催产室催产。2021年12月7日14时由催产室转入产房，内诊：宫口开大1cm，可触及条索状脐带搏动，又形成一羊膜囊，骨盆无异常，考虑脐带脱垂，与孕妇及家属交代病情，行术前准备，平车立即推入手术室紧急剖宫产，于2021年12月7日14时22分，手术分娩一活女婴，出生后Apgar评分10分/1min，10分/5min，手术过程顺利，术后予以抗感染及对症治疗。

4）产后诊断。

（1）脐带脱垂。

（2）胎膜早破。

（3）妊娠期糖尿病。

（4）孕1产1孕，37周+6d，手术产一活女婴（LOT）。

（5）经急症剖宫产术的分娩。

（6）单胎活产。

5）应急处理流程如图2-1-43所示。

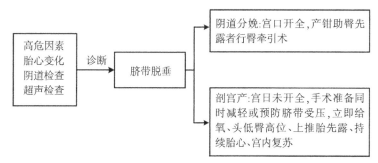

图2-1-43 脐带脱垂应急处理流程图

6）小结。

（1）脐带脱垂的高危因素。①一般因素：经产妇、胎儿出生体重低（＜2 500g）、早产（＜37周）、胎儿先天畸形、臀先露、胎位异常（包括横位、肩先露、枕后位）、双胎妊娠之第二个胎儿、羊水过多、胎先露未衔接、胎盘低置。②产科干预因素：胎先露位置较高时进行人工破膜、胎膜破裂后进行阴道操作、外倒转术（在分娩过程中）、内倒转术、药物性引产、子宫内压力传感器的放置、使用大型号球囊导管的引产术。

（2）最佳分娩方式：①如果不能很快阴道分娩，建议选择剖宫产。②存在可疑性或病理性胎心率异常时，应立即争取在30min内娩出胎儿。③紧急情况下可进行局部麻醉。④如果宫口开全，预计可以快速、安全阴道分娩者，可尝试阴道分娩，但是必须使用标准规范的技术，注意尽量防止对脐带的压迫。⑤在一些特殊情况下（如对双胞胎第二个胎儿进行内倒转术后）建议使用臀牵引术。⑥建议有非常熟悉新生儿复苏操作的医护人员参与整个分娩过程。

（3）本案例中发生脐带脱垂高危因素，先露位置高，多次形成羊膜囊影响胎头下降，导致脐带脱垂，胎心正常，宫口开大1cm，短时间不能经阴道分娩，行紧急剖宫产术。胎膜破裂者若分娩过程中又形成新的羊膜囊，扪及脐带低于胎先露，则应避免人工破膜，避免脐带受压。

（杜　慧　许　倩）

（四）产后出血

1.定义

产后出血是指胎儿娩出后24h内，阴道分娩者出血量≥500mL，剖宫产出血量≥1 000mL。

2.诊断要点

正确测量出血量（称重法、容积法、面积法、休克指数（SI=脉率/收缩压）、血红蛋白测定、判断失血原因（子宫收缩乏力、胎盘因素、软产道裂伤、凝血功能障碍）。

3.应急处理流程

产后出血的应急处理流程见图2-1-44。

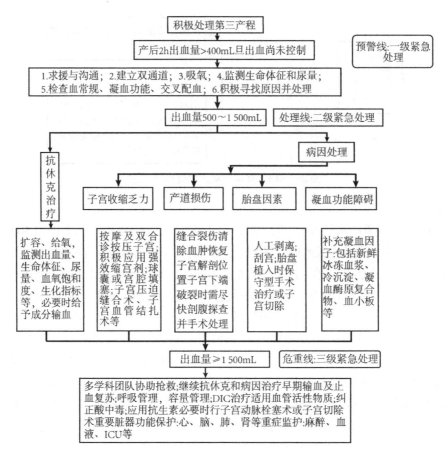

图2-1-44 产后出血的应急处理流程图

4.病例分析

1）病史小结。

（1）李某，28岁。

（2）主诉：孕38周+6d，下腹痛伴见红1d。

（3）现病史：平素月经规则，末次月经2021年8月20日，预产期2022年5月27日。孕期定期产检15次。2022年4月2日因"孕32周+1d，阴道流血1周余"住院7d，予硫酸镁静滴，地塞米松肌注，好转后出院。现孕38周+6d，于2022年4月28日夜间开始出现不规则下腹胀痛、伴阴道流血、无阴道流水，自觉胎动正常，遂来入院。

（4）孕产史：孕3产0，人流2次。

（5）既往史：2018年因"宫腔粘连"行宫腔镜手术

（6）查体：T 36.8℃，P 100次/min，R 20次/min，BP 122/94mmHg，心、肺无异常。产检：宫高32cm，腹围90cm，胎心率147次/min，宫缩不规则。内诊：宫口未开，先露头，固定，胎膜未破，骨盆无明显异常。

（7）辅助检查：2022年4月29日彩超提示单活胎，头位，双顶径8.7cm，腹围

32.3cm，羊水平段6.1cm，脐动脉血流S/D值2.27，胎儿估重2 675g。2022年5月6日GBS检查阳性。

2）入院诊断。

（1）妊娠合并阴道溶血性链球菌感染。

（2）孕3产0，孕38周+6d，头位待产。

3）诊疗经过。

入院后完善相关检查，于2022年5月21日15时19分经左枕前顺产一活男婴，体重3 540g，身长51cm，Apgar评分10分/1min，10分/5min。有脐带绕颈一周。羊水色清，胎儿娩出30min后胎盘无剥离征象，考虑胎盘粘连，行手取胎盘术。胎盘面积大，母体面粗糙，宫腔凹凸不平。宫颈3.0点处有一长约3.0cm的裂伤，无活动性出血，予以间断缝合。子宫收缩乏力，予按摩子宫、药物促宫缩治疗后，宫腔仍有活动性出血，行宫腔Bakri球囊置入术后出血止。会阴有Ⅰ度裂伤包埋缝合，分娩经过顺利，产时产后出血约800mL。产后予以会阴常规护理。2022年5月22日取出Bakri球囊后，无阴道活动出血。因产后出血给予抗生素预防感染治疗。产后予会阴常规护理。

4）产后诊断。

（1）产后即时出血。

（2）胎盘粘连伴出血。

（3）胎膜早破。

（4）妊娠合并阴道溶血性链球菌感染。

（5）产伤性宫颈裂伤。

（6）孕3产1，孕39周+1d，顺产一活男婴（LOA）。

（7）头位顺产。

（8）单胎活产。

5）小结。

（1）产后出血处理原则：针对出血原因，迅速止血；补充血容量，纠正失血性休克；防止感染。

（2）本案例孕妇既往人流2次，胎盘与子宫粘连，虽有软产道损伤但无明显渗血，子宫收缩乏力，予按摩子宫、药物促宫缩治疗后，宫腔仍有活动性出血，行宫腔Bakri球囊置入术后出血止。

（杜 慧 付爱君）

（五）阴道壁血肿

1.定义

某种原因造成产道深部血管撕裂或断裂出血，而皮肤及阴道黏膜相对完整，血液不能外流聚集于局部而形成。

2.诊断要点

生产后，外阴或阴道内有撕裂样疼痛甚至坠胀痛，或有排尿困难，直肠压迫及失血症状时，应检查有血肿。

3.应急处理流程

肩难产应急处理流程见图2-1-45。

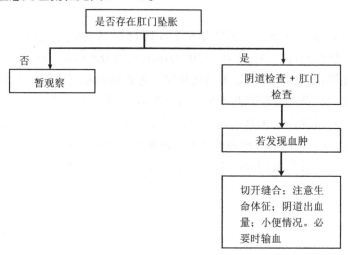

图2-1-45　肩难产应急处理流程图

4.病例分析

1）病史小结。

（1）王某，39岁。

（2）主诉：孕36周+6d，剖宫产术后11年，入院待产。

（3）现病史：平素月经规则，末次月经2021年5月8日，根据2021年7月18日B超提示CRl2.2cm，推算预产期2022年2月20日。孕期不定期产检10次，未行OGTT、羊水穿刺及无创检查。2021年11月15日彩超提示：（中央型）前置胎盘（下缘完全覆盖宫颈内口）。2022年1月29日彩超提示中央型前置胎盘（前壁下段部分肌层与胎盘基底部分界欠清），中央型前置胎盘（不排除胎盘部分植入可能）。现孕36周+6d，现无下腹痛、无阴道流血、阴道流液，以"中央型前置胎盘、妊娠合并子宫瘢痕（前次剖宫产）"收入院。

（4）孕产史：孕4产2，剖宫产2次，自然流产1次。

（5）既往史：手术史2007年1月因"社会因素"剖宫产；2011年11月因"前次剖宫产"剖宫产。11岁体检发现乙型肝炎，未治疗。

（6）查体：T 36.5℃，P 120次/min，R 20次/min，BP 111/83mmHg，心、肺无异常。产检：腹围103cm，宫高35cm，胎心率141次/min。内诊：宫口未查，先入头，浅入胎膜未破，骨盆无异常。

（7）辅助检查：2022年1月29日彩超提示单活胎，斜头位，双顶径9.3cm，腹围 33.9cm，羊水平段 5.8cm，脐动脉血流 S/D 值 1.6，胎儿估重 3 369g。孕妇子宫前壁下段肌层最薄处从左到右依次厚约 0.11cm、0.09cm、0.12cm。胎儿颈部可见 W 形压迹。中央型前置胎盘（前壁下段部分肌层与胎盘基底部分界欠清，不排除胎盘部分植入可能）。

2）入院诊断。

（1）中央型前置胎盘。

（2）妊娠合并子宫瘢痕（再次剖宫产）。

（3）妊娠合并窦性心动过速。

（4）脐带缠绕。

（5）孕 4 产 2，孕 36 周+6d，头位待产。

3）诊疗经过。

入院完善相关检查，因"中央型前置胎盘"行子宫下段剖宫产术，于 2022 年 1 月 30 日 10 时 19 分分娩一活女婴，体重 3 500g，身长 51cm，Apgar 评分 10 分/1min，10 分/5min，羊水量 800mL，色清，胎盘人工剥离娩出，胎盘粗糙。术中探查双附件无异常，手术经过顺利，术中出血总计约 500mL，术后予抗感染对症支持等治疗。

2022 年 2 月 4 日（术后第 5 天）产妇自觉会阴部肿胀，探查阴道，见右侧大阴唇凸出，扪及一延伸至阴道壁大小约 7cm×6cm×6cm 的血肿，囊性，质稍硬，活动度欠佳，有压痛，充分暴露阴道后，自右侧阴道壁切开血肿，清除血凝块约 20mL，超过血肿顶端 0.5cm 行间断缝合，操作过程中出血约 20mL。缝合完毕，探查阴道无活动性出血，局部无肿胀，肛诊肠线未穿透。）术后给予外阴冷敷、预防感染等对症治疗。

4）产后诊断。

（1）中央性前置胎盘。

（2）妊娠合并子宫瘢痕（3 次剖宫产）。

（3）胎盘植入。

（4）妊娠合并窦性心动过速。

（5）脐带缠绕。

（6）妊娠合并乙型肝炎。

（7）脐带扭转。

（8）孕 4 产 3，孕 37 周，手术产一活女婴（LOT）。

（9）经选择性剖宫产术的分娩。

（10）阴道血肿。

（11）单胎活产。

5）小结。

（1）阴道血肿若不及时处理。可致产后出血、继发贫血、感染，严重时可引起失血性休克等危及产妇生命。

（2）患者行剖宫产终止妊娠，无产道损伤，术后5d，自觉外阴肿胀，孕期肝功能正常，入院凝血功能APTT稍低、血小板正常，仍出现外阴阴道血肿。软产道血肿虽常出现在阴道分娩中，但仍可发生在剖宫产术后。考虑妊娠盆腔压力大，阴道静脉充血，便秘或外伤或可造成软产道血肿，仍可引起患者不适主诉。

（杜　慧　付爱君）

（六）会阴Ⅲ/Ⅳ度裂伤

1. 定义

阴道分娩后会阴撕裂常伴有阴道下段的撕裂，这种裂伤称为会阴阴道裂伤。常将会阴阴道裂伤分为4度。

（1）Ⅰ度裂伤：会阴部皮肤和（或）阴道黏膜损伤。

（2）Ⅱ度裂伤：伴有会阴部肌肉损伤，但无肛门括约肌损伤。

（3）Ⅲ度裂伤：累及肛门括约肌复合体的损伤。又分为3个亚型。①Ⅲa度：肛门外括约肌裂伤厚度≤50%。②Ⅲb度：肛门外括约肌裂伤厚度≥50%。③Ⅲc度：肛门外括约肌和肛门内括约肌均受损伤。

（4）Ⅳ度裂伤：内外括约肌及肛门直肠黏膜均发生损伤。

2. 诊断

会阴Ⅲ度及Ⅳ度裂伤（OASIS）是阴道分娩的常见并发症，通过阴道检查可识别。胎儿娩出后，会阴缝合前，应仔细检查阴道和肛门括约肌，特别是在有组织水肿和伤口出血时，容易漏诊。发现裂伤时，除阴道检查外，还应进行肛门直肠指检。有条件的医院可进行肛门直肠B超或三维超声检查。

如果对会阴Ⅲ度裂伤的程度不确定，应将其纳入更高级别的损伤中，如不能判断损伤是Ⅲa度还是Ⅲb度，那么应该诊断为Ⅲb度。

3. 处置流程

会阴Ⅲ度及Ⅳ度裂伤手术流程见图2-1-46。

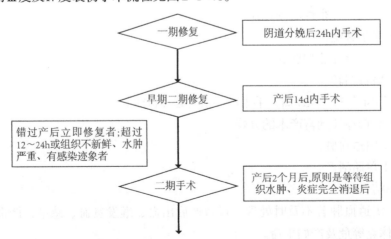

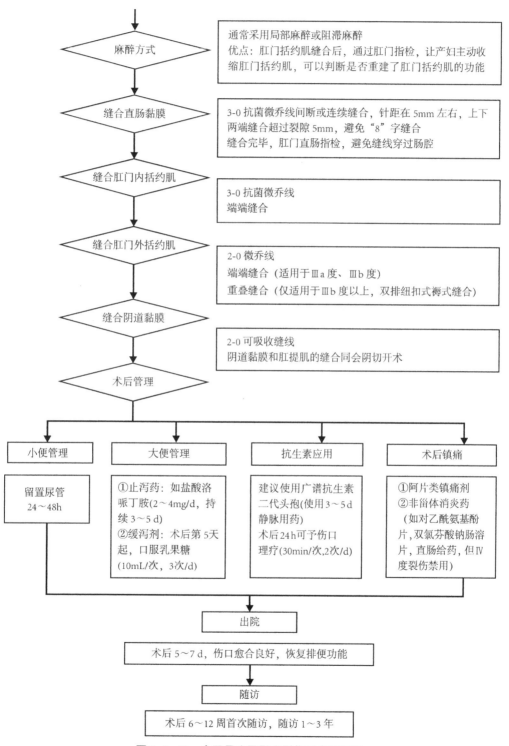

图2-1-46 会阴Ⅲ度及Ⅳ度裂伤手术流程图

4. 案例分析

1）病史小结。

（1）王某，29岁。

（2）主诉：孕38周+4d，下腹胀痛伴阴道流液4h。

（3）现病史：平素月经规则，末次月经2020年3月30日，预产期2021年1月6日。有轻微恶心、呕吐等早孕反应，孕期未定期产检，未行唐氏筛查、无创DNA、OGTT等检查。现孕38周+4d，于2020年12月25日4时无明显诱因阴道流水，量少，色清，无异味，伴不规则下腹胀痛，无阴道流血，自觉胎动正常，遂来入院。

（4）孕产史：孕1产0。

（5）既往史：无特殊。

（6）查体：T 36.5℃，P 99次/min，R 20次/min，BP 103/75mmHg。心、肺无异常。产检：宫高31cm，腹围92cm，胎心率145次/min，宫缩不规则。内诊：宫口开0.5cm，先露头，胎膜已破，羊水清，骨盆无明显异常。

（7）辅助检查：2020年12月25日彩超提示单活胎，头位，双顶径9.27cm，羊水平段3.9cm，脐动脉血流S/D值2.21，胎儿估重3 558g。

2）初步诊断。

（1）胎膜早破。

（2）孕1产0，孕38周+4d，头位临产。

3）诊疗经过。

入院完善相关检查，予以催产素催产，抗生素预防感染、监测胎心胎动及宫缩，宫口开全2.5h，频繁胎心减速，胎心率最低约90次/min。内诊：宫口开全，枕左后位（LOP），先露S+3。产妇精力疲惫，短时间内无法阴道分娩，遂因"胎儿窘迫、持续性性枕后位、宫缩乏力"行产钳助产，于2020年12月25日15时40分于会阴侧切下以枕左后位助娩一活女婴，体重3 785g，身长51cm，Apgar评分9分/1min，10分/5min。羊水清。胎盘自然娩出，完整。检查侧切伤口无延长，常规缝合，软产道向下裂伤，累及肛门外括约肌，仔细检查为会阴Ⅲa度裂伤，行会阴Ⅲ度裂伤缝合术。术毕检查，肛诊无肠线穿透，未扪及阴道壁血肿，手术顺利，产时产后出血约800mL。因"产后出血"输入同型红细胞2U。产后予以抗感染补液对症治疗，留置尿管24h，产后3d内给予流质无渣饮食，产后第4天产妇自解成型大便，改流质饮食，并予以口服乳果糖软化大便。产后第6天，产妇侧切伤口愈合良好，予以拆线，排便功能恢复良好，办理出院。

4）产后诊断。

（1）胎儿宫内窘迫。

（2）持续性枕后位难产。

（3）产后出血。

（4）宫缩乏力。

（5）会阴裂伤（Ⅲa度）。

（6）胎膜早破。

（7）孕1产1，孕38周+4d，手术产一活女婴（LOP）。

（8）低位产钳术的单胎分娩。

（9）头位难产。

（10）单胎活产。

5）小结。

OASIS是阴道分娩的严重并发症，严重影响产妇的身体健康和生活质量，阴道分娩时应采取措施尽可能减少OASIS的发生，如阴道器械助产时行会阴侧切、胎头着冠后娩出胎头、会阴保护等。阴道分娩后应仔细软产道，及时发现，避免漏诊OASIS。OASIS的修复应由有经验的医师进行操作，重点是恢复组织结构、促进功能恢复。术后特别要注意大便的管理，建议患者无渣饮食，少吃含纤维素丰富的食物，可给予止泻药，减少患者排便，避免排便时大便对未愈合的肛门括约肌造成损伤。待产后4～5d伤口愈合后，可给予缓泻剂如乳果糖软化大便以利于大便排出。

该病例行产钳助产分娩，虽行会阴侧切保护，但仍发生会阴Ⅲa度裂伤，产后立即检查会阴伤口无明显水肿，予以会阴Ⅲ度裂伤缝合术。术后1～3d嘱无渣流质饮食，产后第4天产妇自解成型大便，改流质饮食并予以乳果糖软化大便，排便功能恢复良好。

（杜 慧 陈 尧）

（七）子宫内翻

1.定义

子宫内翻是指子宫底部向宫腔内突出，甚至子宫内膜从宫颈口向外翻出至阴道内，发病率为1/5 000～1/2 000，主要发生于产科，病死率为15%～43%。主要分为产褥期及非产褥期，以前者常见。

高危因素详见表2-1-25。

表2-1-25 子宫内翻的高危因素

分类	高危因素
产褥期子宫内翻	多发生于第三产程
非产褥期子宫内翻	1. 肌瘤或肿瘤：多认为肌瘤或肿瘤使子宫壁变薄、变弱，同时子宫肌肉组织收缩，肌瘤、肿瘤的重量和大小、咳嗽和打喷嚏对子宫壁的牵拉也可能加重内翻

续表

分类	高危因素
非产褥期子宫内翻	2.继发于青春期异常子宫出血：推测可能与患者长期缺乏孕激素，子宫内膜无法呈分泌期改变，盆腔充血盆底肌肉失去张力，韧带及结缔组织弹性及韧度降低有关，且青春期患者圆韧带、骨盆漏斗韧带及附件尚未发育完全，或是患者子宫功能发育缺陷、某种隐性基因突变

2.诊断

子宫内翻的临床表现见表2-1-26。

表2-1-26　子宫内翻的临床表现

临床表现		内容
症状	疼痛	程度不一，重者可引起疼痛性休克 典型疼痛是第三产程时牵拉脐带或按压宫底后突然出现的剧烈持续性下腹痛
	出血	胎盘未剥离者可以不出血 胎盘部分剥离和胎盘完全剥离者均可以表现为大出血
	感染	常见于各种方法复位后 表现：生殖系统局部感染、盆腹腔腹膜炎甚至脓毒败血症
	休克	子宫内翻后迅速出现疼痛性休克，发生相对较早，阴道出血与休克程度不符 子宫内翻合并产后大出血者可以并发失血性休克；两者互相作用，致休克加重
	局部压迫	可出现排便和排尿困难
体征	腹部检查	腹部通常触及不到规则的子宫轮廓，子宫明显变低、变宽，子宫底部呈杯口状或阶梯状
	阴道检查	急性子宫内翻阴道出血多少不一 胎盘可能剥离也可能未剥离，胎盘未剥离者更容易诊断；胎盘剥离者可以触到或见到柔软球形物塞满产道或脱出阴道口，仔细检查球形物，有宫颈环绕或发现输卵管开口可以明确诊断

诊断要点：

（1）有第三产程牵拉脐带，或在下腹部推压子宫底的病史。

（2）产后突然出现不明原因的休克，或阴道大量流血伴下腹剧烈疼痛。

（3）下腹部扪不到子宫，或在耻骨后可扪及一漏斗形凹陷。

（4）阴道内可触到一球形软包块，检查时可看到双侧输卵管口凹陷。

3.处置流程

子宫内翻处置流程见图2-1-47。

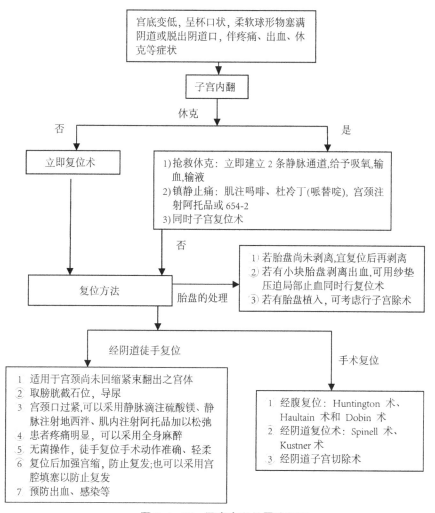

图 2-1-47 子宫内翻处置流程图

4.案例分析

1）病史小结。

（1）曾某，26岁。

（2）主诉：孕39周+3d，见红伴下腹痛16h。

（3）现病史：平素月经规则，末次月经2021年9月17日，预产期2022年6月24日。现孕39周+3d，于2022年6月20日6时开始出现少许阴道出血，淡红色，21时开始出现不规则下腹胀痛、无阴道流水，自觉胎动正常，遂来入院。

（4）孕产史：孕1产0。

（5）既往史：2016年因"胃部疼痛、呕吐"诊断为慢性胃炎。15岁时因"摔倒"单侧腿骨折（具体不详）行外固定术。

（6）查体：T 36.8℃，P 89次/min，R 21次/min，BP 111/72mmHg。神清、心、

肺听诊无异常，腹部膨隆如孕周大小，宫体无压痛，可触及不规律宫缩。宫高33cm，腹围96cm，胎心率122次/min，宫缩不规则。内诊：宫口未开，先露头，胎膜未破，骨盆无明显异常。

（7）辅助检查：2019年6月17日彩超提示单活胎，头位，双顶径9.6cm，腹围35.1cm，羊水平段4.5cm，脐动脉血流S/D值2.67，胎儿估重3 615g。

2）初步诊断：孕1产0，孕39周+3d，头位待产。

3）诊疗经过：入院后完善相关检查，于2019年6月21日11时2分经左枕前顺产一活女婴，体重3 180g，身长50cm，Apgar评分10分/1min，10分/5min。羊水色清，胎盘自然娩出，娩出过程中见子宫内翻，迅速手法复位，未见大量出血，胎盘完整，会阴Ⅰ度裂伤伤口，无延长，会阴内缝，分娩经过顺利，产时产后出血约300mL，产后予会阴常规护理。

4）产后诊断。

（1）子宫内翻。

（2）头位顺产。

（3）孕1产1，孕39周+4d，顺产一活女婴（LOA）。

（4）单胎活产。

5）小结。

子宫内翻是产科分娩时的严重并发症，可迅速出现疼痛性休克，合并产后大出血，一旦发生常危及生命。子宫内翻经复位时发现胎盘植入时不排除需行子宫切除术的可能，且子宫复位后易发生生殖系统感染、盆腔腹膜炎甚至脓毒败血症等，产妇预后有待观察，复位后需促进子宫宫缩及加强抗感染治疗。

本病例患者胎盘娩出后，迅速发现子宫内翻，及时行手法复位，产妇未诉不适，生命体征平稳，阴道出血少。

（杜　慧　汪洞宇）

（八）子宫破裂

1.定义

妊娠晚期或分娩期子宫体部或子宫下段发生破裂，是一种严重的产科并发症，具有很高的母胎发病率和死亡率。

高危因素见表2-1-27。

表2-1-27　子宫破裂的高危因素

分类	高危因素
子宫手术史（瘢痕子宫）	常见原因，如剖宫产术、子宫肌瘤剔除术、宫角切除术、子宫成形术
先露部下降受阻	骨盆狭窄、头盆不称、软产道梗阻、胎位异常、巨大儿或胎儿畸形（如连体婴儿等）等

续表

分类	高危因素
子宫收缩药物使用不当	胎儿娩出前缩宫素或其他宫缩剂的剂量、使用方法或应用指征不当，或孕妇对药物敏感性个体差异，导致子宫收缩过强所致
产科手术损伤	宫颈口未开全时行产钳助产、中高位产钳牵引或臀牵引术等可造成宫颈裂伤延及子宫下段；毁胎术、穿颅术可因器械、胎儿骨片损伤子宫导致破裂；肩先露行内转胎位术或强行剥离植入性胎盘或严重粘连胎盘，也可引起子宫破裂
其他	子宫发育异常或多次宫腔操作等，局部肌层菲薄导致子宫自发破裂

2.诊断

子宫破裂多发生于分娩期，部分发生于妊娠晚期。按其破裂程度，分为完全性破裂和不完全性破裂。子宫破裂发生通常是渐进的，多数由先兆子宫破裂进展为子宫破裂。胎儿窘迫是最常见的临床表现，大多数子宫破裂有胎心异常。子宫破裂常见的临床表现还包括：电子胎心监护（EFM）异常、宫缩间歇仍有严重腹痛、阴道异常出血、血尿、宫缩消失、孕妇心动过速、低血压、晕厥或休克、胎先露异常、腹部轮廓改变等。

典型的子宫破裂根据病史、症状、体征，容易诊断，见表2-1-28。但若子宫切口瘢痕破裂，症状体征不明显，应结合前次剖宫产史、子宫下段压痛、胎心异常、胎先露部上升、宫颈口缩小等综合判断，超声检查能协助诊断。

表2-1-28 子宫破裂的临床表现

分类		临床表现
先兆子宫破裂		常见于产程长、有梗阻性难产因素的产妇 1）烦躁不安，呼吸、心率加快，下腹剧痛难忍 2）出现病理性缩复环，随着产程进展，可见该环逐渐上升平脐或脐上，压痛明显 3）出现排尿困难及血尿 4）无法触清胎体，胎心率加快或减慢或听不清
子宫破裂	不完全性子宫破裂	多见于子宫下段剖宫产切口瘢痕破裂 1）常缺乏先兆破裂症状，仅在不全破裂处有压痛，体征也不明显 2）若破裂口累及两侧子宫血管可导致急性大出血 3）若破裂发生在子宫侧壁阔韧带两叶之间，形成阔韧带内血肿，多有胎心率异常
	完全性子宫破裂	常发生于瞬间 1）突感下腹一阵撕裂样剧痛，子宫收缩骤然停止。腹痛稍缓和后，出现全腹持续性疼痛，并伴有低血容量休克的征象 2）全腹压痛明显、有反跳痛 3）腹壁下可清楚扪及胎体，子宫位于侧方，胎心胎动消失

分类	临床表现
子宫破裂 完全性子宫破裂	4）阴道检查可有鲜血流出，胎先露部升高，开大的宫颈口缩小，若破口位置较低，部分产妇可扪及子宫下段裂口 5）穿透性胎盘植入者发生子宫破裂时，可表现为持续性腹痛，多伴有胎心率异常，易误诊为其他急腹症或先兆临产

3.处置流程

子宫破裂处置流程见图2-1-48。

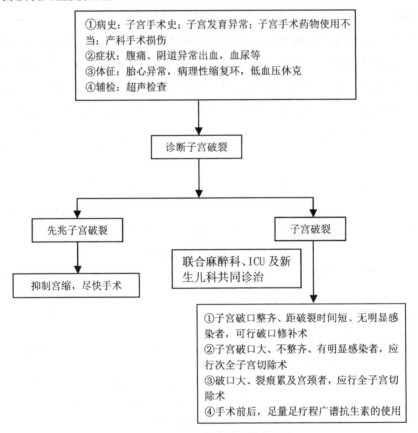

图2-1-48 子宫破裂处置流程图

4.案例分析

1）病史小结。

（1）刘某，42岁。

（2）主诉：孕35周+4d，上腹痛2d，胎心监护可疑1h余。

（3）现病史：平素月经规则，末次月经不清，根据早期彩超推算末次月经2021年9月8日，预产期2022年6月15日。孕期定期产检21次。2022年3月10日查

OGTT 4.79，10.02mmol/L，8.02mmol/L，提示妊娠期糖尿病，自行在家饮食+运动控制，未予胰岛素治疗，未监测血糖。现孕35周+4d，2d前无明显诱因出现持续性上腹部胀痛，门诊给予口服药物治疗（具体不详），症状明显好转。2022年3月9日夜间再次出现持续性上腹部胀痛不能缓解，伴有恶心呕吐1次，呕吐物为胃内容物，无呕血、发热，无腹泻、无阴道流血、无阴道流水，自觉胎动正常，遂来就诊，门诊胎心监护可疑，见胎心减速，最低达60次/min，自行恢复，门诊遂以"胎儿宫内窘迫"收入我科。

（4）孕产史：孕2产1。2007年9月顺产一女婴，体重3 150g。

（5）既往史：2018年腹腔镜下行子宫腺肌瘤剔除术，腺肌瘤位于宫底后壁，大小4cm×5cm，术后恢复良好，2012年军区总医院行阑尾切除术。

（6）查体：T 36.6℃，P 86次/min，R 20次/min，BP 139/79mmHg，腹部有瘢痕可见4个约1cm大小的腹腔镜术后圆形瘢痕，右下腹可见一大约1cm陈旧性横行瘢痕。心、肺等未见明显异常。产检：宫高34cm，腹围104cm，胎心率150次/min，宫缩无。内诊：宫口未开，先露头，高浮，胎膜未破，骨盆无明显异常。

（7）辅助检查：2022年5月12日彩超提示单活胎，头位，双顶径8.5cm，腹围29.3cm，羊水平段5.7cm，脐动脉血流S/D值2.37，胎儿估重2 260g。

2）初步诊断。

（1）胎儿宫内窘迫。

（2）妊娠合并子宫瘢痕（子宫腺肌瘤术后）。

（3）妊娠期糖尿病。

（4）孕2产1，孕35周+4d，头位待产。

（5）高龄经产妇妊娠监督。

（6）妊娠合并急性胃炎。

3）诊疗经过。

入产科后患者诉全腹疼痛，压痛，无反跳痛。听胎心未闻及胎心，即刻行床旁B超提示心脏搏动微弱，立即全麻下剖宫产终止妊娠，术中见腹腔大量积血，子宫底部全层破裂，于2022年5月14日18时49分，以左骶前（LSA）位于子宫底部破裂娩出一女婴，出生后Apgar评分0分/1min，0分/5min，交台下新生儿医师复苏抢救。术中行子宫破裂修补术，并补充血容量，出血估计约1 800mL，尿量约220mL，色清，留置腹腔引流管一根，引流通畅，见少许暗红色引流液。术后送成人ICU科进一步治疗。

4）产后诊断。

（1）子宫破裂。

（2）产后大出血。

（3）妊娠合并子宫瘢痕（子宫腺肌瘤术后）。

（4）妊娠合并子宫腺肌症。

（5）妊娠合并盆腔炎。

（6）高龄经产妇妊娠监督。

（7）严重的出生窒息。

（8）早产经剖宫产。

（9）孕2产2，孕35周+4d，手术产一活女婴（LOT）。

（10）妊娠期糖尿病。

（11）经急诊剖宫产术的分娩。

（12）单胎活产。

5）小结。

不完全性子宫破裂在待产的过程中随时可能出现完全性子宫破裂，通常危及母儿生命。孕妇会出现低血压、晕厥或休克，胎儿可发生胎儿窘迫、死胎、死产及新生儿窒息、死亡等可能。术后可能出现子宫破口处愈合不良、感染、延期愈合，晚期产后出血，需行介入栓塞甚至再次开腹子宫切除可能。产妇视病情状况决定是否转ICU进一步治疗。新生儿为高危儿，其近远期预后有待观察。

（杜　慧　汪洞宇）

十、产时急危重症的应急措施及处置流程

（一）子痫

1.定义

子痫是子痫前期基础上发生不能用其他原因解释的抽搐。通常产前子痫前期较多，产后48h约占25％。

2.诊断要点

1）前期症状短暂，表现为抽搐、面部充血、口吐白沫、深昏迷；随之深部肌肉僵硬，很快发展成典型的全身高张阵挛惊厥，有节律的肌肉收缩和紧张，持续1～1.5min，其间患者无呼吸动作；此后抽搐停止，呼吸恢复，患者仍昏迷，最后意识恢复，易激惹、烦躁。

2）通常在子痫前期的基础上发生抽搐，应与癫痫、脑炎、脑肿瘤、脑血管畸形破裂出血、糖尿病高渗性昏迷、低血糖昏迷相鉴别，通过询问病史及检查，一般不难鉴别。

3.处理流程

子痫前期处理流程见图2-1-49。

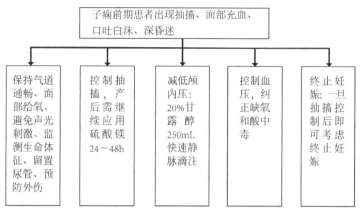

图2-1-49　子痫前期处理流程图

4.病例分析

1）病史小结。

（1）汪某，24岁。

（2）主诉：孕33周+3d，头痛2周，抽搐1d。

（3）现病史：平素月经不规则，末次月经2021年4月20日，根据孕早期彩超核对预产期2022年1月27日。孕期未定期产检。2周前孕妇开始出现头痛、伴视物模糊，双足踝部水肿，压之凹陷，休息后不缓解，逐渐延及全身。现孕33周+3d，孕妇12月11日晚上于家中自觉头痛伴视物模糊较之前加重。23时30分出现抽搐伴无意识昏迷，外界唤醒。5min后停止；23时50分再次抽搐，5min后停止。于2021年12月12日就医发现血压升高达147/99mmHg，未予药物治疗。以"孕33周+3d，子痫"收入院。

（4）孕产史：孕1产0。

（5）既往史：无异常。

（6）查体：T 36.5℃，P 128次/min，R 21次/min，BP 160/109mmHg。宫高32cm，腹围89cm，先露头，高浮，胎心率158次/min，内诊未做，骨盆无明显异常。

（7）辅助检查：2021年12月12日彩超提示单活胎，头位，双顶径8.1cm，腹围25.8cm，羊水平段4.5cm，脐动脉血流S/D值2.73，胎儿估重1 559g。胎儿颈部可见"U"形压迹。经阴道探查：孕妇宫颈管长3.2cm，内外口未见明显扩张。胎儿孕周相当于31周。

2）入院诊断。

（1）妊娠期子痫。

（2）孕1产0，孕33周+3d，头位待产。

（3）胎儿生长受限。

3）诊疗经过。

入院后给予硫酸镁解痉，地塞米松促胎肺成熟，呋塞米、盐酸乌拉地尔降压、维持容量平衡等治疗，并积极完善相关检查后行急诊剖宫产术，术后完善颅脑MRI，考虑可逆性后部脑病可能，治疗上给予抗感染（头孢曲松钠+奥硝唑针）、利尿（呋塞米）、降压（盐酸乌拉地尔+硝苯地平控释片+拉贝洛尔）、解痉（硫酸镁）、促进胃肠道功能恢复（灌肠+乳果糖口服）、预防下肢静脉血栓（气压治疗+低分子肝素）、维持容量酸碱平衡及对症治疗。

4）产后诊断。

（1）妊娠期子痫。

（2）心功能不全（NYHA分级Ⅱ级）。

（3）早产经剖宫产。

（4）孕1产1，孕33周+3d，手术产一活女婴（LOT）。

（5）胎盘粘连不伴出血。

（6）低体重儿。

（7）早产儿（孕期等于或大于32整周，但小于37整周）。

（8）经急症剖宫产术的分娩。

（9）单胎活产。

（10）呼吸性碱中毒。

（11）高乳酸血症。

（12）电解质紊乱。

（13）可逆性后部白质脑病综合征。

5）小结。

（1）子痫抽搐进展迅速，是造成母婴死亡的最主要的原因，应积极处理，一旦抽搐控制后即可考虑终止妊娠。

（2）本案例孕妇既往无高危因素，孕妇孕期出现头晕、视物模糊未引起重视，未就医，延误治疗，抽搐后来院就医，给予解痉、降压、利尿治疗，控制抽搐后，紧急行剖宫产术，术后积极对症治疗，预后情况可。

（杜　慧　付爱君）

（二）妊娠合并酮症酸中毒

1.定义

糖尿病患者胰岛素相对或绝对不足，引起酮体生成增多，水、电解质紊乱和酸碱失衡，出现以高血糖、高血酮、严重脱水和代谢性酸中毒为主要临床表现的综合征。

2.诊断要点

血糖升高：血糖升高通常＞13.9mmol/L，而妊娠期处于易生酮状态，往往妊娠期血糖达到＞13.9mmol/L。甚至更低时即可发生酮症酸中毒，血糖水平不能作为评判糖尿病酮症酸中毒（DKA）严重程度的指标。血和尿酮体阳性。酸中毒：HCO_3^-＞13.9mmol/L，血pH≤7.3，阴离子间隙＞10mmol/L。其他实验室检查白细胞计数、血红蛋白、红细胞比容升高。血钾、钠、氯、钙、镁及磷等均有不同程度降低。

3.应急预案与处理流程

妊娠合并酮症酸中毒应急预案与处理流程见图2-1-50。

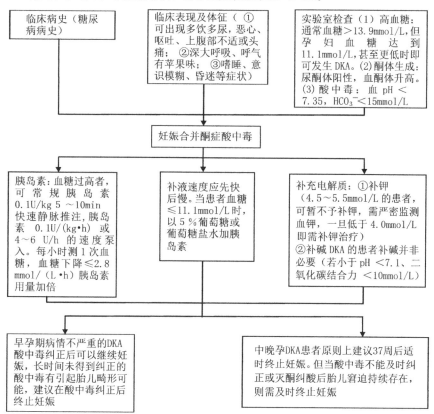

图2-1-50　妊娠合并酮症酸中毒应急预案与处理流程图

4.病例分析

1）病史小结。

（1）李某，30岁。

（2）主诉：孕31周+5d，双胎，下腹胀痛半天。

（3）现病史：平素月经不规则，末次月经不详，根据早期彩超核对预产期2022年7月29日。孕期未定期产检。2022年4月22日查OGTT 9.94/14.53/13.57mmol/L，提示妊娠期糖尿病。4月25日于当地医院住院治疗，予以地特胰岛素睡前16U，诺和锐三餐前6U，好转后出院。未遵医嘱用胰岛素，目前血糖控制欠佳。餐前6~9.1mmol/L，餐后2h 10~14mmol/L，因2d前呕吐1次，近2d进食少。孕妇近2d感气短加重，不能平卧，坐卧位稍缓解。现孕31周+5d，无明显诱因开始出现下腹轻微胀痛，自觉胎动减少，遂来入院。

（4）既往史：2013年6月因"巨大儿"行剖宫产术。

（5）孕产史：孕2产1，2013年6月剖宫产1次。

（6）查体：T 36.8℃，P 117次/min，R 22次/min，BP 39/82mmHg。鼻翼翕动。宫高37cm，腹围116cm，胎心率150次/min，宫缩不规则。内诊：宫口未开，先露头，高浮，胎膜未破，骨盆无明显异常。

（7）辅助检查：2022年4月22日外院查OGTT 9.94/14.53/13.57mmol/L。2022年5月14日彩超提示双活胎，A胎儿双顶径7.56cm，腹围24.8cm，羊水平段5.2cm，脐动脉血流S/D值2.8，胎儿估重1 312g；B胎儿双顶径7.76cm，腹围27.1cm，羊水平段4.9cm，脐动脉血流S/D值2.55，胎儿估重1 592g。

2）入院诊断。

（1）心功能Ⅱ级。

（2）妊娠合并子宫瘢痕（前次剖宫产）。

（3）双胎妊娠（双绒双羊）。

（4）妊娠期糖尿病。

（5）胎盘功能低下。

（6）通气功能障碍。

（7）孕2产1，孕31周+5d，双头位。

3）诊疗经过。

"因妊娠合并心功能不全+前次剖宫产+双胎妊娠+胎盘功能低下+通气功能障碍"行剖宫产术，子宫下段横切口。麻醉前孕妇烦躁不安，胎儿娩出后好转，刺破一羊膜囊，羊水色血性，分娩两活男婴，胎盘母体面见大面积暗红色血凝块，范围约15cm×12cm。术中患者生命体征正常平稳，术后转成人ICU。

4）产后诊断。

（1）胎盘早期剥离。

（2）通气功能障碍。

（3）糖尿病性酮症酸中毒。

（4）妊娠合并心功能不全。

（5）心功能Ⅳ级。

（6）双胎妊娠（双绒双羊）。

（7）妊娠合并子宫瘢痕（再次剖宫产）。

（8）妊娠期糖尿病。

（9）妊娠合并高脂血症。

（10）高钾血症。

（11）胎盘功能低下。

（12）妊娠合并羊水过多（双胎之一）。

（13）新生儿中度窒息。

（14）孕2产2，孕31周+5d，手术产两活男婴（LOT/LSA）。

（15）早产经剖宫产。

（16）经急症剖宫产术的分娩。

（17）双胎活产。

5）小结。

患者孕期擅自停用胰岛素治疗，导致酮症酸中毒。妊娠期DKA是产科严重并发症，不及时诊断和治疗可造成严重母儿不良妊娠结局。妊娠合并糖尿病不能擅自停用胰岛素，需严密监测血糖，调整胰岛素剂量。

（杜　慧　付爱君）

（三）肺栓塞

1.定义

肺栓塞是由内源或外源性栓子阻塞肺动脉引起肺循环和右心功能障碍的临床综合征，包括肺血栓栓塞、脂肪栓塞、羊水栓塞、空气栓塞、肿瘤栓塞等。

肺血栓栓塞症（pulmonary thromboembohs，PTE）是最常见的急性肺栓塞类型，由来自静脉系统或右心的血栓阻塞肺动脉或其分支所致，即通常所称的急性肺栓塞。

2.诊断

肺栓塞的诊断分"三步走"策略，首先进行临床可能性评估，然后进行初始危险分层，最后逐级选择检查手段明确诊断。

症状：缺乏特异性，多数患者因呼吸困难、胸痛、咯血（三联征），先兆晕厥、晕厥而疑诊为PTE。需要和心绞痛、急性冠状脉综合征、主动脉夹层鉴别。

体征：主要表现为呼吸系统和循环系统的体征，特别是呼吸、心率加快、血压下降及紫绀。低血压和休克罕见，一旦发生常提示中央型急性肺栓塞和（或）血液动力学储备严重降低。

辅助检查：

（1）动脉血气分析。无特异性，可表现为低氧血症、低碳酸血症、肺泡-动脉血氧梯度增大及呼吸性碱中毒。

（2）血浆D-二聚体。阴性预测价值很高，D-二聚体值正常多可排除急性肺栓塞和DVT（阴性小于0.5g/L）。

（3）心电图、超声心动图。在提示诊断、预后评估及排除其他心血管疾病方面有重要价值。

（4）X线平片。急性肺栓塞如引起肺动脉压或肺梗死，X线平片可出现肺缺血征象。

（5）CT肺动脉造影（CTA）。金标准，PTE的直接征象为肺动脉内低密度充盈缺损，部分或完全包围在不透光的血流之内的"轨道征"；间接征象包括肺野楔形条带状的高密度区或盘状肺不张，中心肺动脉扩张及远端血管分布减少或消失等。同时可对右心室形态、室壁厚度进行分析。

（6）下肢静脉彩超。由于急性肺栓塞和DVT关系密切，对可疑急性肺栓塞的患者应检测有无下肢DVT形成。

分型：①高危（大面积）急性肺栓塞，休克或持续低血压。休克或持续性低血压是指收缩压<90mmHg和（或）下降≥40mmHg，并持续15 min以上，排除新发心律失常、血容量下降、脓毒血症。②中危（次大面积），血流动力学稳定，存在右心功能不全和心肌损伤。③低危（非大面积）。

3.处置流程

妊娠合并肺栓塞应急预案与处理流程见图2-1-51。

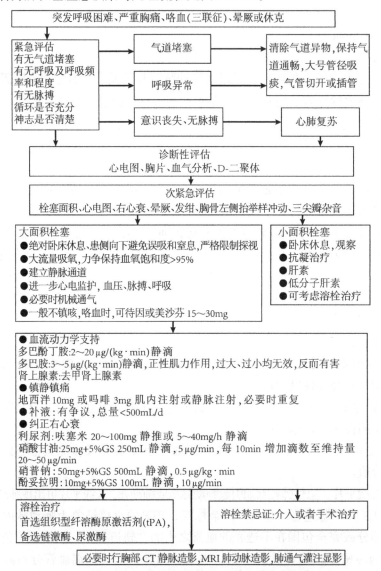

图2-1-51　妊娠合并肺栓塞应急预案与处理流程图

4.案例分析

1）病史小结。

（1）刘某，25岁。

（2）主诉：孕40周+2d，要求入院待产。

（3）现病史：平素月经规则，末次月经2019年10月24日，预产期2020年7月31日。孕期经过顺利无特殊，因孕入院。

（4）既往史：无特殊。

（5）孕产史：孕1产0。

（6）查体：T 36.3℃，P 84次/min，R 20次/min，BP 96/64mmHg，神清，心、肺听诊无异常。产检：宫高36cm，腹围99cm，胎方位LOA，胎心率147次/min，宫缩无。头先露，宫口未开，先露固定，胎膜未破，骨盆无明显异常。

（7）辅助检查：2020年8月2日彩超提示单活胎，头位，双顶径9.6cm，腹围35cm，羊水平段6.7cm，脐动脉血流S/D值2.2，胎儿估重3 680g。2020年7月19日查血常规示血红蛋白102g/L。

2）入院诊断。

（1）孕1产0，孕40周+2d，头位待产。

（2）妊娠期轻度贫血。

3）诊疗经过。

入院完善检查，2020年8月3日因社会因素在椎管内麻醉下行剖宫产术，于16时39分手术娩一活女婴，出生后Apgar评分10分/1min，10分/5min，体重3 600g，身长50cm，胎盘自然娩出，羊水色Ⅲ度浑浊，手术经过顺利，术后给予常规治疗。

2020年8月8日术后第5天，产妇右小腿疼痛，双下肢静脉超声示右侧小腿肌间静脉血栓形成。于当天11时转成人ICU科，予以低分子肝素钙注射液+华法林。当天23时患者突发胸痛，血压及氧饱和度正常，行肺动脉CTA示右肺上叶、右肺下叶部分部分肺动脉分支栓塞。于2020年8月9日行下腔静脉滤器置入术。

2020年8月12日查凝血功能：INR3.75，嘱继续抗凝治疗，停服华法林一次，明日起继续口服华法林片：2.5mg（1片，单日），3.75mg（1.5片，双日），每日定点服药，服药3d后复查INR，调整华法林剂量。

2020年10月16日复查双侧下肢深静脉彩超：右侧小腿后方肌间静脉增宽（内径约5.7mm）。2020年10月16日肺动脉、胸主动脉CTA：对比前片未见栓塞征象，左肺下病灶及双侧胸腔积液较前吸收；双肺胸膜粘连。2020年10月18日再次入院行"下腔静脉造影+下腔静脉滤器取出术"，术后继续抗凝治疗。

4）产后诊断。

（1）急性肺栓塞。

（2）下肢静脉血栓形成。

（3）妊娠期贫血。

（4）孕1产1，孕40周+3d，手术产一活女婴（LOT）。

（5）经选择性剖宫产术的分娩。

（6）单胎活产。

5）小结。

（1）静脉血管壁损伤、血流停滞或缓慢及血液高凝状态是导致静脉血栓的重要原因，手术创伤以及导致的血流状态改变是术后发生静脉血栓不容忽视的因素，本案例中血栓高危因素表现在妊娠状态血液高凝状态、剖宫产术后活动量减少，PTE与DVT在发病上存在相互关联，是同一疾病病程中两个不同阶段的临床表现，避免DVT脱落加重肺栓塞，可行下腔静脉滤网置入术。

（2）非高危急性肺栓塞患者抗凝治疗的目的在于预防VTE复发。目前证据表明急性肺栓塞患者应接受至少3个月的抗凝治疗，本案例中患者有哺乳需求，建议华法林抗凝治疗，根据INR调整华法林用量，维持INR2～3，未达标者，使用桥接疗法，INR达标前联合低分子肝素钙注射液4 100U（每12h一次），达标后停低分子肝素钙注射液（华法林第1天及第2天5mg，第3天2.5mg，服用3d后复查凝血，根据INR调整剂量），注意避免食用富含维生素K食物，需密切监测凝血功能及产后出血情况。

（3）预防妊娠期静脉血栓应依据患者所处的风险等级采取相应的预防措施，包括：低危患者尽早下床活动或采取机械性预防，如间歇性气囊加压和梯度压力袜应用至患者术后自由活动；中高危患者术后采取低分子肝素（low molecular weight heparin，LMWH）、口服抗凝剂华法林等药物预防。

（杜 慧 许 倩）

（四）羊水栓塞

1.定义

羊水栓塞是由于羊水进入母体血液循环，而引起的肺动脉高压、低氧血症、循环衰竭、弥散性血管内凝血（DIC）及多器官功能衰竭等一系列病理生理变化的过程。其临床特点为起病急骤、病情凶险、难以预测，可导致母儿残疾甚至死亡等严重的不良结局。发病率（1.9～7.7）/10万，死亡率为19%～86%。

2.诊断

1）分类：

（1）典型羊水栓塞：骤然出现低氧血症、低血压和凝血功能异常，即羊水栓塞三联征。

（2）不典型羊水栓塞：当其他原因不能解释的急性孕产妇心、肺功能衰竭伴以下1种或几种情况，如低血压、心律失常、呼吸短促、抽搐、急性胎儿窘迫、心搏骤停、凝血功能障碍、孕产妇出血、前驱症状（乏力、麻木、烦躁、针刺感），可考虑为羊水栓塞。

2）羊水栓塞诊断主要基于临床诊断和排除诊断，全部符合以下5条可诊断：

（1）急性发生的低血压或心搏骤停。

（2）急性低氧血症，呼吸困难、发绀或呼吸停止。

（3）凝血功能障碍，血管内凝血因子消耗或纤溶亢进的实验室证据，或临床上表现为严重的出血，但无其他原因可以解释。

（4）上述症状发生在分娩、剖宫产术、刮宫术或是产后短时间内（多数发生在胎盘娩出30min内）。

（5）对于上述出现的症状和体征不能用其他疾病来解释。

3.处置流程

羊水栓塞应急预案与处理流程见图2-1-52。

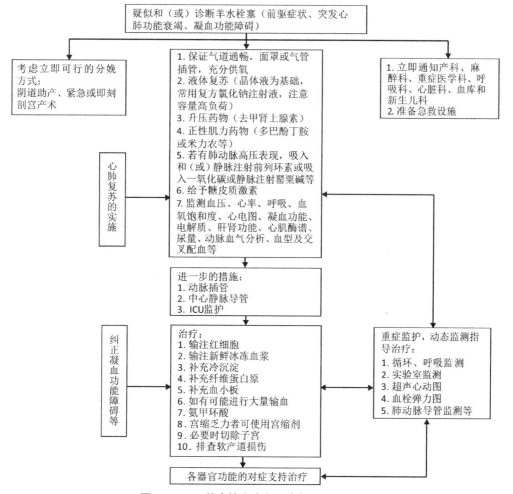

图2-1-52　羊水栓塞应急预案与处理流程图

4.案例分析

1）病史小结。

（1）姚某，30岁。

（2）主诉：意识障碍5h余，加重伴产后出血4h余。

（3）现病史：2022年5月14日1点30分患者在当地医院顺娩过程中突然出现烦躁不安，大叫一声，伴抽搐、神志不清、面色发绀、大便失禁，测血压136/112mmHg、心率96次/min，胎心率86次/min，阴道可见黄色羊水流出，无阴道出血，迅速予以25％硫酸镁20mL快速静脉滴注，并立即展开抢救，急入手术室，予以抗过敏（地塞米松20mg）并在全麻下行剖宫产术，于5月14日2时5分娩出一活女婴，胎盘娩出后，子宫收缩差，予以卡前列素250μg肌注；查血指标：HB 60g/L，PLT 72×10⁹/L，PT、APTT未测出，考虑羊水栓塞，行子宫全切术，出血量2 500mL，转上级医院ICU科。

（4）既往史：无特殊。

（5）孕产史：孕4产2，药物2次。

（6）查体：IMV模式VT 480mL，FIO_2 30％，f1 6，Ti 1，PEEP 3cmH₂O，APACHEII评分42分。双上肢肘部可见数块紫色瘀斑；双侧瞳孔正大等圆，对光反射可，颈软，双肺呼吸音清，未闻及明显干湿啰音，HR 104次/min，律齐，各瓣膜区未及异常杂音，腹部软，伤口敷料干燥，未见明显渗血渗液，腹腔内放纱布5块，放置右侧腹腔引流管1根，留置导尿，导尿管固定在位，导尿管通畅，尿液清；双下肢无水肿，生理反射存在，病理反射未引出。

（7）辅助检查：2022年5月14日凝血常规示凝血酶时间测定（TT）73.9s，凝血酶原时间测定（PT）24.2s，活化部分凝血活酶时间测定（APTT）52.7s，血浆纤维蛋白原测定（FIB）测不出；血液分析示血红蛋白72g/L。

2）入院诊断。

（1）羊水栓塞。

（2）弥散性血管内凝血。

（3）失血性休克。

（4）产后大出血。

（5）呼吸衰竭（气管插管状态）。

（6）经剖宫产子宫切除术的分娩。

（7）代谢性酸中毒。

（8）乳酸酸中毒。

3）诊疗经过。

2022年5月14日，患者因失血性休克，呼吸、循环衰竭，DIC，血红蛋白及血小板进行性下降，病情危重，插管接呼吸机辅助通气，颈内静脉穿刺中心静脉置管、右侧股静脉穿刺置管及左侧股动脉穿刺置管，去甲肾上腺素维持血压（最大量96μg/min）、抗感染（头孢哌酮舒巴坦）、晶胶体扩容（乳酸林格液、白蛋白），纤维蛋白原改善凝血功能、氢化可的松抗过敏、碳酸氢钠纠酸，输注血制品（红细胞10U、血浆600mL、冷沉淀10U、血小板1人份），动态监测血气，查肌钙蛋白升高，心脏超声右心增大、三尖瓣返流，心率快，考虑合并心源性休克，同时予以米力农强心。2022年5月14日22时30分患者循环逐渐好转，乳酸进行性下降，凝血功能异常逐渐纠正。

2022年5月15日患者肝肾、凝血功能、尿量可，予以拔除股静脉置管。

2022年5月16日患者循环逐渐稳定，去甲肾上腺素剂量减量至6μg/min，血压维持在106/64mmHg，经MDT讨论后，于2022年5月16日17时20—40分行全麻下腹腔填塞纱布取出术，手术顺利，术后循环稳定。

2022年5月17日11时30分患者恢复清醒，自主呼吸节律，握手有力，可点头答应，予以拔除气管导管序贯经鼻高流量氧疗。

2022年5月18日患者病情平稳，可适当经口进食，拔除右侧颈内静脉置管及股动脉置管，导管尖端送培养未检出细菌。

2022年5月19日患者氧合可，进食后无胃肠道不适，停经鼻高流量氧疗，并予以拔除胃管及尿管。

2022年5月20日患者腹腔引流液逐渐减少，予以拔除侧腹腔引流管，腹腔引流液送培养未检出细菌。

2022年5月24日患者神志清楚，精神状态可，生命体征平稳，无发热，大小便通畅，偶有咳嗽咳痰，腹部伤口予以拆线，愈合可，并办理出院。

4）术后诊断。

（1）羊水栓塞。

（2）弥散性血管内凝血。

（3）难治性休克、失血性休克、心源性休克。

（4）产后大出血。

（5）呼吸衰竭（气管插管状态）。

（6）经剖宫产子宫切除术的分娩。

（7）重度贫血。

（8）代谢性酸中毒。

（9）乳酸酸中毒。

5）小结。

（1）一旦怀疑羊水栓塞，推荐多学科密切协作参与抢救处理，及时、有效的多学科合作对于孕产妇抢救成功及改善其预后至关重要。

（2）本案例中，患者羊水栓塞发生在分娩过程，终止妊娠的目的在于去除诱因和改善抢救条件，羊水栓塞引发的产后出血、DIC往往较严重，应积极处理，快速补充红细胞和凝血因子（新鲜冰冻血浆、冷沉淀、纤维蛋白原、血小板等）至关重要，尤其需要注意补充纤维蛋白原。同时进行抗纤溶治疗，早期即按大量输血方案进行输血治疗可使抢救更有效；有条件者可使用床旁血栓弹力图指导血液成分的输注。

（3）子宫切除不是治疗羊水栓塞的必要措施，不应实施预防性子宫切除术。若产后出血难以控制，危及产妇生命时，果断、快速地切除子宫是必要的。

（4）羊水栓塞急救成功后往往会发生急性肾功能衰竭、急性呼吸窘迫综合征、缺血缺氧性脑损伤等多器官功能衰竭及重症脓毒症等。心肺复苏后要给予适当的呼吸和循环等对症支持治疗，以继续维持孕产妇的生命体征和内环境稳定。

（杜 慧 许 倩）

（五）心搏骤停

1.定义

心搏骤停是指心脏突然停止射血，造成循环停止而产生的一系列症体征，包括意识丧失、晕厥、大动脉搏动消失等。心搏骤停是猝死的重要原因。心搏骤停根据其发病机制可分为心室颤动、无脉搏室性心动过速、心脏静止和电机械分离。前两种被称为"可复律"心搏骤停。

心搏骤停对孕产妇是灾难性事件，导致较高的孕产妇和围产儿死亡率，产科因素和非产科因素均可能为心搏骤停的原因。

高危因素见表2-1-29。

表2-1-29 心搏骤停高危因素

分类	包括内容
器质性心脏疾病	冠心病、陈旧性心肌梗死、缺血性心肌病，各种心肌病（扩张型、肥厚型、限制型心肌病，致心律失常型右心室心肌病等），心肌受累疾患（心肌致密化不全、心肌淀粉样变），各种瓣膜病，急性重症心肌炎，急性肺栓塞等，均可出现恶性心律失常，导致心搏骤停
离子通道疾病或心肌电活动异常	如Brugada综合征、长QT或短QT综合征、短联律间期室性心动过速、儿茶酚胺敏感型室性心动过速、预激合并心房颤动、严重缓慢型心律失常等
其他	严重电解质或酸碱平衡紊乱，严重心肌缺血或心力衰竭加重，严重应激或情绪波动均可能诱发恶性心律失常

病理生理机制：

心搏骤停是由于室性心动过速、心室颤动、心脏停搏等恶性心律失常导致心脏无法正常泵血，有效血液循环停止，机体各器官供血供氧缺失，出现严重酸中毒及乳酸堆积。

在妊娠状态下，母体心血管和呼吸系统的生理功能均发生很大变化，心排出量在非孕期大约2％分布到子宫，妊娠期则逐渐增加到30％，分娩期孕妇心脏负荷最重，子宫收缩使母体动脉压与子宫内压差值降低，子宫血流减少，子宫收缩时血液被挤入体循环导致全身血容量增加，造成血流动力学急剧变化。详见表2-1-30。

表2-1-30　妊娠期生理变化总结

	早孕期	中孕期	晚孕期	第一产程	第二产程	分娩后早期
心排血量	↑5％～10％	↑35％～45％		↑30％	↑50％	↑60％～80％，↓（1h后）
心率	↑3％～5％	↑10％～15％	↑10％～15％	↑40％～50％	↑40％～50％	↓5％～10％（24h）
血压	↓10％	↓5％	↑5％	↑SBP15％～25％ ↑DBP10％～15％	↑SBP15％～25％ ↑DBP10％～15％	↓SBP5％～10％（48h）
血容量	↑	↑40％～50％		↑	↑↑	↑↑500mL

2.诊断

（1）初步诊断：心搏骤停时，产妇突然意识丧失，可伴抽搐，心音消失，脉搏触不到，血压测不出；呼吸断续，呈叹息样，随后停止；昏迷，瞳孔散大。导致心搏骤停的心律失常可有室性心动过速、心室颤动、电机械分离和心脏停搏的心电图表现。

（2）产妇心搏骤停原因见表2-1-31。

表2-1-31　产妇心搏骤停因素

分类	疾病分类
产科因素	胎盘植入、宫缩乏力、子宫破裂导致的失血性休克、羊水栓塞、重度子痫前期及子痫
非产科因素	感染性休克和基础性心脏病，这与普通人群的心搏骤停病因相一致

（3）鉴别诊断见表2-1-32。

表2-1-32　心搏骤停鉴别诊断

分类	临床表现
癫痫发作	患者发作时也会有突然倒地、意识丧失、双眼上翻、四肢抽搐等，甚至由于患者的肢体抽动，心电监测时也可能出现类似室性心动过速或心室颤动的干扰波形，可能对诊断带来困难。但仔细听诊时可发现心音存在，大动脉搏动也可触及，患者多可自行苏醒
非心脏性猝死	发病早期患者的心率、血压存在，猝死由心脏以外的其他基础疾病导致，如严重哮喘、喉头水肿、急性脑血管意外、严重失血等，需结合患者具体情况鉴别
基础疾病鉴别	心搏骤停发生时，及时有效的CPR及紧急救治是第一位的，可边抢救边寻找病因及诱发因素，或在初步抢救成功后，进行相关基础疾病或离子通道疾病的鉴别

3.处置流程

心搏骤停的处置流程见图2-1-53。

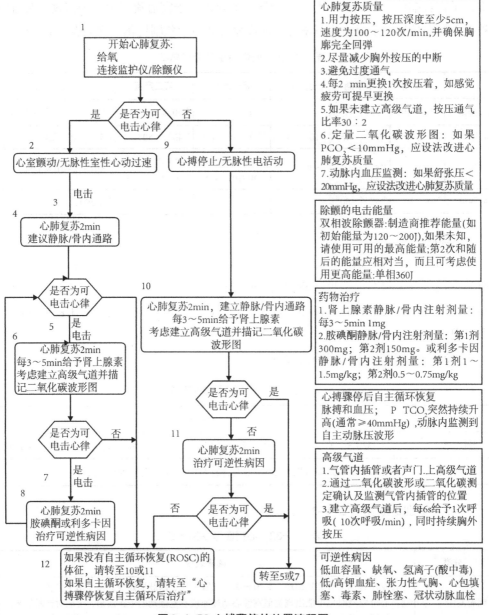

图2-1-53 心搏骤停的处置流程图

4.案例分析

1）病史小结。

（1）杨某，26岁。

（2）主诉：孕27周+5d，阴道流血6h。

（3）现病史：末次月经2020年6月25日，孕期定期产前检查无异常，于2021年1月4日22时无明显诱因出现阴道流血，量中，色鲜红，无下腹痛，急来院。2021年1月5日彩超提示单活胎，头位，临床孕周27.5周，超声孕周26.3周，羊水深度5.8cm，胎盘下缘达宫颈内口。期间无阴道流水、发热等不适，门诊以"先兆流产"收入院。

（4）既往史：2014年发现乙肝双阳，后给予抗病毒治疗后转至乙肝单阳。2019年因"宫腔粘连"行宫腔镜宫腔粘连电切术。

（5）孕产史：妊娠4次，人流1次，2015年因"稽留流产"清宫1次。2017年因"胎盘低置状态大出血"予引产并清宫。

（6）查体：T 36.5℃，P 90次/min，R 19次/min，BP 114/78mmHg，生命体征平稳，神清，心、肺听诊无异常，腹部膨隆如孕周大小，宫体无压痛，未及明显宫缩，宫高26cm，腹围100cm，胎方位LOA，胎心率145次/min。内诊未做。外阴少许血迹。

（7）辅助检查：2021年1月5日彩超提示单活胎，头位，临床孕周27.5周，超声孕周26.3周，羊水深度5.8cm，胎盘下缘达宫颈内口。

2）入院诊断。

（1）妊娠合并心功能不全。

（2）子痫前期。

（3）中央性前置胎盘伴出血。

（4）胎膜早破。

（5）胎盘植入伴出血。

（6）妊娠期肝内胆汁淤积症。

（7）妊娠合并乙型肝炎。

（8）妊娠合并肝损害。

（9）低蛋白血症。

（10）不良孕产个人史。

（11）孕4产0，孕28周+4d，头位待产。

3）诊疗经过。

（1）1月5日妇科住院给予地塞米松、硫酸镁、甘草酸二铵及盐酸利托君等对症治疗。

（2）1月7日9时出现胎膜早破，12时转入产科，继续给予地塞米松、硫酸镁、注射用腺苷蛋氨酸、熊去氧胆酸胶囊、氨苄青霉素等护肝、抗感染治疗。

（3）1月8日下午开始出现心慌胸闷不适，平卧困难，改变体位可缓解，立即予以心电图检查未见异常。

（4）1月9日13时再次出现呼吸困难、胸闷心慌等不适，20时30分明显加重，夜班医师考虑与硫酸镁相关，暂停硫酸镁，吸氧后症状缓解。

（5）1月9日13时BP150/90mmHg，1月10日9时BP141/90mmHg。给予拉贝洛尔（100mg，每12h一次）口服治疗。后血压监测基本正常。

（6）1月10日9时查房，孕妇诉近2d心慌胸闷不适加重，现平卧困难，右侧卧位可部分缓解，坐位完全缓解，血氧波动于91%～100%。完善腹部彩超、心脏彩超、心肌酶谱、心肌标志物、肝肾功能、电解质、血常规、尿常规、GBS等检查，请ICU会诊协助治疗。根据辅助检查结果ICU会诊考虑患者目前多器官受损，心衰情况加重可能危及患者及胎儿生命安全，建议请新生儿科会诊后及时终止妊娠，产后患者转ICU继续治疗。

（7）1月11日孕妇因"前置胎盘伴胎盘植入、妊娠合并心功能不全"行纵下段直切口术口剖宫产术，于2021年1月11日10时19分娩出一活女婴，Apgar评分7分/1min，6分/5min。5分/10min，转入新生儿科。

4）产后诊断。

（1）呼吸心搏骤停（心肺复苏后）。

（2）急性呼吸衰竭。

（3）失血性休克。

（4）弥散性血管内凝血。

（5）急性心力衰竭。

（6）室性心律失常。

（7）急性肾功能不全。

（8）代谢性酸中毒。

（9）胎盘植入伴出血。

（10）前置胎盘伴出血。

（11）妊娠合并肝损害。

（12）妊娠期肝内胆汁淤积症。

（13）子痫前期。

（14）胎膜早破。

（15）产后即时出血。

（16）低蛋白血症。

（17）血小板减少。

（18）妊娠合并乙型肝炎。

（19）不良孕产个人史。

（20）新生儿中度窒息。

（21）孕4产1，孕28周+4d，手术产一活女婴（LOT）。

（22）经剖宫产子宫切除术的分娩。

（23）早产经剖宫产。

（24）单胎活产。

5）小结。

心搏骤停对于孕产妇而言是灾难性事件，当妊娠合并失血性休克、重度子痫前期及子痫、羊水栓塞、血栓性栓塞、感染性休克和心脏病时易诱发心搏骤停，因此在临床工作中需要严密监测和预防妊娠合并症的发生。在孕产妇发生心搏骤停时，要充分考虑孕产妇特殊的生理特点，兼顾母儿双方安全，多学科协作，积极实施复苏处理和心肺复苏后开始的剖宫产术，以降低孕产妇及围生儿死亡率，改善母儿预后。

该患者既往有多次宫腔操作史，且术前已经出现明显心衰症状，病情危重术前需行多学科会诊，做好大抢救及大量输血准备对于改善产妇预后至关重要。

（杜　慧）

（六）主动脉夹层

1.定义

主动脉夹层（aortic dissection，AD）是一种严重威胁国人生命健康的危重症心血管疾病。是由于各种原因导致的主动脉内膜、中膜撕裂，主动脉内膜与中膜分离，血液流入，致使主动脉腔分隔为真腔和假腔。典型的AD可以见到位于真、假腔之间的分隔或内膜片。血液可以在真、假腔之间流动或形成血栓。假腔可以顺向也可以逆向扩展至主动脉的各个分支而出现相应脏器的灌注不足、填塞等综合征或瓣叶的关闭不全等。发病率为6/10万，妊娠期AD的发病率为5.5/万。

分型：目前，国际上DeBakey分型和Stanford分型应用最为广泛。

（1）DeBakey分型。

Ⅰ型：原发破口位于升主动脉或主动脉弓，夹层累及大部或全部胸升主动脉、主动脉弓、胸降主动脉、腹主动脉。（Stanford A型）

Ⅱ型：原发破口位于升主动脉，夹层累及升主动脉，少数可累及主动脉弓。（Stanford A型）

Ⅲ型：原发破口位于左锁骨下动脉以远，夹层范围局限于胸降主动脉为Ⅲa，向下同时累及腹主动脉为Ⅲb。（Stanford B型）

（2）Stanford分型。

A型：不论起源，所有累及升主动脉的夹层为A型。

B型：未累及升主动脉的夹层为B型。

2.诊断

1）临床表现。

（1）高血压患者突发胸背及上腹部撕裂样痛，镇痛剂不能缓解。

（2）疼痛伴休克样症状，而血压反而升高或正常或稍降低。

（3）短期内出现主动脉瓣关闭不全和（或）二尖瓣关闭不全的体征，可伴有心力衰竭。

（4）器官缺血症状、突发急腹症、神经系统障碍、急性肾衰竭或急性心包填塞等。新生儿中度窒息

（5）血压异常：AD常可引起远端肢体血流减少，导致四肢血压差别较大。

2）辅助检查。

（1）D-二聚体的检测：呈进行性升高是AD患者的特征之一，特别是胸痛后发病1h内。

（2）心电图检查：无特殊特征，可以表现为左心室肥大，当冠状动脉受累时则为ST段抬高等心肌缺血的表现。

（3）影像学检查：是诊断AD的主要方法，一旦怀疑AD应尽早进行。

（4）疑似急性主动脉夹层患者全主动脉CTA作为首选确诊影像学检查手段。

（5）不能行全主动脉CTA检查时，可行MRI明确诊断。

（6）经胸超声心动图作为拟诊主动脉夹层患者必要的初步影像学评估手段。

（7）疑似急性主动脉夹层者完善床旁心电图检查。

3.处置流程

主动脉夹层的处置流程见图2-1-54。

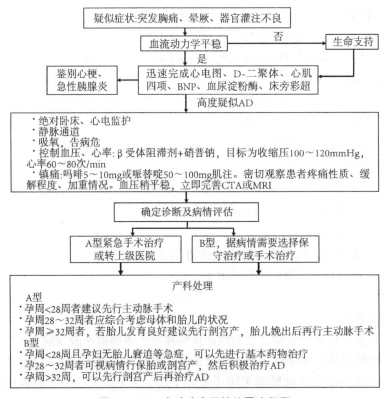

图2-1-54　主动脉夹层的处置流程图

4.案例分析

1）病史小结。

（1）周某，38岁。

（2）主诉：孕38周+3d，血糖升高2个月，血压升高半月。

（3）现病史：平素月经规则，孕期OGTT示4.8/8.5/9.53mmol/L，饮食控制血糖，未使用胰岛素。孕期血压波动于（147～157）/（75～81）mm/Hg，无特殊不适。因"孕38周+3d，妊娠期高血压疾病"遂来入院。

（4）既往史：2017年因"子宫肌瘤"行"腹腔镜下子宫肌瘤剔除术"；2018年行"宫腔镜检查术"。

（5）孕产史：孕2产1，2017年自然流产1次。

（6）查体：T 37.2℃、P 88次/min、R 21次/min、BP 143/79mmHg。孕前体重指数23.2；入院体重76kg。产检：宫高38cm，腹围115cm，无宫缩。内检：宫口未开，先露头，半定，胎膜存。

（7）辅助检查：2019年12月6日彩超提示单活胎，头位，子宫前后壁可见多个低回声，右侧壁下段大小为3.2cm×3.8cm×2.2cm。心电图结果：窦性心律，正常心电图。

2）入院诊断。

（1）妊娠期高血压疾病。

（2）孕2产1，孕38周+3d，头位待产。

（3）妊娠期糖尿病。

（4）妊娠合并子宫瘢痕（子宫肌瘤剔除术后）。

（5）妊娠合并子宫肌瘤。

3）诊疗经过。

入院后各项辅助检查无明显异常，于2019年12月16日15时57分行剖宫产术，手术过程顺利，术中出血量约300mL，术后监测血压波动于（107～141）/（61～97）mmHg。

12月19日（术后第3天）4时左右产妇诉胸闷，伴上腹部及背部阵发性疼痛，肩背部呈撕裂样疼痛，与体位及进食无关，伴恶心，有干呕1次。查体：神志清楚，心肺未闻及明显异常，剑突下及右肋下压痛、反跳痛阳性，脊柱平肩胛骨下缘处压痛。予持续低流量吸氧，持续心电监护，血压（121～132）/（87～88）mmHg，脉搏70～88次/min，血氧饱和度99％～100％，随机血糖6.9mmol/L。床旁心电图无异常。

8时20分症状无缓解，BP 168/88mmHg，P 80次/min，给予口服硝苯地平缓释片20mg，同时请成人ICU会诊，行全主动脉CTA+胸、腹部CT平扫检查：①主动脉夹层（DebakeyⅢ型），腹腔干、肠系膜上、下动脉及左肾动脉开口自真腔、右肾动脉似跨越真假腔；②双肺间质水肿改变伴双侧少量胸腔积液、叶间积液。

心肌酶谱结果：乳酸脱氢酶（LDH）396U/L↑、α-羟基丁酸脱氢酶（α-HBDH）291U/L↑。D-二聚体15.9μg/mL↑，血常规及血淀粉酶正常。

开通急救通道，在医师及护士陪同下12时57分入住于ICU，完善各项辅助检查，给予降压治疗，于12月20日在全麻下行"胸主动脉支架植入术"，手术顺利，术后转入心外科病区，继续给予降压及预防感染治疗。于12月31日出院。

4）产后诊断。

（1）主动脉夹层。

（2）妊娠期高血压。

（3）孕2产2，孕38周+3d，手术产一活男婴（LOT）。

（4）妊娠期糖尿病。

（5）妊娠合并子宫瘢痕（子宫肌瘤剔除术后）。

（6）妊娠合并子宫肌瘤。

（7）单胎活产。

5）小结。

妊娠合并AD临床上较为少见，占AD中的0.1%～0.4%，主要与妊娠期生理改变、妊娠高血压、合并主动脉瓣二叶畸形或遗传性结缔组织病等因素有关，合并遗传性结缔组织病是发病的主要危险因素。妊娠中期末、分娩期和产褥期为发病的高危时期。

本案例中患者AD高危因素与妊娠期高血压、妊娠、剖宫产术后等有关，AD的诊疗应在多学科团队的协作下进行，医疗机构设置急性AD急诊绿色通道，使拟诊患者能够快速完成确诊、多学科会诊以及急诊手术等一系列医疗照护，缩短其入院至接受有效治疗的时间。

AD初步治疗的原则是有效镇痛、控制心率和血压，减轻主动脉剪应力，降低主动脉破裂的风险。药物控制目标为血压120/80mmHg、心率60～80次/min。进一步治疗方案应根据AD的类型、合并症、疾病进展等因素综合考虑。无论是采取药物保守治疗、腔内修复术抑或外科手术等治疗方法，AD患者均需要长期乃至终身进行规律的随访。

（杜慧 许倩）

第二节 助产安全

一、接产安全

（一）产房分娩安全核查

产房分娩安全核查见表2-2-1。

表2-2-1 产房分娩安全核查表

姓名：病案号：年龄：孕周：临产时间：单胎□多胎□初产妇□经产妇□

确定临产	准备接产	分娩后2h
一、病史信息	1.产妇及胎儿异常征象	1.产妇异常生命体征
1.急产史	□是，呼叫帮助 □否	□是，呼叫帮助 □否
□是□否	2.是否需要儿科医师	2.产妇是否有异常阴道出血（检查
2.产后出血史	□是，已联系 □否	前需评估膀胱充盈程度）
□是□否	确认床旁已有必需用品并	□是，呼叫帮助□否
3.子宫瘢痕	为分娩做好准备	一、产妇是否需要
□是□否	一、对于产妇	1.是否需要抗菌药物
4.妊娠合并症及并发症	1.缩宫素10U抽吸入注射器	□是，给予抗菌药物□否
□是	□是□否	2.是否需要硫酸镁及降压治疗
□否	2.开放静脉	□是，给予硫酸镁
5.是否有其他特殊情况（主诉、病史、化	□是□否	□是，给予降压药物
验、胎儿）	3.是否需要同时其他宫缩剂	□否
_____	备用	二、新生儿是否需要
6.是否有特殊用药	□是□否	1.转儿科
□是□否	二、对于新生儿，以下物	□是□否
7.是否有药物过敏史	品已检查功能状态	2.在产科进行特殊的护理和监测
□是□否	□复苏球囊面罩	□是，已准备好□否
二、孕妇治疗	□负压吸引器	三、开始母乳喂养及母婴皮肤接触
1.是否已使用糖皮质激素促胎肺成熟	辐射台功能状态良好	（如果产妇及新生儿状况良好）
□是□否□不需使用	□是　　　　　□否	□是　　　　　□否
2.是否需要抗菌药物	新生儿采血气针	四、助产士进行交接之外，有无特
□是□否	□是　　　　　□否	殊情况需要医师进行交接
3.是否需要提前备血	新生儿脉氧饱和仪	□是　　　　　□否
□是　□否	□是　　　　　□否	
4.是否需要硫酸镁及降压治疗	三、台下医护人员已到位	
□是，给予硫酸镁	□是　　　　　□否	核查人及时间：
□是，给予降压药物	四、分娩结束，清点物品	医师_
□否	无误	助产士
三、胎儿监护分类	□是　　　　　□否	
□Ⅰ类□Ⅱ类□Ⅲ类	分娩前纱布_____块	
四、是否已告知孕妇及家属在分娩期间	术中增加纱布_____块	
出现特殊征象时，及时寻求帮助	分娩后纱布_____块	
□是□否		
	操作者/清点人双签字	
核查人及时间：		
医师_	核查人及时间：	
助产士	医师_	
	助产士	

（骆　嫚）

（二）导乐陪产

导乐陪产见表2-2-2。

表2-2-2　导乐陪产

项目	具体内容
环境设施	1.单间产房 2.室内配有空调、电视等基本设施 3.墙壁一侧装有扶手栏和足够的空间，供产妇走动时使用 4.各种宣传图片 5.各种镇痛设备
人员素质	1.良好的生理、心理素质 2.热情、勤奋、富有爱心、同情心与责任心 3.具有良好的人际交流/沟通及适应能力 4.有支持和帮助产妇度过难以忍受痛苦的能力 5.动作轻柔、态度温和，给人以信赖感
产前准备	1.产妇或家属签署导乐陪伴分娩知情同意书 2.导乐员向产妇及家属介绍产房的环境设施，导乐分娩的好处；讲解分娩过程的基本知识 3.了解待产人员的担心、顾虑的问题并予以详细解答
产时陪产内容	1.第一产程： （1）与产妇耐心交流，讲解和示范分娩过程中可能用到的体位、呼吸方法，解释说明宫缩的作用和产程的进展情况，建立与待产妇的感情、信任，减缓待产妇焦虑情绪，增强分娩自信，做好分娩准备工作 （2）第一产程的早期应鼓励产妇尽可能的多走动，使胎头下降，缩短产程 （3）协助产妇进食水，保留体力 2.第二产程： （1）监护母婴健康，指导产妇正确使用腹压，指导产妇屏气用力、调整呼吸方式 （2）采用按摩等方式缓解产妇腰腹疼，减轻产妇痛苦 （3）对产妇点滴的进步给予及时赞扬和鼓励 3.第三产程： （1）提醒产妇配合医师娩出胎盘，向产妇表示祝贺，分享喜悦 （2）让新生儿及早与母亲接触，帮助新生儿早吸吮和哺乳 （3）按摩子宫，观察阴道出血量、会阴伤口和新生儿情况
产后护理	1.讲解产后注意事项，如叮嘱排尿、预防产后出血、指导母乳喂养，如果产妇有侧切告知侧切护理方法 2.照顾产妇排便等生理需求，话语轻柔、态度和蔼，缓解产妇焦虑、尴尬等情绪
注意事项	持续地给予产妇支持与鼓励，整个过程在热情、关爱和鼓励的氛围中进行

（骆　嫚）

（三）会阴按摩

（1）目的：第二产程中会阴按摩（APM）技术可有效降低产妇会阴侧切率，提高会阴完整性，减少产后出血量，缩短产妇住院天数，提高产妇满意度。

（2）适应证：单胎头位孕妇、孕周37周～41周+6d、无妊娠期合并症及并发症、孕晚期无阴道感染史及炎症、会阴发育良好无瘢痕、孕妇及家属知情同意。

（3）方法：在第二产程予以会阴按摩，消毒外阴后，助产士双手戴无菌手套，右手食指与中指、会阴部位均采用一次性使用的医疗用硅油棉球润滑，宫缩时将右手食指、中指放入会阴体部直至手指第二关节处，顺时针进行环形按摩，每次宫缩时按摩3～5次动作轻柔，用力均匀，注意保护会阴组织，待胎头着冠时停止会阴按摩。

（戴　　敏）

（四）自由体位分娩

自由采取卧、走、坐、立、跪、趴、蹲等姿势，选择自己感到舒适并能缓解疼痛的体位，而不是静卧在床。

分娩早期让产妇取坐位或屈膝半卧位，以纠正胎儿倾斜姿势，可避免前顶骨先入盆。

不同体位的选择，原则上由孕妇自己做主，相信她们的本能；适当时，根据产程进展，胎位状况，征得同意后予以调整；可以几种镇痛方法结合使用。

（张雨丽）

（五）适度保护会阴

通过助产人员对产妇分娩时控制胎头娩出速度和会阴保护措施，减少和避免严重的会阴裂伤。

操作步骤：

（1）向产妇做好解释，以取得配合。胎儿枕位正常，选择自己感觉舒适的体位进行自主屏气用力；胎儿枕位异常时根据具体情况给予指导。

（2）助产士做好接产准备，给予产妇用力指导，并反馈给产妇用力是否正确。

（3）使用硬膜外镇痛的产妇，应等待有自主用力的感觉或在助产士指导下屏气用力。

（4）当胎头着冠时，应指导产妇何时用力和哈气，产妇不能控制时，助产士可在宫缩时，用手控制胎头娩出速度，等到宫缩减弱时借助宫缩的力量使胎头缓慢娩出。

（5）产妇仰卧位分娩时，帮助胎头俯屈应向下轻轻用力按压胎头；当产妇手膝位用力时，应向上轻轻用力帮助胎头俯屈。

（6）胎头娩出后，等待宫缩使胎头自动发生外旋转（复位），再次宫缩时顺势娩出前肩、后肩，并注意娩出速度，同时右手注意保护会阴。

（张文秀）

（六）会阴麻醉（局麻及阻滞麻醉）

1.操作目的

阻断会阴部神经冲动的传导，降低该神经支配区域组织牵拉及损伤导致的疼痛。用于缓解会阴切开引起的疼痛，使盆底肌肉充分放松，有助于阴道手术操作，减轻缝合伤口的疼痛。

2.物品和人员准备

1）物品准备：①医用棉签、穿刺针、20mL注射器、生理盐水（20mL/支）2支、2％聚维酮碘溶液及75％乙醇溶液、无菌手套。②局部麻醉药，包括酯类局部麻醉药物如0.5％普鲁卡因、0.5％～1％氯普卡因、丁卡因等；酰胺类局部麻醉药物如2％利多卡因、依替卡因。③穿刺包内置无菌巾、止血钳、巾钳、无菌纱布等。④其他：空调（调节室温24～26℃）。如多人间分娩，分娩时应使用幕帘或屏风遮挡。

2）人员准备。

（1）产妇：排空膀胱，取仰卧膀胱截石位。

（2）操作者：着装规范，洗手，戴口罩，外科洗手。操作前评估产程进展和胎心情况。

3.操作步骤

（1）操作者向产妇解释麻醉的目的、意义及配合方法。

（2）常规会阴冲洗消毒。

（3）操作者穿手术衣、戴无菌手套，铺消毒巾。

（4）在助手配合下，抽吸备好的局麻药，连接穿刺针，排尽注射器内空气。

（5）注入麻醉药。

局部麻醉：操作者左手食、中两指放入胎先露与阴道壁之间，以保护胎儿并指示麻醉的注射位置。右手持抽好麻药的注射器，先在会阴后联合处注射一皮丘，沿皮丘处向会阴侧斜切开处进针，抽吸无回血后将麻醉药分层次注入黏膜下、肌层、皮下等手术的局部范围。

阻滞麻醉：操作者左手食、中指伸入阴道，经阴道触及坐骨棘，右手持抽吸麻药的注射器，先在坐骨结节与肛门连线中点注射一皮丘，在左手引导下，向坐骨棘尖端内侧约1cm处穿过骶棘韧带，再进1.5cm，体会到落空感后，停止进针，抽吸注射器，无回血，注入局部麻醉药，留适量药液于注射器中，向外退针，边退边注射，直至全部退出。同法进行对侧阴部神经阻滞。

（6）安置好产妇，清理用物。

（7）观察产程进展和胎心情况，决定会阴切开方式。

（8）按正常分娩接产或产钳助产。

（段梦灵）

（七）会阴切开及缝合术

1.操作目的

阴道分娩时，为避免会阴严重裂伤，减少会阴阻力，以利于胎儿娩出，缩短第二产程，保护盆底功能，减少母婴并发症等。

2.物品和人员准备

1）物品准备。①侧切包内置侧切剪1把、有（无）齿镊各1把、持针器1把、治疗巾1块、弯盘1个、可显影有尾纱1块及纱布若干。②缝线。③其他同接产术。

2）人员准备。①产妇：排空膀胱，取仰卧膀胱截石位。②操作者：着装规范，外科洗手，戴口罩。操作前评估产程进展和胎心情况，掌握会阴切开指征，签署知情同意书。

3.操作步骤

1）操作者向产妇解释会阴切开缝合的目的、意义及配合方法。

2）常规会阴冲洗消毒。

3）操作者穿手术衣、戴无菌手套，铺消毒巾。

4）行阴部神经阻滞麻醉及会阴局部麻醉。

5）会阴切开。

（1）操作者左手食指和中指伸入阴道内胎先露与阴道后壁之间，撑起阴道壁，以引导切口方向和保护胎儿先露部，右手持侧切剪以会阴后联合为支点，与正中线呈45°～60°，剪刀切面与会阴皮肤方向垂直，在宫缩时剪开皮肤及阴道黏膜，切口应整齐，内外一致。

（2）据产妇及胎儿情况选择切开方式及切口大小，一般长度为4～5cm。

（3）会阴正中切开术：自会阴后联合处向肛门方向垂直切开，长为2～3cm左右。

6）止血：有出血点用纱布压迫止血，必要时结扎出血小血管或用止血钳止血。

7）会阴切口缝合（胎儿胎盘娩出后）。

（1）检查软产道。

（2）阴道放入有尾纱，检查会阴伤口有无延伸，检查阴道壁是否裂伤、有无血肿。

（3）操作者左手食、中指暴露阴道黏膜切口顶端，用2-0可吸收缝合线从切口顶端上方超过0.5cm处开始间断或连续缝合黏膜及黏膜下组织，至处女膜环处打结。

（4）用2-0可吸收缝合线间断缝合肌层。

（5）用丝线间断缝合皮肤，并记录皮肤缝线针数。或用3-0可吸收缝线行皮下包埋缝合。

8）缝合结束，取出阴道内有尾纱，检查阴道切口黏膜有无渗血、血肿；对合会阴处皮肤。

9）擦净外阴部及周围血渍，消毒切口。

10）肛门指检有无肠线穿透直肠黏膜及有无阴道后壁血肿。

11）准确评估术中出血量，清点尾纱、纱布和器械数目。

12）安置好产妇，清理用物，分类处理。

13）脱手套，洗手，记录。

（陈晓萍）

（八）宫颈裂伤缝合术

1.概述

宫颈裂伤（laceration of cervix）是分娩期并发症，是阴道分娩中最常见的软产道损伤之一，也是造成产后出血的原因之一。宫颈裂伤在阴道分娩中发生率为0.55%，占软产道损伤的19.4%。宫颈裂伤会影响产后恢复，有一些近远期并发症，所以应重视，尽早发现及时处理。

2.宫颈裂伤的高危因素

正常分娩时，由于宫缩、腹压和胎头的挤压使宫颈两侧压力增加，极易造成宫颈不同程度损伤（即宫颈裂伤）。对胎儿娩出后，胎盘尚未剥离即有鲜血流出，或在胎盘娩出后，子宫收缩良好，阴道仍持续流血不止、色鲜者，应疑有宫颈裂伤。较深的宫颈裂伤可延及阴道穹隆部，阴道上1/3段或子宫下段，损伤严重可导致产后大出血甚至危及生命。因此，对宫颈裂伤相关危险因素及对产妇的影响进行探讨，进而提出有效的防治措施具有重要的临床意义。

1）催产素使用。使用缩宫素，使子宫收缩过强过频，产程过快（正常第一产程，初产妇11～12h，经产妇6～8h）。催产素主要用来调整宫缩，促进产程的正常进展。如果不恰当使用催产素加强产力，催产素浓度过高、速度过快，宫颈在未完全扩张的情况下迫使先露部通过而造成宫颈裂伤。

2）胎头位置异常。持续性枕后（横）位容易导致胎头下降停滞。胎头长时间压迫软产道，胎头枕部压迫直肠，产妇过早屏气用力引起宫颈前唇水肿，缺血可使部分宫颈坏死出血。

3）人工干预。产妇及家属心情焦急，盼望胎儿尽快娩出，医师及个别助产士没有耐心，违反原则。在宫口尚未开全时，人工扩张宫颈，促进宫颈口迅速扩张，造成宫颈损伤。

4）人工破膜。自然产程，大多数情况下，第一产程晚期宫口近开全时，胎膜自然破裂，羊膜的完整性是有重要的生理保护作用，如果没有指征行人工破膜，胎头直接压迫宫颈，骤然的压迫使宫颈受压裂伤。

5）会阴侧切。会阴侧切可尽快娩出胎儿，缩短产程，产程快发生宫颈裂伤风险增大。

6）急产。宫颈裂伤的产妇急产率也高，急产时由于宫缩过强，宫口尚未充分扩张，已被胎儿先露部的压力所冲破而致宫颈裂伤。应加强临产后的宫缩观察，提前做好接产准备以避免宫颈裂伤的发生。

7）宫颈病变及治疗史。有过宫颈治疗史也是宫颈裂伤发生的危险因素。宫颈操作使宫颈易形成瘢痕组织，宫颈变得缺乏弹性且坚硬，因此易导致严重的宫颈裂伤。

8）妊娠合并阴道炎。合并有阴道炎的孕妇阴道及宫颈充血质脆，易发生裂伤。

9）宫颈水肿。宫颈水肿是一种主要发生在第一产程的分娩并发症。宫颈未开全时，产妇过早使用腹压、屏气、医源性扩张、上推宫颈，使胎先露通过而致宫颈裂伤，或造成宫颈挤压而水肿，严重者甚至缺血、坏死。

10）初产。初产妇也是宫颈裂伤发生的危险因素，考虑这与初产妇精神紧张，宫颈口较紧，产程时间较长等因素有关，所以正确指导产妇分娩非常重要。

11）胎儿体重。胎儿体重与宫颈裂伤的发生呈正相关，体重越大，宫颈裂伤的发生率越大。

12）助产者。低年资助产士接生也是宫颈裂伤发生的另一危险因素，因此提高助产士助产能力，对避免宫颈裂伤也非常重要。

3.宫颈裂伤的危害

1）近期。若发生在分娩期，裂伤较大会出现产后出血。故产后应检查宫颈等软产道，若发现裂伤及时缝合止血。

2）远期。

（1）感染：白带增多或性交出血。由于宫颈黏膜外翻，容易引起感染，使宫颈充血水肿、分泌物增多，继发阴道炎、外阴炎，逆行可引起子宫内膜炎、盆腔炎等。宫颈组织充血质脆，性交出血。

（2）宫颈功能不全：裂伤至宫颈内口，黏膜下肌纤维和结缔组织分离，导致宫颈内口松弛功能不全，易发生中孕期习惯性流产、晚孕期早产。

（3）宫颈病变：宫颈癌等风险增加。

4. 宫颈裂伤的发现及处理

第三产程或分娩后出现大出血，但子宫收缩良好时，应高度怀疑宫颈撕裂。必须进行彻底的探查，但是宫颈松弛常使探查不满意。所以必须在充分暴露和视野清楚的情况下，评估宫颈的损伤程度。最佳的暴露措施是由助手用阴道直角拉钩，手术者用卵圆钳牵拉宫颈。由于出通常来自伤口上侧，所以缝合应从伤口上侧开始向外缝合。修复宫颈裂伤时应用血纱布压迫阴道裂伤缓解出血

一方面彻底止血，另一方面按解剖层次缝合。宫颈裂伤小于1cm或无活动性出血，则不需缝合；若宫颈裂伤大于1cm或有活动性出血，应缝合。应用阴道拉钩暴露宫颈，用两把无齿卵圆钳夹持宫颈裂伤两端，从断端的顶上0.5cm开始间断缝合宫颈全层，至宫颈游离缘上0.5cm为止。若裂伤累及子宫下段时，缝合应注意避免损伤膀胱及输尿管，必要时经腹修补。修补裂伤应注意解剖层次的对合，第一针要超过裂伤顶端0.5cm，缝合时不能留有死腔，避免缝线穿过直肠黏膜。若破裂延长至子宫下段，按子宫破裂处理。术后应用抗生素预防感染，如失血过多，及时补液及输血制品。

5. 小结

宫颈裂伤在分娩中较为常见，可对产妇身心和产后康复造成一定的危害。为有效预防宫颈裂伤的发生，需明确宫颈裂伤的相关因素，并针对相应的因素采取积极的预防措施进行积极防范。

（杨　慧　王静玲）

（九）胎儿附属物检查及评估

1. 羊水

1）量：一般足月时羊水超过2 000mL，称之为羊水过多，羊水少于300mL是羊水过少。

2）正常羊水是无色透明的，当羊水被胎便污染，其污染的程度可分为三度。

Ⅰ度：羊水呈淡绿色，质薄。

Ⅱ度：羊水呈深绿色，质较厚，可污染胎儿皮肤、胎膜和脐带，即羊水中度胎粪污染。

Ⅲ度：羊水呈褐绿色，质厚，呈糊状，可污染胎膜、脐带、胎盘，甚至被胎儿吸入呼吸道。

2. 脐带

1）脐带长度异常：胎儿脐带在足月妊娠时长度为30～100cm，平均长度为55cm，脐带长度超过100cm称为脐带过长，小于30cm称为脐带过短。

2）脐带打结：脐带打结有假结和真结两种。脐带假结指因脐血管较脐带长，血管卷曲似结，或因脐静脉较脐动脉长形成迂曲似结，通常对胎儿无大危害。脐带

真结多先为脐带缠绕胎体，后因胎儿穿过脐带套环而成真结。脐带真结较少见，发生率为1.1%。

3）脐血管数目异常：正常脐带有3条血管，一条脐静脉，两条脐动脉。若脐带只有一条动脉时，为单脐动脉。

3.胎盘胎膜

1）胎盘娩出：观察胎盘有无剥离征象，避免过度牵拉脐带，如胎盘已剥离，助手可轻压腹部子宫底处协助胎盘娩出。当胎盘娩出至阴道口时，接产者用双手握住胎盘如为子面应翻转成母面，向一个方向旋转，缓慢向外牵拉，协助胎膜完整剥离娩出。如在娩出过程中，发现胎膜部分断裂，可用止血钳将断裂上端的胎膜全部夹住，再继续向原方向旋转，直至胎膜完全排出。胎盘胎膜娩出后，按摩子宫刺激其收缩，减少出血。在按摩子宫的同时注意观察阴道出血量。

2）检查胎盘胎膜：将胎盘铺平，注意胎盘母体面有无缺损，并测量缺损面积，母体面检查后将胎盘提起，检查胎膜是否完整，仔细检查胎儿面边缘有无断裂血管，及时发现副胎盘，如有副胎盘、部分胎盘或大块胎膜残留时应由产科医师在严密无菌操作下，取出残留组织，并在分娩单上详细记录。

3）注意事项：

（1）未出现胎盘剥离征象时，避免过度用力牵拉，防止子宫内翻。

（2）检查胎盘、胎膜须仔细，以防残留，引起产后出血。

（3）如有下列征象，需徒手剥离胎盘：①胎儿娩出后，胎盘部分剥离引起子宫出血（>100mL），经按摩子宫及应用宫缩剂等处理，胎盘仍不能完全剥离者；②阴道分娩，胎儿娩出后30min，胎盘仍未剥离娩出者。

（4）宫腔探查时或徒手剥离胎盘须严格无菌操作，并防止职业暴露。

（5）在分娩单上须记录胎盘、胎膜及脐带情况，如胎盘胎膜是否完整，缺损面积，有无钙化点、脐带打结、扭曲等情况。

（洪钏凡）

（十）臀位助产

1.定义

当胎儿双髋关节屈曲，双膝关节伸直，足部靠近头部时称为单臀先露。完全臀先露的区别在于一侧或双侧膝盖弯曲。不完全臀先露则指一侧或双侧髋关节不屈曲，一侧或双侧的足或膝盖位于臀部以下，也就是足或膝盖在产道中是最低的。

对胎儿持续臀先露的分娩方式仍然是有争议的。对于助产者技术要求更高，臀位阴道分娩的施行应非常谨慎。

2.适应证

1）死胎或估计胎儿于出生后难于存活着。

2）具备下列条件者：孕龄≥34周、单臀或完全臀位、估计胎儿体重2 000～3 500g、胎头无仰伸、骨产道及软产道无异常、无其他剖宫产指征。

3）无禁忌证而孕妇及其家属坚决要求阴道试产者。

3.禁忌证

1）骨盆狭窄或软产道异常。

2）足先露。

3）估计胎儿体重＞4 000g。

4）B超见胎头仰伸者。

5）B超提示脐带先露或隐形脐带脱垂。

6）妊娠合并症或并发症如重度子痫前期、糖尿病等。

4.单臀先露阴道分娩技术

1）术前评估及术前准备。应对胎膜、产程和胎儿状况进行快速评估，密切监测胎心率和宫缩，完成阴道分娩或剖宫产分娩所必要的医护人员需到位。再次与孕妇及家人讨论分娩方式并确定选择经阴道分娩。建立静脉通道、备血、备齐新生儿复苏抢救设备、准备好后出头产钳。孕妇取膀胱截石位、消毒外阴、导尿。

2）产程。

（1）第一产程：尽可能防止胎膜过早破裂，产妇取侧卧位，不灌肠、少做肛门检查及阴道检查，不用缩宫素引产。一旦破膜，立即听胎心，检查有无脐带脱垂。为使宫颈扩张充分，应消毒外阴后用无菌巾以手掌在宫缩时堵住阴道口；使胎儿屈膝屈髋促其臀部下降，起到充分扩张宫颈和阴道的作用，有利于胎儿娩出。在"堵"的过程中，应每隔10～15min听胎心一次，并注意宫颈口是否开全。

（2）第二产程：接产前应导尿，初产妇应行会阴后侧切开术，有3种分娩方式。

A.自然分娩：胎儿自然娩出，极少见，仅见于经产妇、胎儿小，宫缩强、骨产道宽大者。

B.臀助产术。

操作要点：

a.堵。

堵臀：用一消毒巾盖住阴道口，并每次宫缩时以手掌抵住，直至产妇向下屏气强烈，手掌感到相当冲力时，准备助产。

娩出臀部：待宫口开全，会阴膨起，切开会阴，胎臀及下肢即可顺利娩出。

娩出肩部：助产者用治疗巾裹住胎儿下肢及臀部，紧握胎儿臀部徐徐转动，使双肩径落于骨盆前后径上。边旋转边向下牵引直至胎儿脐部露于阴道口外，将脐带轻轻向外牵引出数厘米。再继续向外、向下牵引胎儿躯干的同时，助产者须逐渐下蹲，向下向外用力牵拉，使胎儿前肩部分暴露于耻骨联合下，助产者的食指和中指顺胎肩滑至胎儿肘关节，并将其勾住使上肢紧贴胎儿胸部，顺势牵拉拔出，然后将胎体尽量提举，使后肩显露于阴道口，再依前法取出后臂。

娩出胎头：将胎背转至前方，使胎头矢状缝与骨盆出口前后径一致，助手迅速在母体耻骨联合上方加压，使胎头俯屈入盆，然后用下述两法之一娩出胎头：①胎头枕骨达耻骨联合下时，将胎体向母亲腹部方向上举，甚可翻至耻骨联合上，胎头即可娩出。②后出头法：将胎体骑跨在术者左前臂上，同时术者左手中指伸入胎儿口中，上顶上腭，食指及无名指附于两侧上颌骨；术者右手中指压低胎头枕部使其俯屈，食指及无名指置于胎儿颈部两侧。先向下牵拉，同时助手在产妇下腹正中向下施以适当压力，使胎儿保持俯屈。当胎儿枕部低于耻骨弓下时；逐渐将胎体上举，以枕部为支点，使胎儿下颌、口、鼻、眼、额相继娩出。

b.拔。

只应用于单臀位。接生过程中始终保持胎儿的小腿伸直折叠于胎体上，压住交叉在胸前的双臂使之不上举，压住胎儿颏部使胎头不至仰伸。当胎臀及双侧大腿显露后，助产者可使胎背朝向上略斜向一侧，让臀部的最大径（股骨粗隆间径）适应骨盆出口面的斜径。助产者用手紧提胎臀的两侧，拇指压在胎儿腿部，其余四指在骶部：每次宫缩时将胎体及双腿向上抽拔，宫缩间歇期，助产者拇指及其他四指顺着胎腿及胎体下滑至阴道口，使双腿紧贴胎体不致脱出阴道口外，胎儿双上肢被压在大腿下交叉于胸前，提拔肢体与双腿时，将上肢同时拔出。出肩后双腿仍然保持原位压住胎儿颏部，胎头不致仰伸，再继续将胎体及双腿向耻骨联合、向母体腹部方向提举，胎头即可保持俯屈位顺利娩出。

C.臀牵引术：胎儿全部由接产者牵拉娩出，一般情况下因胎儿损伤大应禁用。

臀位分娩时应注意：当臀位分娩自发进展到肚脐娩出时，分娩进行得越顺利，其发病率和病死率越低。臀部娩出后会牵拉脐带，使得脐带受压。因此，一旦臀部越过阴道口，腹部、胸部、手臂和胎头必须尽快娩出，应于8min内结束分娩，以免因脐带受压而致死产。一旦出现胎心异常，必须即刻决定是否手法助产或中转剖宫产。胎头娩出时不应猛力牵拉，以防胎儿颈部过度牵拉造成臂丛神经麻痹及颅骨剧烈变形引起大脑镰及小脑幕等硬脑膜撕裂而致颅内出血。除非会阴扩张极好，所有臀位分娩，均应行会阴侧切术。后髋通常从6点位置娩出，这时压力会导致胎粪排出。前髋随后娩出，其次是外旋至骶前位。应鼓励继续用力，因为此时脐带已经进入产道，脐带受压或受牵拉会引起胎心减速。当胎儿继续下降，助产者将双手手指平行夹在胎儿双侧股骨中部，并通过向侧方用力将胎儿腿部远离中线娩出。腿部娩出，双手用温水湿润的无菌巾牢牢抓住胎儿骨盆。手指应放在髂前上棘而拇指放在骶骨处，以减少胎儿腹部软组织损伤的机会。伴随产妇用力，助产者轻柔向下旋转牵拉。轻向下牵拉时先向一个方向旋转90°，随后180°，完成肩胛骨和手臂的分娩。

（3）第三产程：应积极抢救新生儿窒息及预防产后出血。行手术操作及有软产道损伤时，应及时检查并缝合，给予抗生素预防感染。

（杨　慧　王静玲）

（十一）阴道手术助产

1.定义

阴道手术助产是指在第二产程使用产钳或胎头吸引器直接牵引胎头以加快或实现胎儿阴道分娩的重要手段，是处理难产的重要操作方法。

2.阴道手术助产的适应证和禁忌证

阴道手术助产的适应证和禁忌证见表2-2-3。

表2-2-3　阴道手术助产的适应证和禁忌证

适应证	相对禁忌证	绝对禁忌证
第二产程延长	胎头位置不佳	非纵产式或面先露
明确或可疑的胎儿窘迫	需胎头旋转>45°方能正确放置产钳或胎头吸引器进行助产	胎方位或胎头高低不清楚
母体因素需缩短第二产程：如体力耗竭、妊娠合并心脏病以及其他疾病导致孕妇无法屏气用力等情况	中位产钳或胎头吸引	宫口未开全 头盆不称
		胎儿凝血功能障碍和胎儿成骨不全，临床上较少见

3.阴道手术助产的优缺点

阴道手术助产的优缺点见表2-2-4。

表2-2-4　阴道手术助产的优缺点

	产钳助产术	胎头吸引术
优点	牵引确切，能迅速结束分娩	（1）操作简单放置容易 （2）吸引力量小，对新生儿损伤程度小
缺点	（1）产道损伤大，产科相关肛门括约肌损伤发生率高 （2）面神经损伤风险增加 （3）产后不适增加	（1）失败率高 （2）新生儿头皮血肿、帽状腱膜下出血、视网膜出血发生率高

4.产钳的操作方法

1）Simpson产钳使用方法。

（1）取膀胱截石位，常规消毒外阴，铺巾，导尿。

（2）再次阴道检查，确定宫口已开全，触摸囟门位置和产瘤大小、胎方位及先露下降平面，再次排除头盆不称。

（3）行会阴神经阻滞麻醉，会阴侧切。

（4）放置产钳左叶。左手以握笔式握左叶钳柄，钳叶垂直向下，右手伸入胎头与阴道壁之间做引导，使左叶产钳沿右手掌慢慢进入胎头与阴道壁之间，直至到达胎儿左侧顶颞部，钳叶与钳柄在同一水平位，钳柄正面正向产妇左侧，将左钳柄交助手握住并保持原位不变。

（5）放置产钳右叶。右手垂直握右钳柄如前述，以左手中、食指伸入阴道后壁与胎头之间诱导右钳叶（在左产钳上面）缓慢滑向胎头右侧方到达与左侧对称的位置。

（6）合拢钳柄，两个产钳放置在正确位置后，左右产钳锁扣恰好吻合，左右钳柄内面自然对合。

（7）再次检查产钳位置，钳叶与胎头之间有无软组织嵌顿。

（8）扣合锁扣，阵缩来临时指导产妇屏气，并保护会阴，向外、向下牵引胎头，当先露拨露时，应逐渐将钳柄向上旋转使胎头逐渐仰伸而娩出。牵引应在阵缩时进行，宜持续缓慢加力，方向要遵循骨盆轴方向，切忌暴力牵引及左右摇摆钳柄。

（9）取出产钳。当胎头双顶径露出会阴口时，应取出产钳。按照放置产钳的相反方向先取出右叶产钳，再取出左叶产钳，随后娩出胎体。

（10）产后酌情使用抗生素预防感染。书写手术记录等。

2）胎头吸引术的操作方法。

（1）取膀胱截石位，常规消毒外阴，铺巾，导尿。

（2）再次阴道检查，确定宫口已开全，触摸囟门位置和产瘤大小、胎方位及先露下降平面，再次排除头盆不称。

（3）行会阴神经阻滞麻醉。

（4）放置吸引器：将吸引器胎头端涂以润滑油。左手分开两侧小阴唇，中食指掌侧向下，撑开阴道后壁，右手持吸头器将胎头端向下压入阴道后壁前方，然后食、中二指掌面转向上，挑开阴道右侧壁，使吸头器右侧缘滑入阴道内，继而左指转向上，提拉阴道前壁，使吸头器上缘滑入阴道内。最后拉开左侧阴道壁，使吸头器胎头端完全滑入阴道内并与胎头顶端紧贴。

（5）检查吸引器：一手支撑吸引器，另一手食、中指伸入阴道，沿吸头器胎头端与胎头衔接处摸一周，检查二者是否紧密连接，有无软组织受压，若有将其推出，调整胎头吸引器牵引柄与胎头矢状缝一致，以作为旋转胎头标记。

（6）抽吸负压：将吸头器牵引柄气管上的橡皮管与电动吸引器的橡皮管相接，然后开动吸引器抽气，胎头位置低可用40kPa（300mmHg）负压，胎头位置较高或胎儿较大，估计分娩困难者可用60kPa（450mmHg）负压，一般情况可选用

50.7kPa（380mmHg）负压。

（7）牵引吸引器：宫缩屏气时同步牵引。牵引的方向应循产轴的方向，先往下牵引保持胎头俯屈。当胎头枕部达耻骨联合下缘时，向上牵引使胎头仰伸。当胎头为枕横位、枕后位时，应旋转吸引器使胎头转为枕前位。

（8）取下胎头吸引器：胎头娩出后，拨开橡皮管或放开气管夹，消除吸引器内的负压，取下吸引器。

（9）按正常分娩机转分娩胎儿。

5.阴道手术助产的诊治流程

阴道手术助产的诊治流程图见2-2-1。

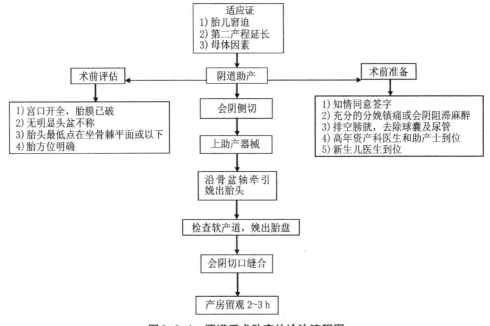

图2-2-1　阴道手术助产的诊治流程图

（杨　慧）

（十二）人工剥离胎盘术

1.适应证

1）胎儿经阴道娩出后，30min胎盘仍未娩者。

2）胎儿娩出后不到30min，但阴道流血较多者。

2.术前准备

1）膀胱截石位，消毒外阴及外露脐带，撤换无菌巾、单，术者换无菌手套及手术衣严格无菌操作，导尿。

2）紧急情况下多不用麻醉，必要时肌内注射哌替啶。

3）建立静脉补液，输血通道。

3. 手术操作要点

1）取膀胱截石位，排空膀胱。更换手术衣及手套，重新消毒外阴。一手手指并拢成圆锥形，沿脐带伸入子宫腔；另一手置于腹部，沿骨盆轴方向压宫底。

2）进入宫腔之手，沿脐带摸到胎盘边缘。掌面向胎盘母体面，手指并拢，以尺侧缘慢慢将胎盘从宫壁分离，从胎盘边缘或已剥离处轻轻逐步将胎盘与宫壁分离，禁忌用手指抓取，此时另一手仍按压宫底。

3）估计大部分已剥离，可再牵拉脐带，帮助查明并分离剩余部分，然后将胎盘握于手中，边旋转边向下牵引而出，注意勿用强力牵引以免胎盘或胎膜部分残留。

4）胎盘全部剥离后，用手牵拉脐带协助胎盘娩出。分离困难时不可强取，若牵拉脐带时发现绒毛植入较深，考虑为胎盘植入时，应停止行人工剥离术，及时请示上级医师，改行其他处理方案。

5）检查胎盘和胎膜有无缺损，并伸手进入宫腔检查，清除残留组织，亦可用卵圆钳在手或者超声指引导下夹取，或用大钝刮匙刮除。注意检查子宫有无破损。

6）胎盘取出后立即肌注或者静脉给予宫缩剂，术后抗生素预防感染。

4. 并发症

1）子宫出血：主要发生于胎盘剥离困难或剥离不全时，影响子宫收缩而致大出血。应请有经验者迅速完成手术，清除子宫内容物，同时加强宫缩，控制出血。不能有效控制时应急症开腹处理。

2）子宫损伤或穿孔：多发生于手术操作不当，或胎盘植入病例。子宫穿孔小、出血不多时可给予宫缩剂和抗生素严密观察。子宫损伤重或出血不止者应开腹探查并予修复或切除。

3）产后感染：徒手剥离胎盘后应常规给予抗生素，并积极预防感染情况。

（张　欢）

（十三）清宫术

胎盘残留是产后常见的并发症之一，如不及时清除，可导致产后出血、感染，甚至会切除子宫，严重者危及产妇生命。目前产后清宫的时机目前尚有争议，有些人认为若患者的一般情况较好，建议在产后1周左右行清宫术，此时子宫收缩相对较好，可减少阴道出血及子宫穿孔的概率。但如果产后发现子宫内有组织残留，并且伴有阴道流血量较多，则建议及时行清宫术，以避免产后大出血的发生。

产后清宫手术操作要点：

（1）胎盘剥离后，立即检查胎盘胎膜是否完整，如有残留，再伸手进入宫腔寻找并剥离残留部分取出。

（2）残留的小块胎盘组织如用手指难以剥离时，排空产妇膀胱，采取膀胱截石位，静脉滴注缩宫素20U，对外阴与阴道进行常规消毒，使用窥器暴露阴道和宫颈，使用宫颈钳对宫颈10点位置进行夹持，并对其进行有效的固定，再次对阴道与宫颈进行消毒，使用探针对宫腔深度情况进行探查，首先将卵圆钳深入至宫腔中目标位置，使用钳夹夹取宫腔残留组织，再使用大号刮匙沿宫腔壁进行搔刮，需要注意的是动作需轻柔，必要时使用吸宫棒或卵圆钳再次对宫腔组织进行清理，当操作人员使用手掌触摸宫腔各壁，若存在粗糙感，且只能刮出血性泡沫时，停止操作。建议有条件在超声监测下行产后清宫术。

（3）术毕，继续给予缩宫素加强宫缩，必要时给予前列腺素制剂，同时给予抗生素预防感染。必要时应将清除的组织送病理检查。

（张　欢）

（十四）毁胎术

毁胎术是经阴道将死胎（或畸形胎儿）分解后娩出的一类手术。其目的在于缩减胎儿体积，有利于胎儿经阴道顺利娩出，如施行得当，可减少对母体的不必要损伤，减少剖宫取胎术。

术前评估：了解产妇的难产病史，死胎经过和畸形胎儿类型，必要时需进一步检查胎儿、胎盘情况，以明确诊断，了解产道分娩条件。如果是滞产、胎位异常所致难产，还要了解检查腹部情况，判断是否有子宫破裂的情况发生，要评估产妇的一般身体情况选择不同的手术处理方式。

无明显骨盆入口狭窄，宫颈口开全或近开全，先露已固定骨盆入口时是实施手术的时机，根据先露部位的不同选择不同的手术方式。如头先露行穿颅术或断头术，即使穿颅术，也会因为胎头贴宫颈口的部位不同而穿刺部位有区别，如囟门离宫颈口最近则穿囟门等，如为横位，则根据先露部位的差异、子宫条件，而选择断头术、除脏术等。

（张　欢）

二、院外分娩

院外分娩是指产妇在医院以外区域分娩。院外分娩多发生在家中或就医途中，主要是因为很多产妇对围生期注意事项认识不足、居住在农村或郊区、就医路途较远、交通不便利导致。经产妇，预期之外的早产是院外分娩的高发人群，很多研究显示院外分娩更易出现产科并发症和新生儿疾病，威胁母婴健康及生命安全。研究提示院外分娩组的产后出血率、产褥感染率、胎盘滞留率及新生儿窒息率明显高于对照组，往往在小诊所还会存在药物使用不规范导致的强直宫缩，从而引起羊水栓塞、胎儿宫内窘迫、胎盘残留、子宫破裂和产后出血等严重并发症。

针对院外分娩首先应该加强流动人口监督管理，对本地人口孕妇建立围生期保健网，对外来流动人口建立有效的管理制度，从源头上尽量避免院外分娩的发生。

1）在接到院外分娩的通知后，我们应该从以下几个方面做好准备。

（1）情况掌握。①分娩地点：详细了解出诊或接车地点，规划路线。②产妇状况：A.产妇孕周，是否双胎或多胎早产等。B.是否经产妇（前次及本次胎儿估算体重）、瘢痕子宫。C.孕期特殊情况（如合并症、并发症）。D.阴道是否出血、流液及宫缩情况。E.有无定期产检（产检是否有异常，产检资料是否携带）。

（2）人员准备：高年资产科主治医师1名、高年资助产士1名、高年资儿科主治医师1名、产科护理人员1名、儿科护理人员1名。

（3）物品准备：除了常用的急救物品以外，还需配备一次性产包、胎心多普勒、缝合线、便携式氧气袋、照明设备、新生儿吸痰管、新生儿复苏器械、新生儿棉被、保温袋、宫腔填塞纱布、会阴伤口缝合包、宫颈探查包、各型号静脉留置针及其他母婴必需用品等，准备前必须检查有效期，以备随时使用。各种病情告知书。

（4）药品准备：除了急救车上常准备的急救药品以外，还需配备局麻药品、促宫缩制剂（如缩宫素注射液、卡前列素氨丁三醇注射液等）、抗生素、盐酸哌替啶注射液。维生素K注射液、硫酸镁注射液、破伤风抗毒素等药品。

2）医护人员到达现场后评估现场状况，开展现场处置。

（1）在展开所有医疗措施之前，通过询问病史及检查综合判断，一旦确定为第一产程，短时间内不会分娩，则现场不做处理，送医院完成接生程序。

（2）若已进入第二产程，则做好接生准备。分娩流程（就地接产）：消毒会阴部，垫消毒会阴垫，严格执行无菌原则。当胎头拨露使会阴体紧张时开始保护会阴，胎头娩出时立即清理口鼻腔的分泌物，再协助胎肩和胎体娩出，当胎儿全部娩出后，给予断脐，断脐时注意消毒，进行1min和5min Apgar评分。

（3）对胎儿已娩出者，立即检查新生儿状况、若新生儿出现窒息，应立即按照新生儿复苏步骤进行复苏抢救直至复苏成功。判断新生儿情况：擦干皮肤上的羊水及血液，注意保暖，头偏向一侧，可适当吸氧。此外，若是臀位，应堵会阴部，待会阴部充分扩张后再娩出胎儿。胎儿娩出后即进入第三产程，此时宫体注射催产素10U。胎盘娩出后检查胎盘胎膜娩出是否完整，宫颈、阴道、会阴有无撕裂，尽快转送医院。

3）现场处置过程注意事项。

操作相对无菌原则，感染防控、产妇的心理疏导、医护人员自我防护，医护人员相互协助与密切配合。院外分娩往往导致产妇出现害怕、焦虑、恐惧、紧张等心理情绪，其严重程度远高于住院产妇，所以对意外分娩的产妇进行及时有效的心理护理尤为重要。

（张 欢 郭 丽）

三、新生儿的观察与处理

（一）产房内新生儿的评估与监护

1.新生儿出生后的初始检查与评估

1）Apgar评分。评分系统包括心率、呼吸、肌张力、喉反射及皮肤颜色5个方面。满分10分，8~10分属于正常新生儿；4~7分属于轻度窒息，需清理呼吸道、人工呼吸、吸氧、用药等措施才能恢复；0~3分属于重度窒息，需复苏抢救，气管内插管给氧。应在出生后5min、10min分别再次评分。

2）呼吸道检查。新生儿娩出后迅速清除口咽内黏液，可倒提新生儿使黏液流出，亦可用软管吸引，清理鼻腔以保持呼吸道通畅，同时也可刺激新生儿呼吸。注意检查有无呼吸困难，新生儿一旦出现呼吸急促、费力、点头、张口呼吸及三凹征（胸骨上窝、剑突下窝和肋间隙的吸气性凹陷）、鼻翼翕动等提示呼吸困难。呼吸困难是新生儿的危重症，一旦发现，建议尽早转新生儿科治疗。

3）皮肤检查。观察新生儿有无发绀、皮肤花纹或发灰、皮肤有无破损或出血点等，若存在，则提示可能有新生儿心血管系统疾病、血液系统疾病或宫内感染等可能，需严密监护，必要时入住新生儿科完善相关检查及诊疗。注意观察新生儿皮肤弹性、皮下组织和脂肪的厚度以及有无水肿等。

4）测体重。出生体重<2 500g的婴儿统称为低体重儿；出生体重在1 000~1 499g的早产儿称为极低体重儿；出生体重<1 000g则称为超未成熟儿。这些新生儿出生后容易发生呼吸窘迫综合征、感染、颅内出血、黄疸、电解质紊乱、低血糖、神经系统和听力异常等。大于胎龄儿为出生体重>同胎龄平均体重的第90百分位，约相当于平均体重的2个标准差以上的新生儿。出生体重>4 000g的新生儿称为巨大儿，出生后应检查婴儿血糖，如血糖低，立即给予10%葡萄糖液输注，按照60~80mL/kg，以6~8mg/（kg·min）的速度缓慢静脉滴注，一次量不宜过大，以防刺激胰岛素分泌，反射性加重低血糖。能进食者尽早喂养，以免发生早期低血糖。巨大儿容易发生新生儿损伤，出生后应注意检查有无产伤，如锁骨骨折、臂丛神经损伤、肢体活动是否正常、有无头皮血肿等。巨大儿不一定成熟，尤其是母亲有糖尿病者，需加强护理，注意生命体征的监测。

5）体格检查。新生儿体格检查包含以下5个方面。

（1）头部检查：新生儿头颅大小、形状、前囟大小及紧张度、有无凹陷或隆起，观察有无颅骨软化、颅骨血肿、颅骨重叠、缺损等。

（2）颈部检查：颈部是否柔软，有无斜颈、颈蹼等畸形，检查锁骨有无骨折，特别对于巨大儿、肩难产的新生儿一定要检查有无锁骨骨折。

（3）腹部检查：观察有无腹胀、肠型、腹部包块，肤色改变、舟状腹，必要时听诊肠鸣音，一般出生后1h可听到肠鸣音，如果生后即听到肠鸣音，提示可能存在胎儿窘迫，已排胎粪。

（4）神经系统检查：瞳孔对光反射消失多见于严重脑干病变，脑疝、脑死亡等，神经系统的观察最核心的是肌张力。

（5）生殖器及肛门的检查：检查新生儿肛门是否开启，男婴检查阴囊的大小、双侧是否对称，女婴检查阴唇是否粘连。同时要排除有无两性畸形等。

2.危重新生儿生命体征监护与评估

1）体温监护。新生儿出生后快速擦干，包裹或置于远红外辐射台/暖箱中保暖，使患儿保持适中温度，同时对新生儿进行体温监测。体温监测一般采用水银温度计，最好测量颈部或腋下等皮肤温度，腋温应保持在36.5～37.5℃，评估发热时一般采用核心温度，即肛温>37.5℃考虑发热。在保暖箱或远红外辐射台的体温监测通常采用热敏电阻温度传感器，同时监测皮肤温度和核心温度。新生儿体温<32℃时，病死率将达到20％～50％，一定要切记新生儿保暖。

2）血氧饱和度的监测。经皮脉搏氧饱和度监测是临床最常用的监测氧合状态的方法，血氧饱和度应维持在88％～92％。凡吸氧的新生儿必须监测血氧饱和度，以减少新生儿视网膜病变和支气管肺发育不良的发生。

3）血压监测。正常新生儿收缩压50～90mmHg；舒张压40～60mmHg；新生儿如果合并腹泻或脱水，可能出现一过性血压降低或低血压，此时需进行扩容、补液治疗维持血压。极少数新生儿可能发生高血压，如收缩压达到100～110mmHg，则需要进行病因方面的检查。血压监测一般2～6h 1次，对休克、失血等患儿每1～2h 1次，必要时测四肢血压及经皮氧饱和度。

4）呼吸监测。新生儿呼吸频率为40～60次/min。注意有无气促、呼吸不规则、三凹征、发绀、桶状胸，听诊呼吸音是否对称、有无啰音等。呼吸过慢或节律异常（潮式呼吸、抽泣样呼吸、下颌呼吸）是患儿病情危重的信号，需转至新生儿科治疗。

5）心率、脉搏监测。新生儿心率为120～160次/min，新生儿听诊需注意心率、心律、心音、心脏杂音等。

6）血气监测。高危新生儿容易发生内环境紊乱，严重感染、缺氧、损伤等可导致生化血气异常，及时监测电解质和血气分析可早期发现病情变化。血气分析可用动脉血或动脉化的毛细血管血进行分析，血样必须为动脉血。一般氧分压应维持在50～70mmHg，二氧化碳分压维持在40～55mmHg，pH维持在7.25～7.45。

7）血糖监测。早产儿、生长受限儿、糖尿病母亲所生新生儿，因为存在反馈调节和内分泌反应的受损，容易出现反复持久的低血糖状态，可引起继发性癫痫及精神运动发育迟缓，出生后需监测血糖。高危儿出生后即开始测血糖，积极的新生儿低血糖的处理阈值范围可在2.6mmol/L，治疗目标值应设为≥2.8mmol/L。

（郭　丽　周　冬）

（二）产房内新生儿保暖

初生婴儿尤其是早产儿及各种状态下的低出生体重儿，其体温调节能力低下。而且新生儿从子宫过渡到子宫外温度显著降低的环境以及羊水覆盖皮肤等各种因素均可加快其散热速度而发生低体温。新生儿低体温可迅速引起循环血容量的变化及各种脏器缺血缺氧损伤，易导致早产儿出血等严重并发症，增加新生儿早期死亡率，是产房及早期新生儿医疗/护理重要内容之一。

1. 环境温度

1）暖箱温度。新生儿腋温为36.5～37.5℃，产房温度应设置为24～26℃。提前预热辐射保暖台，足月儿辐射保暖台温度设置为32～34℃，或腹部体表温度36.5℃；早产儿根据其中性温度设置。

2）产房湿度。由于干燥的房间空气使婴儿不显性失水增加，从而增加失热。房间过湿在寒冷季节也影响体温稳定，因此产房保持适宜的环境湿度（50%～60%），以维持婴儿体温稳定。

3）产房环境温度。分娩室的适宜温度对初生婴儿体温的维持非常重要。产房温度<21℃时，足月儿出生后早期低体温的发生率明显增加。产房温度应不低于25℃。

2. 分娩室的婴儿保暖——擦干与包裹

新生儿刚出生时体表有羊水，皮肤湿润，经蒸发、辐射、对流等散热方式可迅速丢失大量体热。出生后擦干和温布包裹，是对初生婴儿保暖的重要措施。出生后快速彻底擦干新生儿头部、躯干和四肢，去掉湿巾，再用温暖的毯子或布单包裹，以防止婴儿因全身皮肤暴露，通过蒸发、对流、辐射、传导等方式增加失热，达到保暖和避免低体温发生。包裹婴儿应松紧适度，不应过度捆绑，以免过度限制其自主活动，降低肌肉产热能力和增加呼吸困难的危险。

3. 早产儿/低出生体重儿出生后早期保暖——塑料袋

在辐射热保暖台上应用塑料袋包裹早产儿/低出生体重儿，可预防其生后早期的对流失热，此袋很薄，甚至可全部透过辐射热，弯曲的塑料袋可紧密包围早产婴儿身体，与体表形成一种微环境，减少婴儿不显性失水，从而减少蒸发散热。

（周　冬　冯营营）

（三）新生儿复苏

新生儿窒息是新生儿死亡、伤残的重要原因，正确规范的复苏对降低窒息的死亡率、伤残率非常重要。为了迅速有效地进行复苏，必须事先做好充分的准备，包括预测复苏的需要、复苏人员和器械设备。

1.复苏的准备

1）新生儿复苏的评估。加强产科、新生儿科医师的协作，有新生儿窒息高危因素时应通知新生儿科医师入产房协助新生儿复苏。新生儿窒息常见高危因素见表2-2-5。

表2-2-5　新生儿窒息常见高危因素

产前	产时
高龄产妇（＞35岁）	胎儿心率异常
妊娠期高血压疾病	择期/急诊剖宫产
妊娠期高血糖	臀位或其他胎位异常
产前出血	宫缩过强/乏力
孕妇患感染性疾病	急产/滞产＞24h
孕妇稀有血型（Rh阴性）	第二产程延长
死胎史或双/多胎妊娠	胎膜早破＞24h
过期产/早产	羊水污染
巨大儿/小样儿	脐带缠绕/脱垂
羊水过多/羊水过少	胎盘早剥/前置
产前使用镇静剂	产妇全身麻醉

2）医护人员的配备。每个婴儿出生时应做好复苏的准备，至少要有一名熟练掌握复苏技能的医护人员在场，应掌握正压人工呼吸、气管插管、胸外按压及药物的使用等技能。如果预计复苏情况较为复杂，需新生儿医师产房协助复苏。

3）器械和用品的准备。产房内应备有整个复苏过程所必需的、功能良好的全部器械。常用的器械和用品如下。

（1）吸引器械：吸引球囊、吸引器和管道、吸管（5F或6F、8F、10F、12F）、鼻管（8F）及注射器（20mL）、胎粪吸引管。

（2）正压人工呼吸器械：新生儿复苏气囊、不同型号的面罩、配有气流表和导管的氧源。

（3）气管内插管器械：带直镜片的喉镜（0号，早产儿用；1号，足月儿用）、喉镜的备用灯泡和电池、不同型号的气管导管、金属芯、剪刀、气管导管的胶带或固定装置、乙醇棉球。有条件者准备喉罩气道、二氧化碳监测器。

（4）其他：辐射保暖台或其他保暖设备、温暖的毛巾、无菌手套、时钟、听诊器、胶布、空气氧气混合仪、脉搏血氧饱和度仪。

4）药品和给药的准备。

药品：肾上腺素1：10 000（0.1mg/mL）、等渗晶体液（生理盐水或乳酸）、纳洛酮0.4mg/mL、10％葡萄糖、注射用水等。

脐血管插管用品：消毒手套、解剖刀或剪刀、碘酒溶液、脐带胶布、脐导管、（3.5F、5F）、三通管、注射器（1、3、5、10、20、50mL）、针头。

2.复苏方案

新生儿窒息目前采用的复苏方案为ABCD方案。

A（airway）：建立通畅的气道。

B（breathing）：建立呼吸，进行正压人工通气。

C（circulation）：进行胸外心脏按压，维持循环。

D（drug）：药物治疗。

约90％的新生儿可以顺利完成宫内到宫外环境的过渡，约10％的新生儿在出生时需要一些帮助才能开始呼吸，约1％的新生儿需要进行新生儿复苏。

3.复苏的实施

1）快速评估出生后立即用几秒的时间快速评估以下4项指标。

（1）是否足月儿：早产儿由于肺发育不成熟、肌肉无力而不能进行有效的呼吸，出生后不能很好的保持体温，应将早产儿与母亲分开并在辐射保暖台对其进行评估和初步复苏。

（2）羊水是否清亮：羊水胎粪污染常是宫内缺氧的结果，如羊水胎粪污染且新生儿"无活力"，则应气管插管，将胎粪吸出。

（3）是否有哭声或呼吸：是判断新生儿有无窒息的最重要指标，观察新生儿胸部就可以看出是否在呼吸，有力的哭声也说明有呼吸。喘息是在缺氧或缺血时发生的一系列单次或多次深吸气，说明有严重的呼吸抑制。

（4）肌张力是否好：是判断新生儿有无窒息的重要指标，健康足月新生儿应四肢弯曲且活动良好。

如以上任何一项为否，则需要进行初步复苏。

2）初步复苏。

（1）保暖（表2-2-6）。

表2-2-6 新生儿保暖措施

足月儿	早产儿
辐射保暖台保暖	辐射保暖台保暖
预热的毯子包裹新生儿	透明薄塑料布覆盖，防止散热
床垫预热	床垫预热
提高环境温度	提高环境温度

（2）建立通畅的呼吸道。

摆正体位：新生儿取仰卧位，颈部轻度仰身到"鼻吸气"位置，使咽后壁、喉和气管成直线，可以让空气自由出入。注意勿使颈部仰伸过度或不足。

清理呼吸道：用吸耳球或吸管（8F或10F）先口咽后鼻清理分泌物，过度用力吸引可能导致喉痉挛和迷走神经性的心动过缓和延迟自主呼吸的开始。注意吸引时间应<10s，吸引器负压不超过13.3kPa（100mmHg）。

胎粪污染时羊水的吸引：新生儿出生后哭声响亮或呼吸规则，肌张力好，心率>100次/min，定义为"有活力"；无呼吸或喘息样呼吸，肌张力低下，心率<100次/min，定义为"无活力"。对于胎粪污染有活力的新生儿常规清理呼吸道，胎粪污染无活力的新生儿应在新生儿医师的协助下生后即刻气管插管吸引胎粪（图2-2-2）。

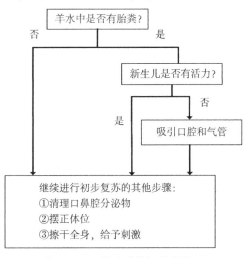

图2-2-2 羊水胎粪污染的处理

（3）擦干：快速擦干全身。

（4）刺激：用手拍打或手指弹患儿的足底或摩擦背部2次以诱发自主呼吸，如无效，表明新生儿处于继发性呼吸暂停。

3）初步复苏后再评估新生儿的3项指标。

（1）呼吸：观察新生儿有无正常胸廓起伏。

（2）心率：触摸新生儿的脐动脉搏动或用听诊器听诊新生儿心率，数6s，乘以10，可以快速估计新生儿心率。

（3）皮肤黏膜颜色：注意有无中心性青紫。

新生儿复苏流程见图2-2-3。

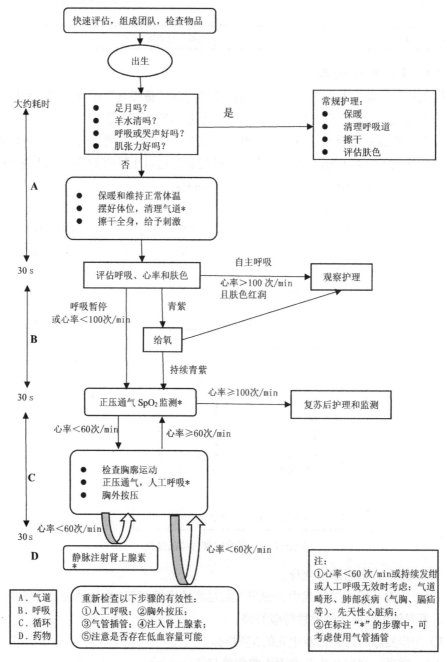

图2-2-3 新生儿复苏流程图

新生儿复苏流程图要点如下：

（1）正常呼吸，心率>100次/min，但有中心性发绀，常压给氧。

（2）呼吸不正常（暂停或喘息样呼吸）、心率<100次/min或常压给氧后中心性发绀持续不缓解者，给正压人工呼吸。

（3）正压人工呼吸30s，心率<60次/min，在正压人工呼吸同时，加胸外按压。

（4）正压人工呼吸加胸外按压30s，心率仍<60次/min，继续正压人工呼吸和胸外按压，加用肾上腺素。

4）正压人工呼吸具体要点如下。

（1）指征：呼吸不正常（暂停或喘息样呼吸）、心率<100次/min、常压给氧后中心性青紫持续不缓解。

（2）频率和压力：在新生儿复苏的起始阶段，正压人工呼吸的呼吸频率为40~60次/min，新生儿心率的迅速升高及颜色和肌张力的改善是达到足够通气压力的最好指征。

5）胸外按压具体要点如下。

（1）指征：30s有效的正压人工呼吸后，心率持续<60次/min，应在继续正压人工呼吸的同时开始胸外按压。

（2）按压手法：拇指法和双指法。

（3）位置和深度：胸骨下1/3，位于剑突和乳头连线之间，避免直接对剑突用力。1次按压包括1次下压与1次放松的动作，实际下压的距离取决于新生儿的体型大小。

（4）操作：下压时间应稍短于放松时间，使心排血量达到最大。胸外按压时拇指或其他手指的指尖在按压和放松的过程中，应始终不离开胸骨的压迫区。两次压迫之间，拇指或其他手指不得离开胸部。

（5）胸外按压与呼吸的配合：需要两人合作完成，一人进行正压人工呼吸，一人做胸外按压。按压与呼吸的比例为3∶1，即每分钟按压90次，人工呼吸30次，共120次，每1次循环（按压3次通气1次）需时2s。每次人工呼吸后第1次按压时呼气。按压30s后评估心率，如心率>60次/min，停止胸外按压继续人工通气，如心率仍<60次/min，加用肾上腺素。

6）气管插管具体要点如下。

（1）指征：①新生儿羊水粪染且无活力时需气管插管吸引胎粪；②正压通气人工呼吸不能充分改善临床症状或持续超过数分钟时，可考虑气管插管；③胸外按压时气管插管有利于人工呼吸和胸外按压更好的配合；④使用肾上腺素气管给药时；⑤疑有膈疝，需用气管插管，可防止空气进入胃肠道，妨碍肺扩张。

（2）气管插管的实施：①喉镜。足月儿选用1号喉镜，早产儿为0号。②选择合适的气管导管。气管导管的选择见表2-2-7。③确定气管插管深度：根据体重计算管端至口唇的长度（cm），可按出生体重（kg）加5计算，见表2-2-8。④气管插管的步骤。操作者左手持喉镜→保持新生儿的头部程"鼻吸气"位置，整个过程中应常压给氧→喉镜沿舌面右侧滑入，将舌推至口腔左侧，推进镜片直至尖端达到会厌软骨→轻轻提起镜片→寻找解剖标记，声带看起来像反向的字母"V"→如声门关闭，等待其开放；插入气管导管管端直到声带线达到生门水平→撤出喉镜时，将导管紧贴患儿上腭。如有金属芯，握住导管，将金属芯从管中撤出。以上步骤需要在20s内快速完成。如无法暴露声门并在20s内插入导管，则撤出喉镜，用气囊面罩给新生儿做正压人工呼吸使新生儿稳定，然后重试。⑤气管插管位置的判断。如位置正确，可观察到心率和肤色改善；呼吸时胸廓对称扩张，有双肺呼吸音，胃区无声音；呼气时，管壁内有雾气凝结；CO_2检测器可确定呼出CO_2的存在；胸片显示导管管端在锁骨或稍下水平。

表2-2-7　气管导管内径

导管内径（mm）	新生儿体重（g）	妊娠周数（周）
2.5	<1 000	<28
3.0	1 000～2 000	28～34
3.5	2 000～3 000	34～38
3.5～4.0	>3 000	>38

表2-2-8　气管导管的插入深度

新生儿体重（kg）	管端至口唇的长度（cm）
1	6
2	7
3	8
4	9

7）新生儿复苏时常用药物如下。

（1）肾上腺素：在30s正压人工呼吸和30s胸外按压配合人工呼吸后，心率仍<60次/min，需使用肾上腺素。推荐剂量静脉给药时每次0.01～0.03mg/kg（即1∶10 000肾上腺素0.1～0.3mL/kg）；气管给药时每次0.03～0.1mg/kg（即1∶10 000肾上腺素0.3～1.0mL/kg），最大量不超过0.1mg/kg。

（2）扩容剂：低血容量的新生儿、已怀疑失血或新生儿休克且对其他复苏措施无反应时考虑扩充血容量。可选择等渗晶体溶液，如生理盐水或乳酸林格液，大量失血时可输血。

（3）纳洛酮：正压人工呼吸使心率和肤色恢复正常后出现严重呼吸抑制或产妇在分娩前4h以内有应用麻醉、镇痛剂历史时使用。

（4）不推荐使用碳酸氢钠。

4.正压人工呼吸不能使肺部充分通气的原因

正压人工呼吸不能使肺部充分通气的常见原因见表2-2-9。

表2-2-9　正压人工呼吸不能使肺部充分通气的原因

原因	疾病
气道机械性阻塞	咽部或气管内有胎粪或黏液阻塞
	先天性后鼻孔闭锁
	咽部气道畸形
	其他气道畸形：喉蹼、水囊状淋巴管瘤、甲状腺畸形等
肺功能损伤	张力性气胸
	先天性膈疝
	先天性肺发育不良
	宫内感染性肺炎等
先天性心脏病	

5.复苏后的监护和护理

复苏后继续进行生命体征的监测如心率、血压、呼吸的监测，实验室检查如血气分析、血糖、血钙、血钠的监测等。复苏后的新生儿要给予最佳的护理，做好保暖、保持呼吸道通畅、限制入量、维持血糖在正常水平。及时对脑、心、肺、肾及胃肠等器官功能进行监测，早期发现并适当干预，以减少窒息的死亡率和伤残率。

6.早产儿的复苏

1）早产儿应置于适中温度的暖箱。对<1 500g的低体重出生儿，尤其<1 000g的极低体重出生儿复苏时可采取塑料膜保温。

2）低出生体重儿因肺发育不成熟，缺乏肺表面活性物质，易发生呼吸窘迫综合征，出生后如有可能立即气管插管，气管内注入肺表面活性物质进行防治。

3）心肺复苏时应保温、避免使用高渗药物、注意操作轻柔、维持颅压稳定，避免颅内出血。

4）易发生坏死性小肠结肠炎，应密切观察、延迟或微量喂养。

5）早产儿对高动脉氧分压非常敏感，易造成氧损害。需规范用氧，避免使用纯氧，进行经皮氧饱和度的动态监测，使其维持在95％以下。

（周　冬）

（四）新生儿早期基本保健

1.分娩过程对母乳喂养的影响

分娩过程中的一些医疗措施（如剖宫产、手术麻醉等），可能会对母乳喂养和泌乳有一定的影响。相对而言，一些非药物类干预措施，如温馨安静的分娩环境、导乐、音乐分娩镇痛、自由体位分娩、按摩淋浴、分娩球操等，能促进自然分娩，并对母乳喂养产生有益的帮助。

2.新生儿出生后的第一次拥抱

1）新生儿早期基本保健（简称EENC）的核心是"第一次拥抱"，也就是在新生儿出生后立即放在母亲胸前，迅速擦干身上的羊水和血迹，使其与母亲进行不间断的皮肤接触，直到完成第一次母乳喂养。若母婴状况良好可以持续90min或更长时间。在这个过程中，医护人员还会进行延迟剪断脐带、母婴观察等一系列操作。

2）"第一次拥抱"能够传递给新生儿以爱、温暖、胎盘血和有益的细菌，让新生儿保持平静，减少哭闹次数，能够起到保暖作用，防止新生儿体温过低，还能降低新生儿发生窒息的风险，增强新生儿的免疫力和安全感，减少产后出血的发生率，增进母子间的情感。而且尽早进行母婴皮肤接触，能够促进母乳喂养，新生儿也可以获得所需的营养和能量。

3）剖宫产后的母亲和新生儿也应该尽可能进行皮肤接触，持续的皮肤接触可以缓解母亲的焦虑，缓解产后疼痛，能促进母乳喂养，显著提高住院期间的母乳喂养成功率。

3.新生儿的第一口奶应该是初乳

1）如果分娩过程一切顺利，应该在擦干新生儿后，立即将新生儿放在母亲裸露的胸前，和母亲皮肤接触。刚出生的新生儿吸吮反射最强，因此要尽可能让新生儿在出生后1h内吸吮乳房，完成第一次哺乳。

2）新生儿出生后第一口食物应是母亲的初乳，初乳含有新生儿需要的能量和营养，富含抗体等免疫活性物质，有助于提供免疫保护，也能够促进新生儿的肠道功能发育。这样有利于预防过敏，并减轻新生儿黄疸、体重下降和低血糖的风险。初乳极其重要，如果胎龄小的早产儿还无法亲喂或瓶喂，医护人员也会鼓励母亲提供初乳，用于婴儿口腔涂抹，也称为口腔免疫治疗。

3）此外，让新生儿尽早频繁有效地吸吮，还能够促进母亲分泌更多的泌乳素和催产素，能够促进子宫收缩，减少产后出血，也能够刺激母亲泌乳启动，促进乳汁合成与排出，是确保母乳喂养成功的关键。

4.新生儿早接触、早吸吮、早开奶

新生儿早接触、早吸吮、早开奶需注意保暖，保证手卫生与乳房的清洁；提倡产后黄金1h，在产妇分娩后1h内，产妇把赤裸的新生儿抱在胸前早接触、早吸吮1h。新生儿早接触、早吸吮、早开奶流程见图2-2-4。

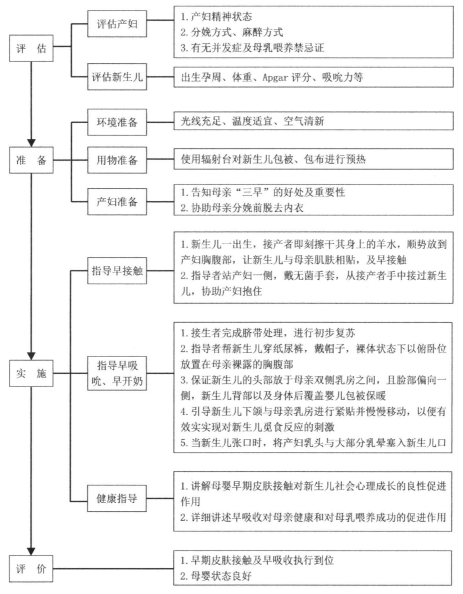

图2-2-4 新生儿早接触、早吸吮、早开奶流程图

（周 冬 李 黎）

（五）产房内新生儿常见重症及处理

1.胎粪吸入综合征

新生儿胎粪吸入综合征（meconium aspiration syndrome，MAS）是指胎儿在宫内或产时吸入混有胎粪的羊水，导致其呼吸道和肺泡机械性阻塞、肺表面活性物质（pulmonary suractant，PS）失活和肺组织化学性炎症，生后出现以呼吸窘迫为主要临床表现，同时伴有其他脏器受损的一组综合征。

临床MAS诊断标准包括以下几点：①伴有胎粪污染羊水（meconium staiedamn ontic fluid，MASF）环境出生的新生儿，生后出现呼吸窘迫，根据MAS的严重程度，新生儿可发生从轻度呼吸窘迫至呼吸衰竭；②需要氧气支持治疗维持氧饱和度≥92%，在出生后2h内需要及时进行氧气支持治疗，并且至少持续治疗12h的新生儿；③排除心、呼吸道或肺的先天畸形者；④MAS患儿的胸部X射线摄片表现，包括弥散性斑片状浸润和肺过度扩张。

胎类是一种黏性呈绿色柏油样物质，由黏液、酶、肠上皮细胞、毛发、胆汁和水组成，可在胎龄＞10周胎儿的肠道中被发现，但是在胎龄＜37周时，胎粪进入羊水的情况很少见。MSAF发生率随着胎儿胎龄增加而增高，在新生儿发生MSAF和MAS，多见于过期妊娠孕妇分娩的新生儿。胎粪吸入可以发生在产前、产时或产后，具有复杂的病理生理学特点，涉及感染、化学性肺炎、全身炎症、肺漏气、胎粪灭活PS和肺动脉高压的发展。若为过期妊娠，则需高警惕MSAF和胎儿MAS发生，必要时产科可采取预防措施。若分娩存在导致新生儿发生MAS高危因素时，可酌情预防性使用抗菌药物。

1）病因主要有5种（表2-2-10）。

表2-2-10　胎粪吸入综合征病因

病因	作用机制
胎粪吸入	当胎儿在宫内或分娩过程中缺氧，发生肠壁痉挛、肛门括约肌松弛，使胎粪排出，羊水被胎粪污染。与此同时，缺氧使胎儿产生呼吸运动将胎粪吸入气管内或肺内，或在胎儿出生建立有效呼吸后，将其吸入肺内
不均匀气道阻塞	主要病理变化是由于胎粪机械性地阻塞呼吸道所致，肺不张、肺气肿和正常肺泡同时存在，其各自所占的比例决定患儿临床表现的轻重
肺组织化学性炎症	当胎粪吸入后12～24h，由于胎粪中胆盐等成分的刺激作用，局部肺组织可发生化学性炎症及间质性肺气肿。此外胎粪还有利于细菌生长，故也可继发肺部的细菌性炎症

续表

病因	作用机制
肺动脉高压	多发生于足月儿，在胎粪吸入综合征患儿中，约1/3可并发不同程度的肺动脉高压。一系列病理变化可使缺氧和混合性酸中毒进一步加重，使患儿肺血管阻力不能适应生后环境的变化而下降，出现持续性升高，导致新生儿持续性肺动脉高压
肺表面活性物质被破坏	胎粪可使肺表面活性物质的合成、分泌及活性严重受损，导致肺萎陷和肺透明膜形成，进一步加重肺损伤。胎粪对肺表面活性物质合成、分泌的抑制程度，与吸入的胎粪量相关

2）高危因素主要分为胎儿及母亲因素（表2-2-11）。

表2-2-11　胎粪吸入综合征高危因素

病因	发生机制
胎儿因素	MSAF发生率随着胎儿胎龄增加而增加，在胎龄40周时发生率约30%，在42周高达50%。如果胎儿吸气时，出现胎粪进入呼吸道，则可能导致胎儿呼吸道阻塞和呼吸困难
母亲因素	孕母宫内细菌感染、有吸烟史或药物滥用史或者孕期出现高血压、羊水过少，可能会导致胎粪吸入综合征
	常见丁胎盘早剥、脐带脱垂、臀位产等异常分娩

3）产房处理。

（1）新生儿出生时请新生儿科医师到场协助复苏，及时清理呼吸道，保持呼吸通畅。

（2）新生儿血气分析，同时使用抗生素控制感染，并且注意保暖。

（3）对病情较重且生后不久的患儿，可气管插管后进行吸引，以减轻胎粪吸入综合征引起气道阻塞。转新生儿科进一步完善检查给予药物治疗。

4）处理流程。

胎粪吸入综合征的处理流程见图2-2-5。

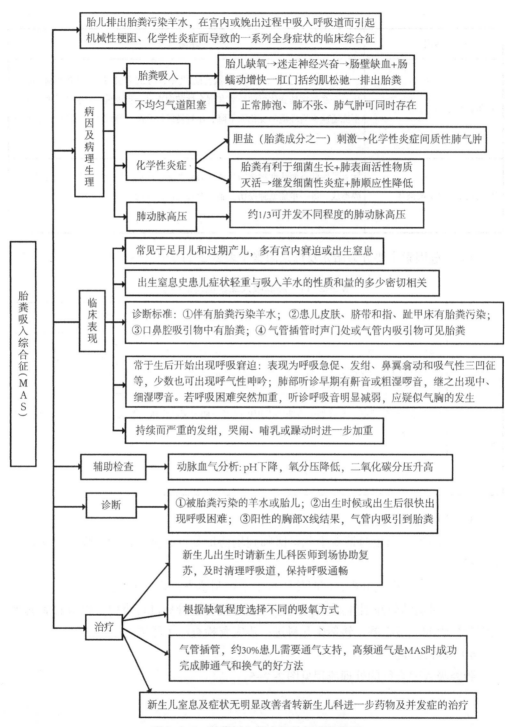

图2-2-5　胎粪吸入综合征的处理流程图

（黄婷婷　胡娅萍）

2.新生儿肺气漏

正常情况下肺泡外间隙无气体，当气体从肺逸出至肺泡外间隙时则发生肺气漏。因此，肺气漏是指肺泡内气体外逸形成的综合征，新生儿期发病率高于其他年龄段，占活产儿1%～2%。其导致的后果取决于气体漏出后的位置。最常见的为气胸、纵隔积气、间质性肺气肿（pulmonary interstitial emphysema，PIE）和心包积气。少见的有气腹和皮下气肿及空气栓塞等。

大部分气漏病例发生在有基础肺病的新生儿中，肺气漏的高危因素包括：出生后窒息的复苏操作，早产儿呼吸窘迫综合征（respiratory distress syndrome，RDS），足月儿的胎粪、血液、羊水等吸入，肺炎和肺发育不良、先天畸形等。

机械通气会增加气漏的风险，但近年来随着肺泡表面活性物质的应用和广泛采用肺保护通气策略，其发生率明显降低。肺气漏病情进展快，如不及时诊治，极易导致死亡，文献报道病死率可高达38.6%。

1）气胸。

（1）临床特征。

气胸在新生儿肺气漏中最常见，气胸是气体逸出到壁胸膜与脏胸膜之间的间隙。

少量气胸的婴儿可能无症状。然而，通常情况下，气胸发生时，新生儿原有的呼吸系统疾病突然恶化，如突然呼吸加快伴呻吟、面色苍白或发绀。

大量张力性气胸可增加胸内压，可导致中心静脉压增高及静脉回流减少，继而可引起心输出量减少，出现低血压、心动过缓、低氧血症和休克。

气胸常常出现在PIE甚至纵隔积气之后。RDS时气胸与脑室内出血、慢性肺疾病和死亡的风险增加均有关。开胸手术后也可出现气胸；但对这种气漏预防性胸腔置管引流并不能减少术后并发症。

（2）诊断。

任何突发呼吸窘迫的新生儿都应怀疑气胸。对于机械通气婴儿，如果有原因不明的氧饱和度、通气或心血管状态恶化，应高度怀疑气胸。患儿患侧胸廓抬高而使两侧胸廓不对称、呼吸暂停和心动过缓的发作增加、心尖搏动移位、患侧呼吸音降低。

胸透或X线摄片检查提示：较大张力性气胸时患侧肺脏层与壁层胸膜有分离的透亮区，横膈平坦和纵隔向对侧移位，同侧肺叶萎缩。在早产儿严重的RDS，由于肺本身已有实变，肺萎缩可不明显，仅有轻微的纵隔移位。

当张力性气胸引起患儿急剧的临床变化时，可行胸腔穿刺进行诊断，同时也作为治疗措施。

（3）治疗。

无症状气胸和自主呼吸状态下轻度有症状气胸，如无基础肺病或无辅助通气需求，可临床密切观察而不需要特殊治疗。如无明显的呼吸窘迫和进一步的气体漏出，气胸通常可在1～2d内缓解。

呼吸窘迫患儿应密切监测。应根据需要辅助供氧以维持足够的血氧饱和度。辅助供氧不能提高自发气胸的缓解速度。因此，不应常规给予超过维持充足血氧饱和度所需水平的辅助供氧。

对接受机械通气的婴儿如发生气胸，应通过降低吸气峰压、呼气末正压和吸气时间来调节呼吸器设置，以尽量减小平均气道压。一些不需要高通气参数的婴儿可能会自发缓解，无须胸腔置管。

胸腔穿刺抽气：在患儿临床急剧恶化或血流动力学受影响时，胸腔穿刺抽气常能挽救其生命。对于自主呼吸者该方法可能起治愈作用。而在机械通气新生儿，仅仅起暂时作用。常用的方法是将23～25号静脉注射用蝴蝶针或22～24号静脉注射套管针通过三通接头连接10～20mL注射器，在锁骨中线2～3肋间（第三肋的上缘）进针，在穿刺同时进行抽吸，当进入胸膜腔后即有气体迅速进入注射器，此时不应继续进针，以免肺组织损伤。如有持续的气体吸出，可行持续低负压吸引。

胸腔引流管的放置：张力性气胸和机械通气婴儿发生的气胸通常需要放置胸腔引流管进行持续性引流。多数情况下，10～12Fr的引流管放置在腋前线前胸膜腔内并连接水封瓶，持续以10～15cmH₂O的压力吸引。应拍胸片确认引流管的位置及气胸是否消退。气胸通常在2～3d内消退，但有时会复发。

（4）气胸产时处理流程见图2-2-6。

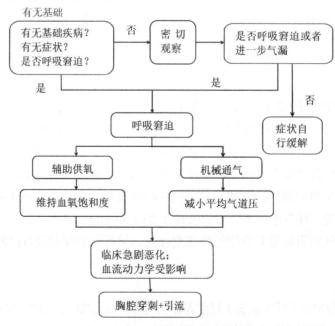

图2-2-6　气胸产时处理流程图

2）纵隔气肿。

纵隔气肿即纵隔间隙出现气体，纵隔气肿常来源于间质性肺气肿（pulmonary interstitial emphysema，PIE），偶见于气道或后咽部损伤。

（1）临床特征。

大部分纵隔气肿的患者无症状。大量气体积聚可引发呼吸过速和发绀。新生儿常规检查时如听诊心音遥远通常要怀疑纵隔气肿。

（2）诊断。

依据胸片做出诊断，如气体量大，前后位胸片显示心脏周围有气体晕轮，或侧位胸片显示胸骨后或上方纵隔透亮通常可识别纵隔积气。在左前斜位片上识别最可靠，这种胸片可见纵隔内甚至极少量气体环绕胸腺并将其抬离心影，造成特征性的"大三角帆"影像。

（3）治疗。

纵隔积气常可自发消退，无须特异性治疗。应密切观察患者有无心肺功能受损和出现其他气漏（尤其是气胸）的证据。极少见的在纵隔积气不能通过进入胸腔、后腹膜、颈部软组织等途径进行减压而引起张力压迫时，需要纵隔引流，应在超声引导下紧急行经皮穿刺引流。

3）间质性肺气肿。

间质性肺气肿（pulmonary interstitial emphysema，PIE）是气体潴留在肺的血管周围组织。这导致肺顺应性下降和过度扩张。间质中的气体也可压迫气道，引起气道阻力增加。

（1）临床特征。

PIE常发生于有肺实质性疾病并在机械通气状态下的早产儿或足月儿，由于肺泡的通气不均一，气体较易进入顺应性较好的肺单位，使其过度扩张而破裂，是RDS患儿在疾病早期经机械通气治疗后出现的常见并发症，可累及单侧或双侧肺。

临床症状取决于未受累的肺组织的范围和功能。常发生在生后48h内，可伴有低血压、心动过缓、低氧、高碳酸血症和酸中毒。为了应对气体交换不良，呼吸机的参数设置常增高，这可能加剧气体潴留并导致氧合和通气情况进一步恶化。肺过度扩张可导致血管受压，从而引起静脉回流减少、心排血量受损。PIE可能先于气胸或其他气漏出现。

（2）诊断。

临床症状缺乏特异性，主要依赖放射学或病理学诊断。胸部X线表现：局限性的PIE在X线片表现为单叶或多叶散在的囊样变化，常伴有纵隔向对侧移位。

（3）治疗及处理流程图2-2-7。

PIE治疗以支持治疗为主，旨在提供足够的气体交换及尽量降低进一步气漏的风险。局限性PIE的开始治疗为保守观察。对单侧PIE，可将体位置于气肿侧使其休息，依赖于健侧呼吸，有利于PIE在48h内改善。局限性的PIE也可通过选择性支气管插管至健侧，使症状在较短时间内（＜24h）缓解。如果PIE为双侧性，由于PIE肺单位与正常肺的时间常数有差异，利用此特性，可以将呼吸机的吸气时间缩短（如0.1s），潮气量和吸气峰压均降至较低，这样对于病变肺单位由于其时间常数较长，不会获得较多的通气而得到休息，过度充气现象会逐渐消退。使用高频通气时由于采用了较低的气道压力，对PIE的治疗效果常优于采用高频率的常频通气。对于局限性PIE内科治疗无效或不能自行缓解时，可以外科行肺叶切除。

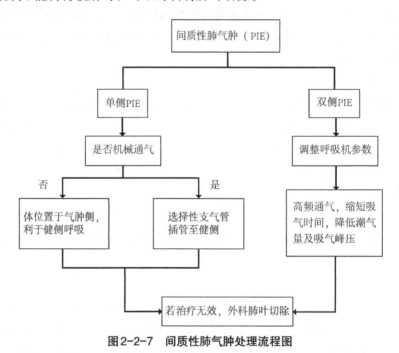

图2-2-7　间质性肺气肿处理流程图

4）心包积气。

心包积气是由间质肺气肿沿着大血管进入心包腔而形成的罕见病症。然而，其可引发危及生命的心包填塞，其死亡率高达70%～80%。

（1）临床特征。

心包积气常见于接受机械通气的重度RDS早产儿，这些患儿同时还有气胸或PIE。该病在不需要机械通气的婴儿中罕见。

典型表现为突发由心包填塞导致的血流动力学受损。急性循环衰竭可出现在心动过速和脉压差缩小之后，体格检查可见心动过缓、低血压、呼吸窘迫加重和发绀。心音可能低钝或遥远。部分婴儿有心包叩击音或特征性的水磨轮样杂音。心电图可能显示低电压和小QRS波群。

（2）诊断。

胸部X线片具有诊断价值，表现为前后位胸片上可见心脏被气体环绕，其中心脏底部有气体存在有确诊意义。气体影不会延伸超出主动脉和肺动脉折返。用高强度光纤光源进行透光试验可能有助于诊断。照亮胸骨下可随心跳而闪动的区域提示存在心包积气。然而，采用该技术往往难以鉴别心包积气、纵隔积气或内侧气胸。

在危及生命的情况下，如果高度怀疑心包积气，可通过治疗性心包穿刺术做出诊断。这类情况下，穿刺术后应行胸片检查。

（3）治疗。

对于未接受机械通气且无症状婴儿可能无须干预，应密切监测生命征、脉压和胸片检查来严密观察。正如接受机械通气婴儿的任何气漏，应尽量降低呼吸机压力。

对于有症状的心包积气需行心包引流。对于心包填塞的婴儿，应通过心包穿刺术立即抽出心包积气，该操作既是诊断性的也是治疗性的。可用20～22G的静脉套管针连接延伸管和注射器在剑突下以30°～45°角、方向朝左肩进针穿刺。随着气体被抽出，生命体征会改善。由于心包积气常会复发，可放置引流管持续引流，连接5～10cmH$_2$0的负压吸引装置。

5）其他气漏。

（1）气腹。

肺外气体进入腹膜腔时可发生气腹。患儿常突然出现腹胀，诊断根据腹部X线摄影来做出。气腹一般较少引起严重的临床问题。当气腹较大时可抬高横膈引起呼吸困难而需要引流治疗。当气腹与胃肠穿孔所致的腹腔积气难以鉴别时，可进行腹腔穿刺，如穿刺出超过0.5mL黄绿色液体时常提示为胃肠道疾病所致。

（2）皮下气肿。

皮下气肿通常出现在面部、颈部或锁骨上区域。在早产儿，颈部较大的气肿可能会压迫气管而引起呼吸道梗阻症状。典型表现为触诊发现捻发音。其通常无临床意义，不过颈部气体大量聚积可压迫气管。

（3）血管内积气（空气栓塞）。

血管内积气少见，常由于气道压力很高，气体进入肺静脉系统而导致循环系统的急性衰竭。通过在脐动脉插管处抽出带有气泡的血液可做出诊断。血管内积气通常是致命的，将患儿置头低位左侧卧位可能有利于脑部气栓的排出。

（胡娅萍）

3.新生儿产前出血

1）胎母输血综合征。

（1）定义：胎母输血综合征（fetomaternal hemorrhage，FMH）是指一定量的胎儿红细胞在分娩前或分娩时通过破损的胎盘绒毛间隙进入母体血循环，引起胎儿不同程度的失血及母体与胎儿溶血性输血反应的临床综合征。FMH是一种少见的产科疾病，目前主要为个案的病例报道，其发生率为0.1%～0.3%。因发病率极低，发病隐匿，临床症状不典型，产前诊断困难，围产儿死亡率高。极易引起误诊、误治。

（2）发病原因：FMH的病因尚不十分清楚，可能由于胎儿脐动脉与绒毛间隙之间形成压力差，造成胎儿血直接进入绒毛膜间隙并逆流渗入母体血循环的缘故。正常情况下极少会产生这种情况，只有在绒毛膜损伤的情况下才可能发生此现象。

（3）FMH的发生可能与以下因素有关：①子宫强烈收缩使绒毛破坏，如自然流产、人工流产及缩宫素引产；②胎盘和脐带病变，如胎盘早剥、血管前置、胎盘植入、绒毛膜血管瘤、绒毛膜癌、脐静脉血栓形成；③母体创伤，如腹部直接创伤；④操作或手术，如羊膜腔穿刺、脐带穿刺、外转胎位术、剖宫产；⑤其他高危因素，如吸烟、妊娠期高血压疾病、自身免疫性疾病、多产，而大部分的FMH则原因不明。

（4）诊断：FMH常用的辅助诊断方法几乎都是基于成人红细胞（含HbA）和成人F-红细胞（含HbF）的理化性质的差异。其中K-B试验是目前公认首选且应用最广泛的检查方法，而流式细胞仪则是最精确的检查方法。血红蛋白电泳虽在临床上也有使用，但灵敏度及特异度不如前两者。

（5）FMH的治疗方案。

总原则：应根据胎龄及病情的严重程度制定治疗方案。

A.对于孕周<32周者，可采用产前宫内输血治疗，以尽量延长孕周，宫内输血疗法在FMH的进展期可反复进行；同时使用糖皮质激素、硫酸镁促进胎儿肺和神经系统的成熟。

B.对于32周≤孕周≤34周者，需要有经验团队评估IUT的并发症与早产之间风险后进行选择。据文献报告，宫内输血相关的母婴并发症包括胎膜早破、绒毛膜羊膜炎、早产、胎儿窘迫以及胎儿和新生儿死亡。其中围产儿死亡和胎儿宫内窘迫是最常见的并发症。妊娠晚期早产儿高胆红素血症、低血糖、贫血、红细胞增多症等均高于足月儿。

C.对于孕周>34周者应及时终止妊娠，出生后根据新生儿贫血程度积极输血治疗。以胎儿红细胞比容<0.3作为宫内输血指标；宫内输血途径有血管内输血和腹腔内输血；输血量根据胎儿红细胞比容、体重和胎龄决定，输血最大量=（妊娠周数－20）×10 mL；贫血越严重每次输血量应越小，以免因血量高负荷引起早产或出现胎儿心衰和肺水肿；胎儿红细胞比容≥0.4或血红蛋白≥150 g/L作为结束输血的指标；宫内输血治疗的胎儿存活率约为89.5%，大部分宫内输血存活婴儿的预后良好。

（6）胎母输血处理流程见图2-2-8和2-2-9。

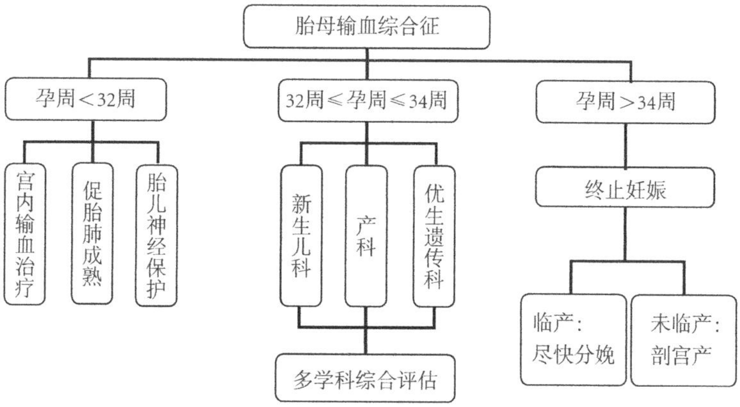

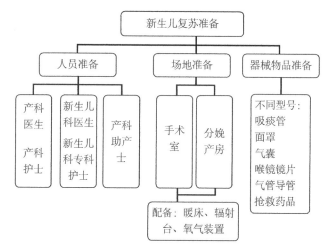

图2-2-8　胎母输血综合征孕期处理流程图

图2-2-9　终止妊娠时新生儿复苏准备图

2）双胎输血综合征。

（1）双胎输血综合征（twin to twin transfusion syndrome，TTTS）是最常见的单绒毛膜性双胎胎儿并发症，也是目前研究最为广泛和深入的胎儿疾病之一。TTTS在单绒毛膜性双胎中发生率为8%～15%，在全部妊娠中的发生率为1/10 000～3/10 000。

（2）发病机制及病因。

A.胎盘血管吻合支：90%～95%的单绒毛膜性双胎胎盘都存在胎盘血管吻合支，包括动脉-动脉吻合支（A-A）、静脉-静脉吻合支（V-V）、动脉-静脉吻合支（A-V）3种，其中A-A/V-V允许双向血流，A-V仅允许单向血流，两胎儿通过3种吻合支保持血流的动态平衡。两胎儿间血管吻合支数目及分布异常进而造成两胎儿间血流灌注失衡是TTTS发生的主要机制。目前认为，A-V吻合支是TTTS的病理基础，A-A吻合支一般在TTTS的疾病发生发展中起保护作用，而V-V吻合支可能在TTTS的发展过程中起促进作用。

B.脐带帆状附着及胎盘份额：目前，两者与TTTS的相关性尚未明确，De Paepe等将TTTS与无并发症的单绒毛膜性双胎进行比较，发现在TTTS中脐带帆状附着的发生率（60%：44%）与胎盘份额分配不均的发生率（73%：24%）均明显升高。

C.分子生物学水平研究进展：目前，大多数研究都致力于通过组学研究手段探讨TTTS的发生机制。

（3）诊断及分期。

A.绒毛膜性判断：绒毛膜性的判定是复杂性双胎妊娠并发症孕期监测和诊治计划制定的重要基础。妊娠早期可通过宫腔内胎囊的数量以及妊娠11周至13周+6d通过判断胎膜与胎盘插入点呈"双胎峰"或者"T"字征来判定双胎的绒毛膜性。

B.根据2019年英国NICE指南，TTTS诊断标准：在单绒毛膜性双胎妊娠中出现一胎儿羊水过多且另一胎儿羊水过少，即孕20周之前满足一胎儿（受血儿）DVP≥8cm，同时另一胎儿（供血儿）DVP≤2cm；孕20周之后满足一胎儿（受血儿）DVP≥10cm，同时另一胎儿（供血儿）DVP≤2cm。另外，TTTS在单绒毛膜单羊膜囊双胎中较为少见，超声下可见羊膜囊内羊水过多，并伴有胎儿膀胱充盈差异。

C.TTTS分期：目前，各医疗中心广泛采用Quintero分期诊断标准对TTTS进行分期，见表2-2-12。

表2-2-12　TTTS分期（Quintero分期）

Quintero分期	超声表现
Ⅰ期	20周之前一胎儿（受血儿）DVP≥8cm，同时另一胎儿（供血儿）DVP≤2cm；孕20周之后一胎儿（受血儿）DVP≥10cm，同时另一胎儿（供血儿）DVP≤2cm
Ⅱ期	供血胎儿膀胱不充盈
Ⅲ期	超声多普勒血流改变：脐动脉舒张期血流缺失或反向； 静脉导管血流a波反向；脐静脉血流搏动
Ⅳ期	一胎或双胎水肿
Ⅴ期	至少一胎胎死宫内（影响另一胎儿）

（4）治疗。

A.治疗手段：期待治疗、序列羊水减量术、选择性减胎术及胎儿镜激光手术（fetoscopic laser surgery，FLS），其中，胎儿镜激光手术去除病因的治疗手段，是TTTS的首选治疗方案。

B.期待治疗：主要适应于Quintero分期Ⅰ期病情稳定者。期待治疗时，需严密监测孕妇腹围，每周对胎儿进行超声评估，检查项目包括：两胎儿生长发育情况、羊水量变化、胎儿脑发育、心脏功能、脐动脉搏动指数、大脑中动脉收缩期峰值血流速度和静脉导管多普勒血流等，及时发现病情恶化。10.0%~45.5%的病例可能发生病情进展，需改行其他治疗措施。若病情无进展，可延长孕周至34周至36周+6d。

C.手术治疗：Quintero 分期 Ⅱ～Ⅳ期病例；进展型Quintero Ⅰ期病例，如羊水进行性增加或母体腹胀症状明显等。胎儿镜激光治疗通常选择在16~26孕周进行，由于TTTS病情大多进展迅速，一旦明确诊断，建议尽早施行手术。对于小于16孕周和26~28孕周的病例，一些学者认为，可在充分评估病情与手术风险的前提下行手术治疗，亦可获得较好的预后。

D.手术方式：主要包括非选择性血管交通支凝固术（non~selective laser photo-coagulation of communicating vessels，NS~LPCV）、选择性血管交通支凝固术（selective laser photocoagulation of communicating vessels，SLPCV）和Solomon技术（在选择性血管交通支凝固术之上发展而来，对凝固点之间的胎盘区域进行连续线状激光凝固，并连接各个凝固点）。

（5）双胎输血综合征处理流程见图2-2-10。

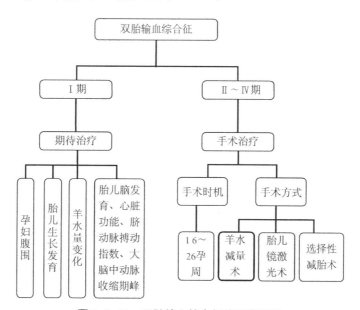

图2-2-10 双胎输血综合征处理流程图

（吕玉霞 胡娅萍）

4.重症胎儿水肿

胎儿水肿是胎儿胎液的过多积聚，是指胎儿在至少两浆膜腔（腹部、胸膜、心包）或身体组织（皮下水肿）过度积液。

大部分胎儿水肿在产前即可做出诊断，可从B超测出胎儿皮肤厚度，如≥5mm或有胎盘增大、浆膜腔积液可得出初步诊断。也可通过B超发现心脏畸形，或通过羊水检查胎儿血型、血型免疫物质、胆红素、染色体核型或DNA及血红蛋白电泳等，有助于病因诊断和治疗。根据病史、症状、体征及血尿化验等可对新生儿水肿的病因做出诊断。对某些罕见的病因则需进一步行特殊的免疫、内分泌、染色体等检查。

1）水肿分为免疫介导和非免疫性胎儿水肿。

（1）免疫介导。免疫介导胎儿水肿的原因为母体IgG抗体破坏胎儿红细胞导致胎儿重度贫血。

（2）非免疫性。非免疫性胎儿水肿与多种疾病有关，包括心脏、肺部、感染性和遗传性疾病。几乎占目前新生儿胎儿水肿病例的90％。

美国一项纳入了598例活产婴儿存在胎儿水肿的回顾性研究显示，胎儿水肿最常见的原因包括先天性心脏问题（14％）、心率异常（10％）、双胎输血（9％）、非心脏性先天性异常（9％）、染色体异常（8％）、先天性病毒感染（7％）、先天性贫血（5％）、先天性乳糜胸（3％）。

2）预后。

胎儿非免疫性水肿的预后主要取决于病因、诊断和分娩的孕周、Apgar评分、产房内复苏的程度以及新生儿是否需要转运等。在24周前诊断的胎儿水肿大约一半有染色体异常，预后很差。

另有研究显示，水肿新生儿出生体质量越低，死亡率越高，Apgar评分越低，死亡率越高，且1min Apgar评分是影响胎儿存活的主要因素。鉴于这说明非免疫胎儿水肿能否存活的主要因素与胎儿离开母体能否独立维持呼吸与循环有关。

3）处理。

水肿胎儿的娩出需要围生期医师和新生儿科医师密切合作。对于已确诊患者，应在具备相应条件的三级医疗中心进行治疗，这些中心可实施宫内干预措施（包括产前换血疗法）、具备新生儿复苏和儿科手术的专业技术、可提供出生后机械通气支持和换血疗法。

生后处理包括在产房进行初始复苏以稳定心肺状态、进行评估以确定水肿的基础病因，如有条件，针对基础病因进行导向性治疗。

（1）初始复苏。

在分娩时，胎儿水肿会增加软产道异常性难产所致产伤风险，以及增加产后出血和胎盘滞留风险。分娩前通过宫内抽吸胸水或腹水可降低难产风险，且有利于新生儿复苏。有常规产科指征时才能进行剖宫产，但胎儿水肿会引起不良胎心率模式和难产的概率增加，从而增加剖宫产的可能性。

对于新生儿的初始复苏，重点为以下3个步骤：①初始步骤（保暖、摆正头部位置、清理呼吸道、擦干身体、刺激）；②呼吸（通气）；③循环。

（2）液体和电解质治疗：目的是缓解水肿。液体入量需要限制，当有血容量不足的体征时，才给予扩容。水肿的新生儿常有细胞外水钠过多，复苏时可能又增加了水和钠的摄入，因此，应在进入NICU病房后尽快去除。最初的维持液，应尽可能减少钠的含量，监测每日血清和尿钠水平、尿量和体重，以保证液体和电解质平衡。尿钠有助于鉴别血液稀释和尿液丢失引起的低钠血症。

（3）心血管系统管理：休克是水肿患儿突出的表现。水肿的患儿，有毛细血管渗漏引起的低血容量、血管张力减低和由于窒息或感染导致的心肌收缩力下降。需要改善毛细血管通透性，维持血管间隙容量，纠正静脉回流受损的原因，维持正常血压和中心静脉压。注意监测外周灌注、心率、血压和酸碱平衡。

尽管诊断和治疗在不断改善，但是非免疫性胎儿水肿患儿的死亡率仍较高。

（刘泽修　胡娅萍）

5.先天性心脏病

先天性心脏病的发生率约为1％，重症先天性心脏病约占1/4，是导致婴儿和新生儿死亡的主要原因。因产前诊断技术的提高目前先天性心脏病的诊断和治疗已经取得非常大的进步，重症先天性心脏病患儿出生后能及时得到诊治，其生存率和预后是可观的。

1）新生儿先天性心脏病的分型。

新生儿先天性心脏病一般根据解剖类型复杂依据血流动力学变化及临床表现有无发绀，分发绀型和非发绀型（表2-2-13）。

发绀型：在出生后即出现发绀症状，此类先天性心脏病一般为危重型先天性心脏病，比如完全性大动脉转位、极重型法洛四联征、完全性肺静脉异位引流、三尖瓣闭锁、肺动脉闭锁、Ebstein畸形、永存动脉干、危重型主动脉瓣和肺动脉瓣狭窄主动脉弓离断和左心发育不良综合征等。此类先天性心脏病大多家庭从优生优育的角度出发，在胎儿时期会选择终止妊娠；也有部分胎儿在宫内发育过程中出现胎死宫内情况。如有幸怀孕到足月，因胎儿严重心脏畸形不能耐受产程中强而有力的宫缩刺激，大多会选择剖宫产，所以在产房基本很少见到此类新生儿的出生。

非发绀型：非发绀型先天性心脏病最多见，占75％～80％。比如动脉导管未闭、室间隔缺损、房间隔缺损、房室间隔缺损、主动脉狭窄等。此类先天性心脏病是最常见的，大多可以通过手术方法得到根治。如通过体外循环进行手术将洞补好，或是介入治疗。

表2-2-13 先天性心脏病分型

发绀型	非发绀型
完全性大动脉转位	动脉导管未闭
极重型法洛四联征	室间隔缺损
完全性肺静脉异位引流	房间隔缺损
三尖瓣闭锁	房室间隔缺损
肺动脉闭锁	主动脉狭窄
Ebstein畸形	
永存动脉干	
危重型主动脉瓣和肺动脉瓣狭窄	
主动脉弓离断	
左心发育不良综合征	

2）先天性心脏病的相关筛查：体格检查、产后心脏超声检查和经皮血氧饱和度测量。

（1）体格检查：其内容包括观察肤色、毛细血管充盈度、呼吸模式和频率，听诊心脏和肺，触诊股动脉搏动。触及肝脏是否有肿大，观察新生儿是否有水肿情况。心脏杂音的强度分级见表2-2-14。

表2-2-14 心脏杂音的强度分级

级别	听诊特点
1	很弱，在安静环境下仔细听诊才能听到，易被忽略
2	较易听到，不太响亮
3	明显的杂音，较响亮
4	杂音响亮
5	杂音很强，且向四周甚至背部传导，但听诊器离开胸壁即听不到
6	杂音震耳，即使听诊器离胸壁一定距离也能听到

产后心脏超声检查：目前心脏彩超对于先天性心脏病的诊断准确率是比较高的，除此之外，还可以做心脏的核磁共振。

经皮血氧饱和度测量：新生儿期绝大部分的危重先天性心脏病存在不同程度的低氧血症，所以有研究者提出将经皮血氧饱和度监测作为筛查先天性心脏病的方法之一。例如，与右上肢比较，下肢的经皮血氧饱和度偏低，提示可能存在与肺动脉高压及主动脉缩窄有关的动脉导管水平的右向左分流。

一般情况下，当新生儿出生后，经过产房助产人员及到场的新生儿科医师对新生儿采用2项指标（心脏杂音听诊+经皮血氧饱和度测定）进行筛查，对于先天性心脏病的检出率已经非常高。阳性需要另进行先天性心脏病的筛查。

3）新生儿先天性心脏病筛查和处理流程见图2-2-11。

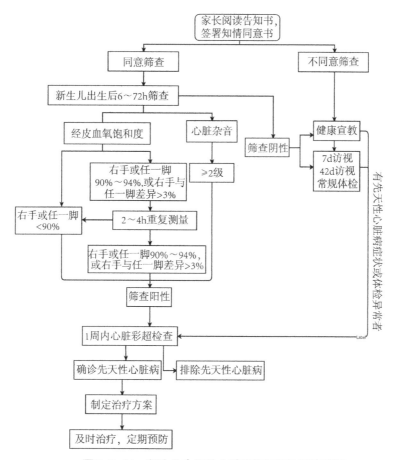

图2-2-11　新生儿先天性心脏病筛查和处理流程图

（王小丽　胡娅萍）

6.先天性异常血管环

临床中我们将会产生临床症状的三类血管环称之为"先天性异常血管环"，包括：双主动脉弓、肺动脉吊带、右位主动脉弓+迷走左锁骨下动脉+左动脉导管。

患有先天性异常血管环的胎儿由于在母体通过胎盘进行氧气交换，不会有任何临床症状；但在新生儿及婴儿期，根据气管和食管的受压程度，可出现不同程度的呼吸窘迫症状和吞咽障碍。

1）第一类：双主动脉弓。

该畸形一般不合并其他心血管畸形，80％以上伴有临床症状，临床症状主要表现为双弓包绕气管、食管，产生压迫引起喘鸣、呼吸困难及吞咽障碍；还可压迫迷走神经、喉返神经引起相应的症状。伴有临床症状的双弓一旦确诊均需要手术治疗。

手术治疗需切断发育不良侧的主动脉弓，如不合并明显气管狭窄，多预后良好；合并明显气管狭窄时，需同时矫正气管畸形，否则死亡率较高，预后不良；合并气管狭窄的处理是手术的关键，直接影响手术的最终效果。

2）第二类：肺动脉吊带。

该畸形40%～50%合并心血管其他畸形，如得不到及时诊断治疗，胎儿出生后早期死亡率极高。肺动脉吊带胎儿出生后绝大多数出现明显的呼吸道狭窄症状，少部分可出现食管梗阻。合并气管明显狭窄的新生儿或婴儿需矫治气管畸形，否则死亡率较高，预后不良。

国内外临床研究发现，合并严重气管狭窄的肺动脉吊带预后十分凶险。

3）第三类：右位主动脉弓+迷走左锁骨下动脉+左动脉导管。

该畸形是胎儿期最常见的一种血管环，出生后大部分无症状，有少数可出现食管压迫症状，但即使出现症状，手术简便，治疗后多预后良好。

绝大多数的头臂血管畸形或气管血管环症都可以在患儿出生前得到比较明确的诊断，而且并不是所有的血管畸形都需要手术治疗。

4）先天血管环处理流程见图2-2-12。

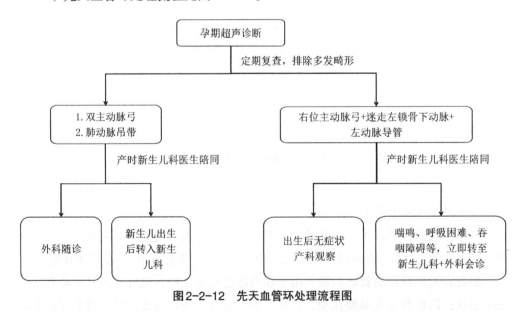

图2-2-12　先天血管环处理流程图

（陈菲菲）

7.腹壁缺损

先天性腹壁缺损（congenital abdominal wall defects，CAWD）是一种常见的先天性前腹壁发育不全，主要包括腹裂（gastroschisis，GS）和脐膨出（omphalocele，OC）。

腹裂是脐旁腹壁全层缺损而致腹腔脏器脱出体外，脐和脐带均正常，脱出物表面无囊膜组织覆盖。腹裂的发病机制目前尚未明确，但有研究发现与母体生殖泌尿系统感染、母亲年龄≤20岁及吸烟酗酒等不良生活习惯等高危因素相关。根据有无合并肠道并发症，即有无肠闭锁、狭窄、肠穿孔、坏死、旋转不良或肠扭转等，可将腹裂分为复杂性腹裂（complex gastroschisis，CG）和单纯性腹裂（simple gastroschisis，SG）。

脐膨出是在脐环所在腹壁正中发生缺损，腹腔内脏器脱出体外，有囊膜覆盖，常合并畸形和染色体异常。脐膨出的发病机制多考虑与胚胎发育过程中腹壁皱褶的发育停顿或不良有关。根据脐膨出腹壁缺损大小，分为巨型（直径≥5cm）脐膨出和小型（直径<5cm）脐膨出。脐膨出物多以肠管为主，其次为肝、胃、脾等脏器，巨型脐膨出则多以肝脏为最常见。

先天性腹壁缺损在妊娠11~14周时超声诊断准确率可达97%~100%，腹裂的超声影像特征主要表现为腹壁皮肤强回声线的连续性中断，缺损大多位于脐右侧，腹腔脏器脱出至体外，漂浮于羊水中，表面无包膜组织覆盖，突出物以肠管多见，偶可见肠管在羊水中蠕动。脐膨出的超声影像特征则主要表现为前腹壁中线处的回声中断和缺损，脐根部可见向外膨出的包块，边缘清晰可见，外面裹有包膜，而脐带附着于包块的顶端。突出的内容物因缺口大小不同而有所差异，缺损较大时可见肠管、肝和胃等器官，缺损较小时仅见肠管。磁共振成像（MRI）由于价格高、可重复性低，并非首选检查，但在超声检查灵敏度较低的情况时（如孕妇肥胖或羊水过少等），通过显示多个切面及解剖结构为精确诊断提供可靠的信息，进而能更直观地显示在腹部脱出的肠管影像，是安全的辅助方案之一。

分娩方式与新生儿的死亡率没有相关性，阴道分娩不会增加囊膜破裂、败血症、坏死性小肠结肠炎等并发症的风险。无论何种分娩方式，先天性腹壁缺损患儿分娩时要避免受挤压导致脏器破裂，娩出后需立即给予无菌纱布包裹保护外露脏器以避免热量丢失，可留稍长段脐带便于脐静脉插管，有条件可插入胃管进行肠道减压，留置尿管以及建立周围静脉通路，在保温条件下转运患儿，争取在胃肠道充气前手术以增加手术成功率。

"产房外科"模式的推广更能通过将产房和外科手术室合二为一，零转运的实现来更大限度地提高患儿生存质量。"产房外科"模式具体指的是，先天性腹壁缺损患儿在产房自然分娩或剖宫产分娩后能立即在产房或手术室内进行早期外科干预，这样既不影响母体健康，也能提高患儿的治愈率。这一模式在患儿分娩后，麻醉医师的协助下，小儿外科医师的迅速介入，可以大大减少患儿在转运过程中诸如体温下降、能量丢失以及感染概率增加等不利因素的发生。需要再次强调是的，胎儿断脐后，立即用温盐水纱布包裹脱出内容物转运至隔壁手术间，该手术间内需提前配备好保温毯、新生儿暖箱等保暖设备，置胃管及尿管，行静脉穿刺后即刻麻醉，尽量缩短准备时间，以减少外露肠管污染时间及体液丢失。

通过对患有先天性腹壁缺损胎儿的孕妇进行孕期严格和明确的产前诊断，分娩前充分评估胎儿病情及预后，充分告知家属胎儿手术风险及并发症并征得理解和同意后，开展包括产科、优生遗传科、新生儿科、小儿外科、超声影像科、手术麻醉科、病理科等多学科团队的共同监测、团队协作及密切配合，进而为出生后患儿的预后创造最佳条件。

产时处理流程见图2-2-13。

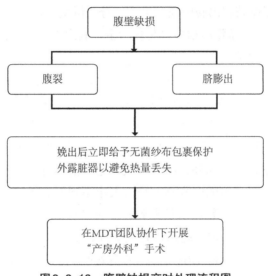

图2-2-13　腹壁缺损产时处理流程图

（王　莹　陈菲菲）

8.先天性膈疝

先天性膈疝（congenital diaphragmatic hernia，CDH）是一种严重的出生结构缺陷，主要成因是妊娠期胎儿膈肌发育不完整，使得腹腔内脏器或组织自膈肌缺损处进入胸腔。其病理生理改变包括肺发育不全、肺血管发育异常及新生儿持续性肺动脉高压（persistent pulmonary hypertension，PPHN），患者出生后缺氧和高碳酸血症可加剧PPHN，引起低氧性呼吸衰竭，甚至死亡。CDH的发病率为0.7/10 000～15.99/10 000，病死率在30％以上。该数据排除死胎和终止妊娠的胎儿在外，实际病死率可能更高。

1）临床症状。

一般在新生儿期主要表现为呼吸、循环和消化三个系统同时存在的急性症状，但以呼吸道症状为主要表现。

（1）呼吸困难、急促、发绀等症状，可能生后就开始出现或者是出生后数小时内出现，其严重程度取决于膈肌缺损大小，胸腔脏器进入胸腔的数量，以及肺发育不良的状况。

（2）呼吸困难和发绀，可呈现阵发性和可变性，即在哭闹或进食时加重，立刻突然加重，可进行性恶化，当哭闹用力呼吸，患侧胸腔产生极大负压，将腹腔脏器纳入胸腔造成严重呼吸困难，若未能及时处理，可出现立即死亡的情况。

胸腹腔脏器进入胸腔，不但可以压迫肺脏，还可减少肺动脉的血流情况，产生持续性动脉高压。除发绀外还有呼吸急促、酸中毒、低血压低体温、低血钙、低血酶等一系列症状，呕吐在临床上症状比较少见。

2）CDH的诊断与预后评估。

产前诊断CHD主要依靠超声检查，目前B超是诊断CDH的金标准，但它受到技术上的挑战和医师熟练程度的限制。超声检查特征包括直接征象（胸腔内发现腹部器官如肠蠕动、肝脏和/或胃的移位）和间接征象（心轴异常、纵隔移位和/或羊水过多）。磁共振成像（magnetic resonance imaging，MRI）可以更好地分辨胎儿的解剖结构，识别肝脏位置，评估肺功能并检测其他相关异常，是常用的辅助检查手段。MRI除了测算胎儿肺容积以外，还可用于评估膈肌的形态（包括膈肌厚度和偏移程度）及功能。胎儿超声心动图检查可以排除相关心脏异常，并评估是否存在左室发育不全。肺动脉内多普勒超声（intra-pulmonary-artery Doppler，IPaD）是一种用于评估肺动脉高压的测量方法，较高的IPaD搏动指数被证实与CDH死亡率增加相关，胎儿核型分析和微阵列分析有助于排除染色体异常。

基于详细的影像学检查及胎儿核型分析的产前诊断方法是CDH主要的结局预测指标。肺面积/头围比（lung-to-head ratio，LHR）被用于评估肺发育不全严重程度以及CDH胎儿的预后。LHR<1提示预后不良。

3）CDH的治疗。

（1）胎儿期干预。

CDH胎儿的干预目标是预防肺发育不全，促进足够的肺生长，以提高胎儿存活率。多项动物研究表明，产前气管阻塞（tracheal occlusion，TO）可防止肺液通过上呼吸道流入羊膜腔，从而促进实质肺生长，使肺泡和毛细血管数量增加，肺小动脉重塑，也被称为PLUG（plug the lungs until it grows，PLUG）流程。但长时间的TO会减少Ⅱ型肺泡细胞的数量，导致肺泡表面活性物质缺乏。出生前适时解除TO可使Ⅱ型肺泡细胞的密度趋向正常化。有研究显示胎儿外科手术已从高侵入性的开放手术改进为目前经皮超声内窥镜手术。

胎儿镜下气管阻塞（foetal endoscopic tracheal occlusion，FETO）正在开展系列全

球随机临床试验，该方法通过经皮超声内窥镜，将乳胶球囊置入胎儿气道，堵塞气管以诱导肺生长；通常在分娩前通过超声检查或超声引导穿刺术将栓塞球囊取出，以促进肺成熟。FETO 的益处是否真正大于其风险仍需要进一步的评估以确定。

（2）内科治疗。

A.胎儿期诊断膈疝者：应由产科超声专家及胎儿超声心动图专家检查有无其他畸形和心脏异常，是否合并染色体异常，特别是18-三体综合征。须经围产医学专家讨论，决定是否终止妊娠、胎儿手术或待出生后再手术。

B.采用保守治疗者：饮食调节，适当用黏稠饮食，生活指导病儿多采用半坐位，进食后适当拍打背部。给予胃动力药物和制酸药物，加强胃排空，防止食管炎的发生。

（3）术前准备：应及时胃肠减压、吸氧，纠正酸中毒，维持热量及体液平衡。

（4）手术治疗确定诊断后应尽早择期手术，若有嵌闭急诊手术。但一般需根据临床症状、实验室检查进行评估和术前准备。

（5）治疗方式的选择。

食管裂孔疝的治疗是根据食管裂孔大小，腹腔食管及贲门胃底疝入胸腔的多少，是否合并胃食管反流及胃扭转，临床症状轻重等，具体情况而确定治疗原则。手术和保守治疗没有明确的界线。

A.滑动性小型食管裂孔疝：临床症状轻微，在发育过程中可以自行消失或好转，因此多采用保守治疗。

B.巨大型或伴有胃扭转者，应积极手术治疗。

C.中型疝根据病情发展趋势及患儿的实际情况，可择期手术治疗。

D.小型疝是与滑动性柱状疝一样，采用保守治疗，并定期行钡餐透视，观察疝形状变化，若24h pH监测≤4，食管镜检查炎症较重，食管下端高压带压力明显低于胃压，临床上呕吐明显者，再考虑手术。

4）CDH的预防。

应做好孕期保健，防治孕期各种感染性疾病，加强孕期营养和监测，如发现羊水过多并检测发现卵磷脂和神经鞘磷脂低于正常，超声显像可见胎儿胸腔内有腹腔脏器等即可做出产前诊断，若同时合并有染色体或心脏等其他畸形，必要时可终止妊娠或尽早采取治疗措施。

（柳 溪 陈菲菲 胡娅萍）

（六）新生儿产伤

1.皮肤及软组织损伤

新生儿软组织损伤是新生儿最常见的产伤之一，以皮肤挫伤最为常见。

1）发病机制皮肤软组织损伤的部位与先露方位有关，如头先露软组织损伤在头部，分娩时，先露部位软组织在产道受子宫收缩力与产道挤压作用致使胎儿头皮软组织局部静脉血液瘀滞，组织水肿而造成局部皮肤损伤。

2）临床表现新生儿凝血功能不完善，先露部位的皮肤可见淤点、瘀斑。软组织损伤严重时可产生皮肤软组织坏死。

3）治疗软组织损伤时，应尽量保护损伤部位。对于局限性水肿、淤点、瘀斑一般不需要做特殊处理，水肿、淤点出生后2～7d可自行消退，瘀斑则需数周才吸收，组织坏死时要保护创面，积极促进创面愈合与坏死组织脱落。

2.头颅血肿

1）定义：头颅血肿多由分娩时损伤引起的骨膜下血管破裂导致血液积聚并局限于骨膜下，故血肿边缘清晰，不超过颅缝，有波动感。

2）病因：头颅血肿常伴发于难产，如胎头吸引、产钳助产以及臀助产。

3）临床表现：头颅血肿多在顶骨、枕骨部位出现局限性边缘清晰的肿块，不跨越颅缝，有波动感，局部头皮外观颜色正常。头颅血肿与产瘤的鉴别见表2-2-15。

表2-2-15　头颅血肿与产瘤的鉴别

	头颅血肿	产瘤（头皮水肿）
病因	骨膜下血管破裂	头皮血循环受阻，血管渗透性改变，淋巴受阻，形成皮下水肿
出现时间	生后几小时至数天	出生时就发现
部位	位于顶骨或枕骨骨膜下	头先露部皮下组织
形状	稍隆起，圆形，境界清楚	稍平坦，梭状或椭圆形，境界不清楚
范围	不超过骨缝界限	不受骨缝限制，可蔓延至全头
局部情况	肤色正常，稍硬有弹性，压之无凹陷，固定，不易移动，有波动感	头皮红肿，柔软，无弹性，压之下凹，可移动位置，为凹陷性水肿，无波动感
消失时间	需2～4个月	生后2～4d

4）治疗：头颅血肿数周后缓慢吸收，头颅血肿若无合并症可暂观察，无须治疗。偶尔血肿钙化，在数月内呈骨性肿块。巨大头颅血肿因失血过多造成贫血、低血压或黄疸加重并持续不退。若血肿部位继发感染头颅血肿迅速增大则需切开引流，怀疑感染时，应穿刺以确定诊断。

3.新生儿锁骨骨折

1）定义：锁骨骨折是产伤性骨折中最常见的一种，占产伤中的1％～2％。

2）病因与发病机制：锁骨细长而弯曲，呈横"S"形，其内侧2/3向前凸出而外侧1/3向后上方凸出，这两个不同弯曲的交界点较脆弱，受挤压时易发生骨折，产伤性锁骨骨折多发生在娩出时的前肩一侧，系因胎儿迅速下降时，前肩胛部挤向产妇的骨盆耻骨联合处，使脆弱的锁骨极度弯曲而发生骨折。锁骨骨折多发生于中央或中外1/3处，呈横行骨折，并有移位，也有不完全性骨折（青枝骨折）。5％新生儿锁骨骨折合并臂丛神经损伤。

3）临床表现：患儿不愿移动患侧上臂或运动不灵活，或完全丧失运动能力。在移动患侧上臂时，新生儿哭叫，用手触诊锁骨时局部肿胀，锁骨上凹可消失，胸锁乳突肌呈痉挛状态，使骨折向上向后移位，造成重叠或成角畸形。拥抱反射减弱或消失，患侧手臂不动，局部有压痛及骨摩擦感。

4）诊断：根据难产病史及临床表现可考虑新生儿锁骨骨折，确诊依靠X片，X线摄片可证实骨折及移位情况。

5）治疗：青枝骨折一般不需处理，对无症状不完全锁骨骨折只需固定同侧肢体。

4.臂丛神经损伤

1）定义：臂丛神经损伤是分娩过程中多种原因导致臂丛神经根牵拉性损伤引起的上肢运动障碍。

2）病因与发病机制：肩难产和臀位分娩是臂丛神经损伤的主要原因。高危因素为巨大儿、第二产程延长、使用产钳、肩难产、高龄产妇及多胎。损伤机制为肩难产需要头部极度向一侧侧屈及牵拉过度造成牵拉性损伤。经阴道分娩的头位产中50％臂丛神经存在肩难产。

3）临床表现：患儿常在出生后不久发现一侧上肢运动障碍。臂丛神经损伤根据损伤程度可分为4种类型：①神经功能性麻痹伴暂时性传导阻滞；②轴突断伤伴重度轴突损伤，但周围神经元成分完整；③神经断伤伴完全性节后神经破坏；④撕脱伴伤及与脊髓节前的连接。神经功能性麻痹与轴突断伤预后较好。

4）诊断：依据病史中的肩难产与上肢被牵拉，出生后立即出现一侧上肢部分或全部软瘫的特殊体位，结合神经-肌电图检查结果，一般不难诊断。应行上肢X片检查以排除骨性损伤。

5）治疗与预后：起始治疗为保守治疗。第一周将前臂固定在上腹部以减少不适，出生一周以后为了避免挛缩，对肩关节、肘关节及手腕关节进行移动度活动训练，90％臂丛神经损伤会自行恢复，局限于第5颈椎、第6颈椎神经根损伤者预后最好，完全性臂丛神经损伤及下部臂丛损伤的预后差。

（段薇周冬）

第三章
院 感 安 全

第一节　医院感染管理体系

一、医院感染三级组织管理系统

三级管理组织体系包括：医院感染管理委员会，医院感染管理科，临床科室医院感染管理小组。

1. 医院感染管理委员会

（1）人员组成。主任委员由分管院长担任，成员由感染管理科、医务科、护理部、检验科、药剂科、临床科室、后勤、设备科等科室主任组成。

（2）工作内容。负责制定本医院预防和控制医院感染的规章制度、医院感染诊断标准并监督实施。根据预防医院感染和卫生学要求，对本医院的建筑设计、重点科室建设的基本标准、基本设施和工作流程进行审查并提出意见。研究并确定本医院的医院感染管理工作计划，并对计划的实施进行考核和评价。研究并确定本医院的医院感染重点部门、重点环节、重点流程、重点部位、危险因素以及采取的干预措施，明确各有关部门、人员在预防和控制医院感染工作中的责任。研究并制定本医院发生医院感染暴发及出现不明原因传染性疾病或者特殊病原体感染病例等事件的控制预案。定期研究、协调和解决有关医院感染管理方面的问题。根据本医院病原体特点和耐药现状，配合药事管理委员会提出合理使用抗菌药物的指导意见。建立会议制度，每季度召开感染管理委员会会议，对医院感染管理中存在的问题及时分析出原因所在，有效协调各部门之间的关系，加强沟通和配合，及时采取措施，共同解决问题。

2. 医院感染管理科

检查和指导有关预防和落实医院感染管理规章制度。对医院感染及其相关危险因素进行监测、分析、反馈，针对问题提出控制措施并指导实施。对医院感染发生状况进行调查、统计分析，并向医院负责人报告。对医院的清洁、消毒灭菌与隔离、无菌操作技术、医疗废物管理等工作提供指导。对传染病的医院感染控制工作提供指导。对医护人员预防医院感染的职业卫生安全防护工作提供指导。对医院感染暴发事件进行报告和调查分析，提出控制措施并协调、组织有关部门进行处理。对医护人员进行预防和控制医院感染的培训工作。参与抗菌药物临床应用的管理工作。对消毒药械和一次性使用医疗器械、器具的相关证明进行审核。开展医院感染预防与控制方面的科研工作。

3.临床科室医院感染管理小组

（1）人员组成。由临床科室主任、护士长及本科感染控制医师、感染控制护士组成。

（2）工作内容。根据医院感染的特点，制定管理制度，并组织实施。培训本科医护人员医院感染预防控制知识，督促做好消毒隔离及无菌技术的落实情况，做好个人防护。本科医疗废物按规定存放。指导本科室合理使用抗菌药物，依据药敏结果用药，防止抗菌药物的滥用。发现可疑或有医院感染流行趋势、医院感染暴发时，主动查找原因及时向医院感染管理科汇报，配合医院感染专职人员进行医院感染暴发的流行病学调查，并采取有效控制措施。严格消毒剂的使用管理，做好相应的记录。定期对本科的空气、物体表面、医护人员手、器械消毒液等进行环境卫生学监测，做好登记。建立医院感染管理手册，及时记录本科室感染控制方面的问题、整改措施及会议内容，针对医院感染管理工作中出现的问题，采取有效控制措施。配合医院感染专职人员做好医院感染目标性监测工作及其他临时工作，对本科医院感染病例及感染环节进行监测，采取有效措施，降低本科室医院感染发病率。

二、医院感染管理三级组织网络机构

医院感染管理三级组织网络机构见图3-1-1。

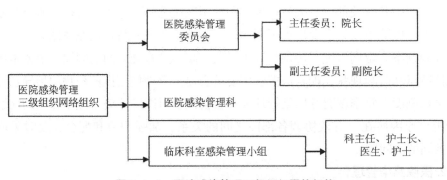

图3-1-1　医院感染管理三级组织网络机构

（张　慧）

第二节　医院感染职责制度

一、产房医院感染管理制度

（1）环境布局合理，严格划分限制区、半限制区、污染区，区域之间标志明确，功能流程符合需要。

（2）医护人员应遵循标准预防原则及手卫生规范，严格执行无菌技术操作和消毒隔离措施。

（3）工作人员入室必须洗手、更换工作服、戴帽子、口罩、换鞋。离开产房应换外出衣。个人物品不得带入产房内。

（4）患呼吸道疾患、皮肤有伤口或皮肤感染者应暂时调离产房工作。

（5）产房温度应保持在24～26℃，湿度50％～60％。室内每周一次大搬家式大扫除彻底清洁消毒，定时通风，待产室、产房每日空气消毒2次，地面、物体表面每日清洁，遇污染随时消毒并视污染程度加大消毒剂的浓度。拖鞋一用一消毒。

（6）无菌物品专柜放置按灭菌日期有序排放。

（7）查体前后应洗手或消毒，阴道检查，肛诊时应严格执行无菌技术操作规范和手卫生制度。

（8）操作人员术前严格执行外科手消毒流程，穿无菌手术衣、戴手套，术中严格执行无菌技术操作规程并执行标准预防和基于传播途径的预防。手套发生刺破或缝合切口时应更换新的无菌手套。

（9）产包一经打开，超过4 h即为污染应重新清洗消毒灭菌。所有重复使用的消毒灭菌物品均按要求密闭转运、送消毒供应室集中处理。

（10）助产使用器械与处理脐带器械应分开使用，严禁用侧切剪处理脐带。

（11）疑有宫腔污染时，应立即留取标本培养，以指导术后抗生素的使用。

（12）对患有疑似传染病的产妇隔离待产、分娩或助产后，隔离待产室和隔离产房进行终末消毒，胎盘不得让家属带走，做好与家属交接签字后装入双层黄色塑料袋中按照病理性废物处理。

（13）医护人员如发生锐器伤或职业暴露时应立即按《医护人员职业暴露标准操作规程》进行局部处理并上报医院感染管理办公室组织评估、预防、随访，同时做好登记。

（14）每月对空气、物体表面、医护人员手进行微生物学监测。检测不合格要求有追溯记录。

（15）医疗废物按《医疗废物管理办法》规范放置，专人收集，进行密封转运、无害化处理。

二、产房医护人员在医院感染管理工作中履行的职责

（1）严格执行无菌技术操作规程等医院感染管理的各项规章制度。

（2）掌握抗感染药物临床合理应用原则，做到合理使用。

（3）掌握医院感染诊断标准。

（4）发现感染病例，及时填写医院感染病例登记表，并留取标本送病原学检验及药敏实验，以便指导患者救治；发现医院感染流行趋势时，及时报告医院感染监测科，并协助调查。

（5）参加预防、控制医院感染知识的培训，掌握自我防护知识，正确进行各项技术操作，预防利器刺伤。

（6）在诊疗、护理患者过程中，发现任何感染的征兆或病例具有传染病征象时，应主动隔离患者，及时收集培养标本。

（7）保护患者避免暴露于污染环境中或与感染的探视者、工作人员、其他患者的密切接触。

（8）向患者提供安全合理的设备、药物、诊疗护理用品。

（9）对使用中的消毒药械，定期进行监测，确保其消毒效果。

（10）执行医疗废物的分类收集制度，严格落实《医疗废物管理条例》。

（11）严格执行标准预防并指导患者、探视者采用有效的预防感染传播的防护措施。

三、科室医院感染管理小组职责

科室医院感染管理小组职责：

（1）在科主任领导下负责本科室医院感染管理的各项工作，根据本科室医院感染的特点，制定管理制度，并组织实施。

（2）组织本科室预防、控制医院感染知识的培训。

（3）对医院感染病例及感染环节进行监测，采取有效措施，降低本科室医院感染发病率；发现有医院感染流行趋势时，及时报告医院感染管理科，并积极协助调查。

（4）督促本科医师提高选用抗菌药物前相关标本的送检率，根据细菌培养和药敏试验结果和抗菌药物的特点、临床疗效、细菌耐药、不良反应等，按照抗菌药物非限制使用、限制使用、特殊使用三类分级管理原则，合理使用抗菌药物。

（5）督促本科室人员执行无菌操作技术、消毒隔离制度和手卫生规范。

（6）做好对保洁员、配膳员、陪护、探视者的医院感染管理。

（一）科室医院感染兼职监控医师职责

（1）在科主任领导下，负责本科室医院感染监测和医院感染调查。

（2）对本科室医、护、技人员进行预防，控制医院感染知识的培训。

（3）随时了解本科患者医院感染情况，发现或可疑医院感染病例，督促管床医师及时送病原学、药敏培养及有关检查，并及时填报医院感染登记表。

（4）经常督促本科室医师的无菌技术操作、消毒隔离制度的执行和手卫生规范。

（5）发现医院感染流行趋势或医院感染暴发时，立即向科主任及医院感染管理科汇报，积极协助医院感染专业人员调查病因，寻找感染源和感染途径治疗患者，并采取积极有效的预防控制措施。

（二）科室医院感染兼职监控护士职责

（1）协助护士长负责本科室护理人员预防控制医院感染知识学习教育。

（2）参加本科室医院感染管理质量考评检查，并将检查情况及时向科主任、护士长汇报及向全科反馈。

（3）督促本科室人员严格执行无菌技术操作、消毒隔离制度和手卫生规范。

（4）定期进行医院感染卫生学监测和紫外线监测，并做好登记留存备查。

（5）及时了解本科室患者医院感染情况，发现或可疑医院感染病例时，积极协助配合医师查找感染源和感染途径并采用预防控制措施。

（6）做好本科室医护人员职业暴露与职业防护，及时填报本科室医护人员职业暴露报告卡、登记表及职业暴露后处理。

（7）在选用抗菌药物时应根据药物作用，配伍禁忌和配制要求，准确执行医嘱，并观察患者用药后的反应，配合医师做各种标本的留取和送检工作。

四、医院感染暴发相关报告制度、流程及应急预案

（一）医院感染暴发的定义

（1）医院感染：指患者在医院内获得的感染，包括住院期间发生的感染和在医院内获得、出院后发生的感染，不包括在院外发生或入院时已处于潜伏期的感染。通常入院48 h后发生的感染为医院感染。医护人员工作期间获得的感染也是医院感染。

（2）医院感染暴发：指在医疗机构或其科室的患者中，短时间内发生3例以上同种同源感染病例的现象。

（3）疑似医院感染暴发：在医疗机构或其科室的患者中，短时间内出现3例以上临床综合征相似、怀疑有共同感染源的感染病例的现象；或3例以上怀疑有共同感染源或共同感染途径的感染病例的现象。

（4）医院感染聚集：在医疗机构或其科室的患者中，短时间内发生医院感染病例增多，并超过历年散发发病率水平的现象。

（二）医院感染监测报告制度

散发医院感染病例上报：散发医院感染病例诊断后主管医师在24h内报告医院感染管理科，方法为在杏林院感系统内选择病历确认或主动上报。

（三）医院感染暴发的报告流程与应急处置预案

1.医院感染暴发上报方法

（1）口头报告：①临床科室发现3例及以上怀疑同种同源的医院感染病例时，立即报告医院感染管理科。②医院感染管理科调查有医院感染5例以上疑似病例或3例以上确诊病例时，应及时报告主管院长，并通报相关部门。③经调查证实出现医院感染暴发时，医院应于12h内报告上级卫生健康委员会，并同时向市疾控中心报告。

（2）书面报告：①临床科室在口头报告后，应立即书面报告，报告要素有时间、地点、人数、症状、原因、初步处置等。②医院感染管理委员会组织讨论确认后，于发现后12 h内电话或者传真或直报网络同时向上级卫生健康委员会和疾控中心报告。

2.医院感染暴发的上报时限

（1）出现医院感染暴发趋势时，医院感染管理科应于24h内报告主管院长和医务部，并通报相关部门。

（2）医院发现以下情形时，应当于12h内向当地卫生行政部门报告，并同时向所在地疾病预防控制机构报告。①5例以上疑似医院感染暴发；②3例以上医院感染暴发。

（3）医院发生以下情形时，应当按照《国家突发公共卫生事件相关信息报告管理工作规范（试行）》的要求，在2h内向所在地卫生行政部门报告，并同时向所在地疾病预防控制机构报告。①10例以上的医院感染暴发；②发生特殊病原体或者新发病原体的医院感染；③可能造成重大公共影响或者严重后果的医院感染。

3.医院感染暴发处置流程及预案

（1）医院感染管理办公室接到科室疑似医院感染暴发或医院感染暴发报告后，立即进行调查核实，如确认医院感染暴发，则立即报告分管院长及医院感染管理委员会。

（2）医院感染管理委员会在接到报告后立即组织相关人员讨论，从控制感染传播范围，降低感染造成危害出发，制定全面调查、隔离、控制及治疗措施，分别由医院感染管理办公室、医务部及护理部分头协调行动，落实到位。

（3）积极查找感染源及引起感染的可能因素，对感染患者、接触者、可疑传染源环境、物品、医护人员及陪护人员等进行病源学检查，同时配合卫生健康委员会及疾控中心对感染患者周围环境等进行必要的流行病学调查。

（4）及时隔离患者，必要时隔离密切接触者及高危人员，按照消毒隔离规范进行消毒处理，积极治疗感染患者，认真做好医护人员自身防护，避免感染的继续蔓延。

（5）医院感染暴发处置期间，医院感染暴发处置小组每天汇总处置结果及进展情况并报医院感染管理委员会，随时对控制效果进行评价，并确保各项控制措施的有效落实；遇有本院力量或设备不能解决的问题可以请院外有关专家或部门指导以协助控制疫情。

（6）在医院感染暴发处置期间遇到的其他问题如设备、药剂、消毒药械等问题相关科室要认真配合，协助解决。

（7）暴发流行控制后必须全面回顾总结整个医院感染暴发经过，总结经验教训，制定防范措施并进行整改。

（8）确诊为传染病的医院感染，按《中华人民共和国传染病防治法》的有关规定进行管理。

五、医护人员手卫生制度

（一）适用范围

适用于手术前医护人员手的消毒、在进行各种诊疗活动前后手的消毒以及诊疗过程中需要消毒时手的消毒。

（二）外科手消毒

1.原则

（1）先洗手，后消毒。

（2）不同患者手术之间、手套破损或手被污染时，应重新进行外科手消毒。

2.方法与要求

（1）洗手之前应先摘除手部饰物，并修剪指甲，长度应不超过指尖。

（2）取适量的清洁剂清洗双手、前臂和上臂下1/3，并认真揉搓。清洁双手时，应注意清洁指甲下的污垢和手部皮肤的皱褶处。

（3）流动水冲洗双手、前臂和上臂下1/3。

（4）使用干手物品擦干双手、前臂和上臂下1/3。

3.外科手消毒方法

（1）冲洗手消毒方法：取适量的手消毒剂涂抹至双手的每个部位、前臂和上臂下1/3，并认真揉搓2～6min，用流动水冲净双手、前臂和上臂下1/3，无菌巾彻底擦干。

（2）免冲洗手消毒方法：取适量的免冲洗手消毒剂涂抹至双手的每个部位、前臂和上臂下1/3，并认真揉搓直至消毒剂干燥。手消毒剂的取液量、揉搓时间及使用方法遵循产品的使用说明。

（3）连续进行手术的洗手消毒法：若连续进行手术时，需重新按手术前手消毒法进行。

（三）卫生手消毒

医护人员在各种操作前，使用洗手液流动水冲洗双手。进行各种操作后，应进行手的卫生消毒。

1）各种治疗、操作前的消毒：进行各种治疗、操作前，医护人员用洗手液洗手，如果手被感染性材料污染，应使用有效消毒剂搓擦2min后，用洗手液洗净擦干后进行各种操作。

2）连续治疗和操作的消毒：若接连进行治疗和操作时，每接触一个患者后都应用洗手液洗手或快速手消毒液搓擦2min。

3）接触传染病患者后手的消毒：

（1）医护人员为特殊传染患者检查、治疗、护理之前，应戴一次性手套或无菌乳胶手套，每接触一个患者应更换手套，操作结束后用洗手液洗手。

（2）若双手直接为传染病患者检查、治疗、护理或处理传染患者污染之后，应将污染的双手使用消毒液揉搓消毒2min后，再用洗手液洗手。

（3）连续进行检查、治疗和护理患者时，每接触一个患者后均使用洗手液洗手。或用快速手抗菌消毒剂搓擦2min。

（4）接触污染物品、微生物实验室操作后手的消毒：医护人员接触污染源之前，应戴好一次性手套或乳胶手套，然后进行操作，操作后脱手套用洗手液洗手。如手直接接触污物者，操作后应将污染的双手使用快速手消毒剂搓擦2min，再用洗手液洗手。

（四）常用手消毒剂

（1）醇类和胍类（醋酸氯己定等）复配的手消毒液。

（2）有效碘含量为5 000mg/L的碘化溶液。

（3）75％乙醇溶液或70％乙、丙醇溶液。

（4）卫生行政部门批准用于手消毒的其他消毒剂。

六、医院一次性医疗用品管理制度

（1）医院所用一次性使用医疗卫生用品必须统一采购，临床科室不得自行购入和试用。拟首次采购的一次性使用无菌医疗用品，都必须通知医院感染管理办公室。各科室不得使用未经注册、无合格证明、过期、失效或者淘汰的一次性使用无菌医疗用品。

（2）医院感染管理办公室认真履行对一次性使用无菌医疗用品的采购管理。临床应用和回收处理的监督检查职责。

（3）医院所购入一次性使用医疗卫生用品的生产厂家应具有中华人民共和国《医疗器械产品注册证》、《生产企业产品许可证》及《医疗器械生产/经营企业许可证》等相关证件。进口产品尚需索要国家监管部门颁发《医疗器械产品注册证》和中文说明书，保证选择证件齐全的厂家采购。

（4）建立一次性使用无菌医疗用品的采购登记制度。采购部门每次购置必须进行质量验收，订货合同、发货地点及货款汇寄账号与生产企业相一致。并查验每一批号产品的检验合格证、生产日期、产品标识和有效期，内外包装应完好无损，包装标识应符合国家标准，进口的一次性导管等无菌医疗用品应有灭菌日期和失效期的中文标识。

（5）严格保管，医院设置一次性使用无菌医疗用品库房，建立出入库登记制度，按失效期的先后存放于阴凉干燥、通风良好的物架上，距地面≥20cm，距墙壁≥5cm，距天花板≥50cm。禁止与其他物品混放，不得将标识不清、包装破损、失效、霉变的产品发放至使用部门。

（6）在采购一次性使用无菌医疗用品时，必须进行验收，除订货合同、发货地点及货款汇寄账号应与生产企业和经营企业相一致，查验每箱（包）产品的检验合格证，进口产品应有中文标识。

（7）临床科室使用一次性无菌医疗用品前应认真检查，若发现包装标识不符合标准，包装有破损、过效期和产品有不洁等不得使用，使用时若发生热源反应。感染或其他异常情况时，应立即停止使用，必须及时留取标本，按规定登记发生时间、种类、临床表现、处理结果；所涉及的一次性使用医疗卫生用品的生产单位、产品名称、生产日期、批号及供货单位、供货日期等，及时报告医院感染管理办公室、药剂科以及该产品采购部门。

（8）医院发现不合格产品或质量可疑产品时，应立即停止使用，并及时报告药品监督管理部门，不得自行作退货、换货处理。

（9）一次性使用无菌医疗用品使用后，按国务院《医疗废物管理条例》规定处置。严禁重复使用和回流市场。

（10）骨科内固定器材、心脏起搏器、血管内导管、支架等植入性或介入性医疗器械，须建立详细的使用记录。记录必要的产品跟踪信息，可追溯性。器材条形码应贴在病历上。

七、助产人员医院感染的防护管理制度

产房工作人员应有高度的责任心，严格的无菌观念，认真执行各技术操作规程

质量标准。医护人员应熟悉各种消毒、灭菌方法、正确配置各种消毒液、器具，做到绝对无菌以确保母婴安全。

（1）有刷手禁忌证者严禁上台。

（2）保持无菌布单及手术衣干燥，潮湿视为污染，应更换。

（3）无菌包在使用前，必须检查核对包装原样、有效期和灭菌指示带。

（4）只有穿着无菌手术衣者才能接触手术台面的无菌区域，其他人员必须保持30cm以上的距离。不可越台传递器物，台上的物品不可越出台边。

（5）助产用的器械视为相对污染，必须与脐带处理的器械分开使用，严禁用侧切剪刀断脐。

（6）羊水有臭味或疑有宫腔内感染时应做培养，指导合理应用抗菌药物。

（7）台上剪刀、针头等锐器应远离新生儿，防止误伤。

（8）及时清理新生儿的口腔和上呼吸道内吸入物，以防止吸入性肺炎。

（9）新生儿娩出后，应尽快与母亲皮肤接触，获得正常菌群。

（10）可重复使用新生儿的复苏设备，每次使用后应消毒和灭菌。新生儿辐射台用后清洁消毒。

（11）接产中避免不必要的人员活动和进出。

（12）废弃的缝针、刀片等锐器，须放置于耐刺而防水的锐器盒内。

（13）重复使用的无菌布单一经打开，无论是否使用，均必须重新灭菌。一次性物品一旦开启，若未用完也视为污染。

（14）吸引器、吸引瓶及吸引管等用完后尽快消毒、清洗、灭菌。尽量使用一次性引流袋及吸引管。

（15）提倡使用压力蒸汽灭菌后的干燥持物钳，并保存在干燥灭菌后的瓶罐内，每次接生使用一套无菌器械及无菌持物钳（镊）、罐。

（16）氧气湿化瓶内每次使用前加入灭菌蒸馏水，使用后进行终末消毒，并干燥保存备用。

（17）灭菌后的物品必须在有限期内使用，产包打开超过4h视为污染。

八、医院感染管理制度

（1）建立健全医院感染管理组织（医院感染管理委员会、医院感染管理科、科室医院感染管理小组），认真贯彻执行《中华人民共和国传染病防治法》、《中华人民共和国传染病防治法实施细则》、《医院感染管理办法》及《消毒技术规范》等有关规定，并认真履行各项职责，制定与完善医院感染突发事件的应急程序与措施。

（2）医院要根据有关规定制定医院感染的诊断、预防、消毒、灭菌、隔离与医疗废物管理等工作程序。

（3）医院要制定和实施医院感染管理与监督方案、对策、措施、效果评价和登记报告制度，并将医院感染管理纳入医院医疗质量管理与考核的重要内容。

（4）医院要加强消毒隔离工作，做好感染性疾病科、口腔科、手术室、重症监护室、新生儿病床检验部门和消毒供应室等重点部门的医院感染管理与监测工作。

（5）医院感染管理部门协同有关科室监督、执行《抗菌药物临床应用指导原则》、制定和完善医院抗菌药物临床应用实施细则，坚持抗菌药物分级使用。开展临床用药监控，实施抗菌药物用量动态监测及超常预警，对过度使用抗菌药物的行为及时予以干预提高抗菌药物临床合理应用水平。

（6）应当按照《医疗废物管理条例》《医疗卫生机构废物管理办法》《医疗废物分类目录（2021年版）》的规定对医疗废物进行有效管理，并有医疗废物流失、泄漏、扩散和意外事故的应急方案。

（7）医院建立全员医院感染控制培训教育制度，定期对医院在职职工和新职工进行预防医院感染的宣传教育与培训。

九、产房消毒隔离制度

（1）工作人员及参观学习人员入室必须更换衣、裤、帽、口罩、鞋，接送患者更换外出衣、鞋。

（2）布局合理，分非限制区、半限制区、限制区，区域间标志明确。

（3）严格限制分娩室内人员数量，严格执行卫生消毒制度，每日用三氧消毒杀菌机消毒并有记录，每周固定卫生日，每月做空气采样一次。所有物表每日用500mg/L有效氯擦拭消毒，并有记录。

（4）无菌物品按灭菌日期依次放入专柜，干燥保存一周，过期重新灭菌。灭菌后的棉球、纱布一经打开，使用时间不得超过24h，并注明开启时间。

（5）手术器械及物品一用一灭菌，并注明灭菌日期，包装干净无破损。

（6）严格遵守一次性医疗用品的管理规定，擦手毛巾一人一用一灭菌。

（7）接送患者平车应用交换车，车上物品保持清洁，平车上铺防水防渗单，一人一换。接送隔离患者后严格消毒。

（8）传染病产妇应隔离待产、分娩，按隔离技术规程护理和助产，所有物品严格按照消毒灭菌要求单独处理；用后的器械及用物，均采用消毒液单独浸泡——清洗——灭菌，房间应严格进行终末消毒处理，空气用三氯消毒杀菌机消毒1h，手术间物表用1 000mg/L含氯消毒液擦拭，地面用1 000mg有效氯拖洗，用后废物双层黄色塑料袋密闭，被服置黄色塑料袋密闭，注明传染病用物，交医院统一消毒处理。

（9）使用后的一次性医疗废物及胎盘置黄色塑料袋内，密闭转运，带血注射器针头、缝针、刀片和玻璃安瓿等锐利物品置入利器盒中密闭，由总务科统一收回，送指定地方统一焚烧处理。

（10）工作人员发生职业暴露时，即对伤口进行冲洗、挤血、冲洗、碘酊消毒等处理，并报医务处、护理部备案，同时报告医院感染管理科。

十、隔离产妇感染控制

（1）凡是患有或疑有传染性疾病，如 HBsAg 阳性及肝功能异常等产妇，均应收入隔离待产室待产、隔离分娩室分娩、并按隔离技术规程护理和接生。

（2）床单、被罩、枕套放入双层黄色塑料袋内交由洗衣房按感染性物品处理。棉被、床褥、枕芯暴晒6h，遇血液、体液污染时交洗衣房消毒拆洗。

（3）操作台、器械台、婴儿处置台、婴儿秤、产床地面及墙壁用1 000mg/L含氯消毒液擦拭消毒。

（4）如上述遇血液、体液污染时先用1 000~2 000mg/L含氯消毒液浸泡30min（消毒液应大于血液、体液的面积），再用清水冲洗干净。

（5）使用后的拖把用1 000~2 000mg/L含氯消毒液浸泡30min后清洗晾干备用。

（6）执行终末消毒处理时，医护人员应戴手套、穿防护衣。

（7）产妇离开隔离分娩室，必须用含氯消毒液擦拭室内所有物体表面和地面，进行空气消毒及通风，并做好记录。

（8）使用后一次性物品，以双袋法包装后送去焚烧。胎盘做好感染标记，按感染性废物处理。

（9）患有强致病微生物感染的病产妇用过的隔离室，应严格进行终末消毒，并进行细菌学监测，达到无致病菌要求后方可使用。

十一、医院感染十项核心制度

感染预防与控制（以下简称感控）是医疗管理的重要内容，做好感控工作对保障医疗质量与医疗安全具有重要意义。为进一步落实相关法律法规、规章制度和规范性文件等要求，指导医疗机构开展感控工作，提高感控水平，制定感控基本制度。本制度是各级各类医疗机构必须遵守和严格执行的基本要求，具有"底线性""强制性"。

（一）感控分级管理制度

1）涵义：是指导和规范医疗机构建立层级合理、专兼结合、分工明确、运转高效的感控分级管理组织体系，并有效开展感控工作的规范性要求。

感控分级管理组织体系的各层级主体包括：医院感控委员会、感控管理部门、临床与医技科室感控管理小组，以及感控专（兼）职人员等。

感控涉及的相关职能部门包括但不限于医务、药学、护理、信息、总务后勤、医学装备、质量控制，以及教学科研等管理部门；涉及的临床与医技科室包括全部临床学科、专业，并覆盖各学科、专业所设立的门（急）诊、病区和检查治疗区域等。

2）基本要求。

（1）按规定建立感控组织体系，结合本机构规模和诊疗活动实际，配置数量充足、结构合理的感控专兼职人员。

（2）明确感控组织体系的管理层级与责任主体。管理层级有"医疗机构、感控管理部门和临床科室"三级管理和"医疗机构、临床科室"二级管理两种基本模式，后者主要适用于依规定不需要设置独立感控管理部门的医疗机构。采用二级管理模式的医疗机构应当设置专（兼）职感控管理岗位。

（3）明确管理体系中各层级、各部门及其内设岗位的感控职责；明确各层级内部、外部沟通协作机制。

（4）教育引导全体工作人员践行"人人都是感控实践者"的理念，将感控理念和要求融入诊疗活动全过程、全环节、全要素之中。

（5）规范预检分诊工作，落实医疗机构内传染病防控措施。将发热伴有呼吸道、消化道感染症状，以及其他季节流行性感染疾病症状、体征的就诊者纳入医疗机构预检分诊管理；将基于特定病种、操作和技术等的感染防控核心措施纳入重点病种临床路径管理和医疗质量安全管理；参与抗菌药物临床合理应用与管理。

（二）感控监测及报告管理制度

1）涵义：是医疗机构根据感控工作需要，对健康保健相关感染的发生、分布及其影响因素等数据信息开展收集、分析、反馈，以及依法依规上报等活动的规范性要求。

2）基本要求。

（1）制订并实施可行的健康保健相关感染监测与报告管理规定，主要内容包括但不限于：监测的类型、指标、方法以及监测结果的反馈等；明确监测责任主体、参与主体及其各自职责；强化临床一线医护人员履行健康保健相关感染监测与报告义务第一责任人的主体责任。

（2）为开展健康保健相关感染监测提供物资、人员和经费等方面的保障；积极稳妥地推动信息化监测工作，并将健康保健相关感染的监测质量、结果评价及数据利用等纳入医疗质量安全管理考核体系。

（3）加强对健康保健相关感染监测制度执行情况的监管，并进行持续质量改进及效果评价。

（4）完善健康保健相关感染监测多主体协调联动机制和信息共享反馈机制，确保监测工作顺利开展，监测结果能够有效应用于医疗质量安全持续改进的实践。

（三）感控标准预防措施执行管理制度

1）涵义：是医疗机构中各相关主体自觉、有效、规范地执行感控标准预防措施的规范性要求。

2）基本内容：标准预防主要包括手卫生、隔离、环境清洁消毒、诊疗器械/物品清洗消毒与灭菌、安全注射等措施。医疗机构应当加强资源配置与经费投入，以保障感控标准预防措施的落实；不得以控制成本和支出为由，挤占、削减费用，影响标准预防措施的落实。

（1）手卫生。

A.涵义：是医疗机构及医护人员依据标准预防的规定和诊疗活动的需要，合理配置手卫生设施、持续推动和优化手卫生实践的规范性要求。

B.基本要求

a.根据《医护人员手卫生规范》等标准和规范的要求，制订符合本机构实际的手卫生制度，全面推动手卫生的实施。

b.指定相关部门负责手卫生的宣传教育、培训、实施、监测和考核等工作；定期开展覆盖全体医护人员的手卫生宣传、教育和培训，并对培训效果进行考核。临床科室是手卫生执行的主体部门，日常实施自查与监督管理。

c.根据不同部门和专业实施手卫生的需要，为其配备设置规范、数量足够、使用方便的手卫生设备设施，包括但不限于：流动水洗手设施、洗手池、洗手液、干手设施、速干手消毒液，以及手卫生流程图等。重点部门、区域和部位应当配备非手触式水龙头。

d.建立并实施科学规范的手卫生监测、评估、干预和反馈机制，不断提升医护人员手卫生知识知晓率、手卫生依从性和正确率。

（2）隔离。

A.涵义：是医疗机构及医护人员针对诊疗过程中出现或者可能出现的感染传播风险，依法、规范地设立有效屏障的规范性要求。

隔离对象分为两类：一类是具有明确或可能的感染传播能力的人员，对其按照感染源进行隔离；另一类是具有获得感染可能的高风险目标人员，对其进行保护性隔离。隔离屏障包括物理屏障和行为屏障。物理屏障以实现空间分隔为基本手段，行为屏障以规范诊疗活动和实施标准预防为重点。

B.基本要求：

a.根据感染性疾病的传播途径及特点，制订并实施本机构的隔离措施管理规定。

b. 对需要实施隔离措施的患者，应当采取单间隔离或同类患者集中隔离的方式；对医护人员加强隔离技术培训；为隔离患者和相关医护人员提供必要的个人防护用品；隔离患者所用诊疗物品应当专人专用（听诊器、血压计、体温计等）。

c. 在严格标准预防的基础上，按照疾病传播途径和防控级别实施针对性隔离措施。

d. 加强对隔离患者的探视、陪护人员的感控知识宣教与管理，指导和监督探视、陪护人员根据患者感染情况选用合适的个人防护用品。

e. 对隔离措施执行情况进行督查、反馈，并加以持续质量改进。

（3）环境清洁消毒。

A. 涵义：是医疗机构及其工作人员对诊疗区域的空气、环境和物体（包括诊疗器械、医疗设备、床单元等）表面，以及地面等实施清洁消毒或新风管理，以防控与环境相关感染的发生和传播的规范性要求。

B. 基本要求：

a. 确定实施环境物表清洁消毒的主体部门及监管部门，明确各部门及相关岗位人员的职责。

b. 确定不同风险区域环境物表清洁消毒的基本规范、标准操作流程和监督检查的规定，并开展相关培训。

c. 规范开展针对诊疗环境物表清洁消毒过程及效果的监测。

d. 制订并严格执行感染暴发（疑似暴发）后的环境清洁消毒规定与床单元终末处置流程。

e. 明确对空调通风系统、空气净化系统与医疗用水实施清洁消毒、新风管理和进行监管的主体部门及其职责，制订并执行操作规程及监测程序。

（4）诊疗器械/物品清洗消毒和/或灭菌。

A. 涵义：是医疗机构对临床使用的诊疗器械和物品正确地实施清洁消毒和/或灭菌处置的规范性要求。

B. 基本要求：

a. 根据所使用可复用诊疗器械/物品的感染风险分级，选择适宜的消毒灭菌再处理方式，包括但不限于：各种形式的清洁、低水平消毒、中水平消毒、高水平消毒和/或灭菌等；相关操作人员应当做好职业防护。

b. 在实施消毒灭菌处置前应当对污染的器械/物品进行彻底清洗。但针对被朊病毒、气性坏疽及突发不明原因传染病病原体污染的诊疗器械、器具和物品，在灭菌处置前应当先消毒。

c. 建立针对内镜、外来器械、植入物等的清洗消毒灭菌管理规范和相应标准操作规程，做好清洗消毒灭菌质量监测和反馈。

d.诊疗活动中使用的一次性使用诊疗器械/物品符合使用管理规定，在有效期内使用且不得重复使用。

e.医疗机构使用的消毒灭菌产品应当符合相应生产与使用管理规定，按照批准使用的范围、方法和注意事项使用。

f.器械/物品清洗、消毒、灭菌程序符合标准或技术规范的规定，做好过程和结果监测，建立并执行质量追溯机制和相应的应急预案。医疗机构对经清洗消毒灭菌的器械/物品应当采取集中供应的管理方式。

（5）安全注射。

A.涵义：是医疗机构及医护人员在诊疗活动中，为有效防范因注射导致的感染风险所采取的，对接受注射者无害、使实施注射操作的医护人员不暴露于可避免的风险，以及注射后医疗废物不对环境和他人造成危害的临床注射活动的规范性要求。

B.基本要求：

a.制订并实施安全注射技术规范和操作流程；明确负责安全注射管理的责任部门和感控部门或人员的监督指导责任；加强对医护人员的安全注射相关知识与技能培训；严格实施无菌技术操作。

b.诊疗活动中使用的一次性使用注射用具应当一人一针一管一用一废弃；使用的可复用注射用具应当一人一针一管一用一清洗灭菌；杜绝注射用具及注射药品的共用、复用等不规范使用。

c.加强对注射前准备、实施注射操作和注射操作完成后医疗废物处置等的全过程风险管理、监测与控制，强化对注射全过程中各相关操作者行为的监督管理。

d.提供数量充足、符合规范的个人防护用品和锐（利）器盒；指导、监督医护人员和相关工作人员正确处置使用后的注射器具。

（四）感控风险评估制度

1）涵义：是医疗机构及医护人员针对感控风险开展的综合分析、评价、预判、筛查和干预等活动，从而降低感染发生风险的规范性要求。感控风险评估种类主要包括病例风险评估、病种风险评估、部门（科室）风险评估、机构风险评估，以及感染聚集、流行和暴发等的风险评估。

2）基本要求：

（1）医疗机构及其科室、部门应当根据所开展诊疗活动的特点，定期开展感控风险评估。

（2）明确影响本机构感控的主要风险因素和优先干预次序。

（3）根据风险评估结果，合理设定或调整干预目标和策略，采取基于循证证据的干预措施。

（4）建立并实施根据风险评估结果开展感染高危人员筛查的工作机制。

（五）多重耐药菌感染预防与控制制度

1）涵义：是医疗机构为预防和控制多重耐药菌引发的感染及其传播，根据本机构多重耐药菌流行趋势和特点开展的监测、预防与控制等活动的规范性要求。

目前要求纳入目标防控的多重耐药菌包括但不限于：耐甲氧西林金黄色葡萄球菌（MRSA）、耐万古霉素肠球菌（VRE）、耐碳青霉烯类抗菌药物肠杆菌科细菌（CRE）、耐碳青霉烯类抗菌药物鲍曼不动杆菌（CR-AB）和耐碳青霉烯类抗菌药物铜绿假单胞菌（CR-PA）等。

2）基本要求：

（1）制订并落实多重耐药菌感染预防与控制规范，明确各责任部门和岗位的分工、职责和工作范围等。

（2）依据本机构和所在地区多重耐药菌流行趋势和特点，确定多重耐药菌监控范围，加强信息化监测，采取有效措施预防和控制重点部门和易感者的多重耐药菌感染。

（3）加强感染防控、感染病学、临床微生物学、重症医学和临床药学等相关学科的多部门协作机制，提升专业能力。

（4）加强针对本机构相关工作人员的多重耐药菌感染预防与控制知识培训。

（5）严格执行多重耐药菌感染预防与控制核心措施，核心措施：手卫生、接触隔离、环境清洁消毒、可复用器械与物品的清洁消毒灭菌、抗菌药物合理使用、无菌技术操作、标准预防、减少侵入性操作，以及必要的针对环境和患者的主动监测和干预等。

（6）规范病原微生物标本送检，严格执行《抗菌药物临床应用指导原则》，合理选择并规范使用抗菌药物。

（六）侵入性器械/操作相关感染防控制度

1.侵入性器械相关感染防控制度

1）涵义：是诊疗活动中与使用侵入性诊疗器械相关的感染预防与控制活动的规范性要求。

侵入性诊疗器械相关感染的防控主要包括但不限于：血管内导管相关血流感染、导尿管相关尿路感染、呼吸机相关肺炎和透析相关感染的预防与控制。

2）基本要求：

（1）建立本机构诊疗活动中使用的侵入性诊疗器械名录。

（2）制订并实施临床使用各类侵入性诊疗器械相关感染防控的具体措施。

（3）实施临床使用侵入性诊疗器械相关感染病例的目标性监测。

（4）开展临床使用侵入性诊疗器械相关感染防控措施执行依从性监测。

（5）根据病例及干预措施依从性监测数据进行持续质量改进。

2.手术及其他侵入性操作相关感染防控制度

1）涵义：是诊疗活动中与外科手术或其他侵入性操作（包括介入诊疗操作、内镜诊疗操作、CT/超声等引导下穿刺诊疗等）相关感染预防与控制活动的规范性要求。

2）基本要求：

（1）建立本机构诊疗活动中所开展手术及其他侵入性诊疗操作的名录。

（2）制订并实施所开展各项手术及其他侵入性诊疗操作的感染防控措施，以及防控措施执行依从性监测的规则和流程。

（3）根据患者病情和拟施行手术及其他侵入性诊疗操作的种类进行感染风险评估，并依据评估结果采取针对性的感染防控措施。

（4）规范手术及其他侵入性诊疗操作的抗菌药物预防性使用。

（5）实施手术及其他侵入性诊疗操作相关感染病例目标性监测。

（6）开展手术及其他侵入性诊疗操作相关感染防控措施执行依从性监测。

（7）根据病例及干预措施执行依从性监测数据进行持续质量改进。

（七）感控培训教育制度

1）涵义：是医疗机构针对不同层级、不同岗位的工作人员开展针对性、系统性、连续性的感控相关基础知识、基本理论和基本技能培训教育活动的规范性要求。感控培训教育的基本内容包括但不限于：培训目标、适用对象、进度安排、实施方式，以及考核评估等。

2）基本要求：

（1）医疗机构人力资源、医疗、护理、教育科研和后勤保障等相关管理职能部门和各临床、医技科室应当将感染防控相关内容纳入所开展的培训教育之中。各部门和临床、医技科室应当根据培训对象制订培训计划并组织实施。

（2）明确不同层级、不同岗位工作人员接受感控知识培训的形式、内容与方法等，并做好培训教育组织管理工作。

（3）制订并实施感控知识与技能培训教育考核方案，将考核结果纳入相关医护人员执业资质（准入）、执业记录和定期考核管理。

（4）向陪护、探视等人员提供感控相关基础知识宣教服务。

（八）医疗机构内感染暴发报告及处置制度

1）涵义：是医疗机构及医护人员针对诊疗过程中出现的感染疑似暴发、暴发等情况，依法依规采取预警、调查、报告与处置等措施的规范性要求。

2）基本要求：

（1）建立医疗机构内感染暴发报告责任制，强化医疗机构法定代表人或主要负责人为第一责任人的定位；制订并执行感染监测以及感染暴发的报告、调查与处置等规定、流程和应急预案。

（2）建立并执行感染疑似暴发、暴发管理机制，组建感控应急处置专家组，指导开展感染疑似暴发、暴发的流行病学调查及处置。

（3）强化各级具有报告责任主体履职情况的监督问责。在诊疗过程中发现短时间内出现 3 例或以上临床症状相同或相近的感染病例，尤其是病例间可能存在具有流行病学意义的共同暴露因素或者共同感染来源时，无论有无病原体同种同源检测的结果或检测回报结果如何，都应当按规定逐级报告本机构感控部门（或专职人员）和法人代表人或主要负责人。

（4）制订并实施感染疑似暴发、暴发处置预案。处置预案应当定期进行补充、调整和优化，并组织开展经常性演练。

（九）医护人员感染性病原体职业暴露预防、处置及上报制度

1）涵义：是医疗机构感染性病原体职业暴露预防、处置和上报等活动的规范性要求。

感染性病原体职业暴露按传播途径分类，主要包括血源性暴露、呼吸道暴露、消化道暴露和接触暴露等。

2）基本要求：

（1）建立适用于本机构的感染性病原体职业暴露预防、处置及上报规范和流程，主要内容包括但不限于：明确管理主体及其职责；制订并执行适用的预防、处置和报告流程；实施监督考核等。

（2）根据防控实践的需要，为医护人员提供数量充足、符合规范要求的用于防范感染性病原体职业暴露风险的设备设施、个人防护用品，以及其他支持、保障措施。

（3）对医护人员开展有关预防感染性病原体职业暴露的培训教育，感染性病原体职业暴露高风险部门应当定期进行相关应急演练。

（4）建立医护人员感染性病原体职业暴露报告管理体系与流程。

（5）对发生感染性病原体职业暴露的医护人员进行暴露后评估、处置和随访，严格按照相关防护要求采取检测、预防用药等应对处置措施。

（6）建立并执行预防感染性病原体职业暴露相关医护人员疫苗接种管理制度。

（十）医疗机构内传染病相关感染预防与控制制度

1）涵义：是医疗机构及医护人员依法依规开展本机构内传染病相关感染防控活动的规范性要求。

2）基本要求：

（1）诊疗区域空间布局、设备设施和诊疗流程等符合传染病相关感染预防与

控制的要求。

（2）确定承担本机构内传染病疫情监测、报告、预防和控制工作的主体部门、人员及其职责；明确感控管理部门或人员指导监督本机构内传染病相关感染防控工作开展的职责。

（3）严格执行传染病预检分诊要求，重点询问和关注就诊者发热、呼吸道症状、消化道症状、皮肤损害等临床表现和流行病学史，并了解就诊者症状出现以来的就医、用药情况。医疗机构不具备相应的救治条件时，应当规范采取就地隔离或转诊至有能力救治的医疗机构等措施。

（4）根据传染病传播途径的特点，对收治的传染病患者采用针对性措施阻断传播途径，防止传染病传播；做好疫点管理，及时进行终末消毒，按规范做好医疗废物处置。

（5）定期对工作人员进行传染病防控和职业暴露防护知识、技能的培训；为从事传染病诊疗工作的医护人员提供数量充足且符合规范要求的个人防护用品，并指导、监督其正确选择和使用。

（骆　嫚　张　慧　徐思欢）

第三节　医院感染（产房）工作流程

一、产房感染暴发病例处置流程

产房感染暴发病例处置流程见图3-3-1。

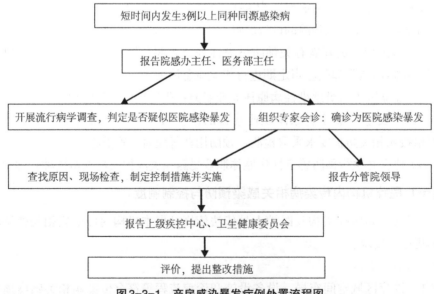

图3-3-1　产房感染暴发病例处置流程图

二、职业暴露应急处置与上报流程

职业暴露应急处置与上报流程见图3-3-2。

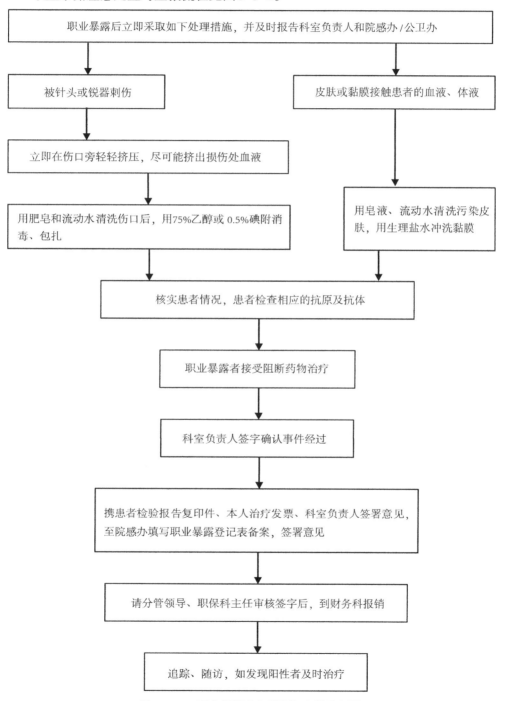

图3-3-2　职业暴露应急处置与上报流程图

三、发热预检、分诊流程

发热预检、分诊流程见图3-3-3。

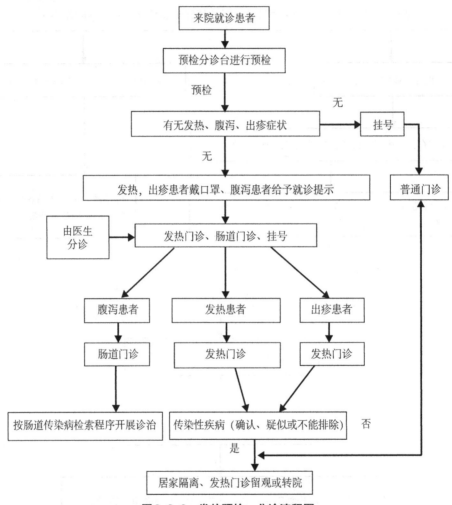

图3-3-3　发热预检、分诊流程图

四、医疗废物处置流程

1.医疗废物的分类、处理、保存、交接

（1）医疗废物分为感染性废物、药物性废物、损伤性废物、病理性废物、化学性废物。

（2）医疗废物放入黄色垃圾袋，生活垃圾放入黑色垃圾袋，可回收物放入蓝色垃圾袋；感染性废物、病理性废物、损伤性废物、药物性废物及化学性废物等不得混合收集。

（3）未被污染的青霉素药瓶、盐水瓶、输液软袋、均不属于医疗废物，属于可回收废物。

（4）医疗废物保存：临床科室日产日清、医疗废物暂存点不超过48h，交接登记本保存三年。

（5）医疗废物应做好院内、外交接、登记；上交有资质的部门处理，并按要求登记。

2.医疗机构医疗废物处置流程

医疗机构医疗废物处置流程见图3-3-4。

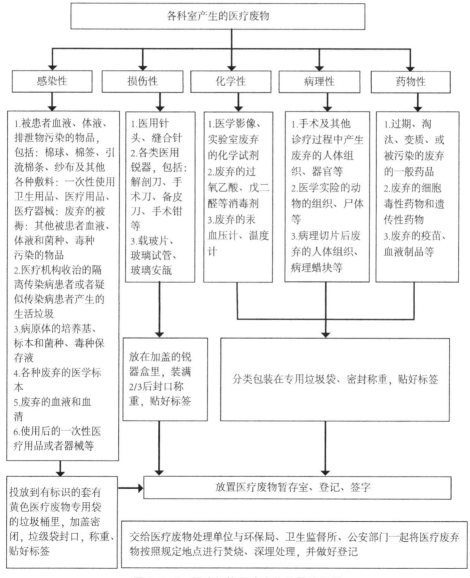

图3-3-4　医疗机构医疗废物处置流程图

（张　慧　王佳慧）

第四节 医院感染（产房）防控相关应急预案

一、医疗废物流失泄漏、扩散和意外事故发生的应急预案

医疗废物流失泄漏、扩散和意外事故发生的应急预案流程见图3-4-1。

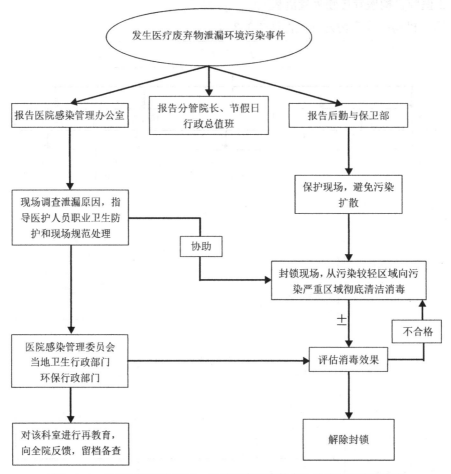

图3-4-1 医疗废物流失泄漏、扩散和意外事故发生的应急预案流程图

二、医院感染流行、暴发及突发事件的监测、报告调查与控制方案

（一）医院感染暴发及医院感染突发事件上报

1）临床科室科主任为医院感染暴发报告第一责任人。

2）出现疑似医院感染暴发或医院感染暴发时，所在科室应立即上报感染办，医院感染管理办公室立即报告分管院长，并及时组织相关部门协助开展流行病学调查和控制工作。

3）上报要求：

（1）出现以下情况，应当于12h内向市卫生行政部门报告，并同时向市疾控中心报告。

A.5例以上疑似医院感染暴发。

B.3例以上医院感染暴发。

（2）出现以下情况，应当于24h内上报上级卫生行政部门疾病预防控制中心。

A.5例以上医院感染暴发。

B.由于医院感染暴发直接导致患者死亡。

C.由于医院感染暴发导致3人及以上人身损害后果。

（3）出现以下情况，应当按照《国家突发公共卫生事件相关信息报告管理工作规范（试行）》的要求，在2h内向市卫生健康委员会报告，并同时向市疾病预防控制中心报告。

A.10例以上的医院感染暴发。

B.发生特殊病原体或者新发病原体的医院感染。

C.可能造成重大公共影响或者严重后果的医院感染。

4）属于法定传染病的医院感染，按照《中华人民共和国传染病防治法》和《国家突发公共卫生事件应急预案》的规定进行报告和处理。

5）发生特殊病原体或者新发病原体的医院感染时，除上述措施外，严格遵循标准预防，积极查找感染源，加强消毒隔离和医护人员职业防护措施；明确病原体后，再根据该病原体进行分类处理。医院感染暴发及医院感染突发事件的传播途径实施相应的消毒隔离措施，确保不发生新的医院感染。

6）对瞒报、缓报和谎报或者授意他人瞒报、缓报和谎报情形，按有关规定对相关责任人进行处理。

（二）医院感染暴发及医院感染突发事件控制

当出现医院感染流行或暴发趋势时，采取下列控制措施：

1）临床科室必须协助调查，并执行控制措施。

2）医院感染管理办公室协同检验科微生物室人员及时进行流行病学调查处理，基本步骤如下。

（1）证实流行或暴发：对怀疑患有同类感染的病例进行确诊，计算其罹患率，若罹患率显著高于该科室或病房历年医院感染一般发病水平，则证实有流行或暴发。

（2）查找感染源：对感染患者、接触者、可疑传染源、环境、物品、医护人员及陪护人员等进行病原学检查。

（3）查找引起感染的因素：对感染患者及周围人群进行详细流行病学调查。

（4）制定和组织落实有效的控制措施：包括对患者做适当治疗，进行正确的消毒处理，必要时隔离患者，甚至暂停接收新患者。

（5）分析调查资料，对病例的科室分布、人群分布和时间分布进行描述；分析流行或暴发的原因推测可能的感染源、感染途径或感染因素，结合实验室检查结果和采取控制措施的效果综合做出判断。

（6）写出调查报告，总结经验，制定防范措施。主管院长接到报告，应及时组织相关部门协助医院感染管理办公室开展流行病学调查与控制工作，从人力、物力和财力方面予以保证。同时，采取得力措施，积极救治患者。

（张　慧　王东宇）

第五节　医院感染（产房）培训、考核与感染管理质量督查

一、产房医院感染管理质量考核标准

产房医院感染管理质量考核标准见表3-5-1。

表3-5-1　产房医院感染管理质量考核标准

项目	考核内容	标准分（分）	考核方法	检查结果	得分（分）
组织管理	1.有健全的医院感染管理资料	5	一项不健全扣1分		
	2.科室医院感染管理小组成员职责明确		一人职责不明确扣1分		
	3.院感小组每月院感知识培训有记录及考核		无培训考核记录扣2分		
人员、环境管理	1.所有参与手术人员严格执行无菌技术操作规程	20	一人次不符合要求扣2分		
	2.进入分娩区更衣、换鞋。出产房穿外出衣及换鞋		一人次不符合要求扣2分		
	3.发生职业暴露时及时处理、报告。严格执行职业防护制度，做好个人防护		未及时处理、报告各扣1分　一项不符合扣1分		
	4.采用湿式清洁，用后地巾、擦拭布巾清洗、消毒、晾干备用		一项不符合要求扣1分		
手卫生	1.查看操作时的手卫生执行情况	10	一人次未执行扣1分，方法不正确扣1分		
	2.洗手设施完好齐全，手消毒剂、干手物品合格		一项不符合要求扣1分		
消毒灭菌	1.每日接产前后或连台之间应及时消毒，遇污染随时清洁消毒	60	一次未执行消毒扣2分		
	2.每日紫外线消毒1次，每次1h，紫外线灯管每周用75％乙醇擦拭1次，有记录，有累计时间记录		一项不符合要求扣2分		
	3.助产器械及物品必须一用一灭菌		一件物品不符合要求扣2分		
	4.使用者应检查灭菌包合格后方能使用，包外六项标识粘贴于产程记录单背面		一项不符合要求扣2分		

续表

项目	考核内容	标准分（分）	考核方法	检查结果	得分（分）
消毒灭菌	5.接生或手术前，严格外科手消毒，穿无菌手术衣，戴无菌手套	60	一项不符合要求扣2分		
	6.备断脐专用剪及无菌纱布、棉签、无菌手套等		一项不符合要求扣2分		
	7.手术或接产中避免不必要的人员活动和进出		不符合要求扣1分		
	8.吸引器、吸引瓶及吸引管等使用后，及时清洗、消毒或灭菌，干燥保存		一项未及时清洗消毒扣2分，未干燥保存扣1分		
	9.持物筒、持物钳灭菌干燥保存，每台更换一套		不符合要求扣2分		
	10.无过期物品：无菌物品、一次性医疗用品、消毒剂、指示卡		发现一件过期物品扣3分		
	11.无菌物品、一次性医疗用品存放符合要求。（分类分层放置，无菌物品上层）		一件存放不符合要求扣1分		
	12.接产完毕进行终末消毒。传染病患者接产完毕，进行彻底终末消毒		一次未终末消毒扣1分		
	13.经血传播病原体、分枝杆菌、细菌芽孢污染的地面及物体表面用2 000mg/L含氯消毒剂消毒		不符合要求扣1分		
医疗废物管理	1.医疗废物分类放置，损伤性废物置于锐器盒内	5	发现一次分类不清扣2分		
	2.感染性废物置于专用黄色塑料袋内，传染性废物置于双层黄色垃圾袋内		发现一次放置错误扣2分		
	3.容器满3/4时及时封闭，正确填写和粘贴标签，存放于指定位置。与接收医疗废物人员双签字		一项不符合要求各扣1分		
合计		100			

二、产房感染管理质量评价表

产房感染管理质量评价见表3-5-2。

表3-5-2 产房感染管理质量评价表

项目	检查标准及内容	标准分（分）	评价方法	扣分标准	扣分原因	得分（分）
管理制度	1.建立医院感染管理小组，分工及职责明确	4	查阅资料抽考兼职人员	缺一项或回答不全扣0.5分		
	2.建立健全医院感染管理制度、消毒隔离制度等各项规章制度，有符合医院感染预防与控制的工作流程	3	查阅资料	缺一项扣0.5分		
	3.科室定期进行医院感染管理相关知识培训学习，记录完善并有考核与评价	3	查阅资料	缺一项扣1分		

项目	检查标准及内容	标准分（分）	评价方法	扣分标准	扣分原因	得分（分）
人员管理	1.凡进入产房区域的人员必须行手卫生、更衣、换鞋，并规范佩戴口罩及圆帽。非本室人员未经许可不得入内	3	现场查看	一项不合要求扣1分		
	2.当工作人员疑似/患有感染性疾病时，应暂离工作岗位	2	现场查看	一项不合要求扣1分		
布局和环境管理	1.产房的建筑布局应当遵循医院感染预防与控制的原则。布局合理，严格划分三区，且分区标识明显。人流、物流各行其道，避免交叉。限制区内设置正常分娩室、隔离分娩室、无菌物品存放间、刷手间；半限制区内设置待产室、隔离待产室、器械室、办公室；非限制区内分别设置医、患更衣室，产妇接待室、器械初步处理室、污物处置室、卫生间、沐浴室、值班室等	7	现场查看	一项不合要求扣2分		
	2.限制区房屋墙面、地面光滑无缝隙，便于清洁消毒；分娩室内不得有上下水设施，待产室内应有良好的通风设施，保持室内空气清新，每日通风不少于2次，每次不少于30min，通风不良时可安装辅助通风设备；待产室内应设卫生间。限制区空气消毒应采用空气消毒器，环境应达到GB15982—2012中二类环境标准要求；半限制区可使用紫外线灯消毒	7	现场查看	一项不合要求扣2分		
	3.分娩室宜设一张产床，无条件达到的最多设两张产床，每张产床使用面积不少于16m²，产床之间须有屏障设施	3	现场查看	一项不合要求扣2分		
	4.配备规范的流动水外科洗手设施，水龙头开关应为非手触式，应配备清洁指甲用品，洗手液及手消毒剂的出液器应采用非手触式。洗手液及消毒剂宜采用一次性包装，重复使用的消毒剂容器应每周清洁与消毒。应配备干手物品，干手巾应每人一用，用后清洁、灭菌；盛装消毒巾的包装物应每次清洗、灭菌。应配备计时装置、外科手消毒流程及说明图。助产人员按手术要求进行外科手消毒	5	现场查看	一项不合要求扣2分		

项目	检查标准及内容	标准分（分）	评价方法	扣分标准	扣分原因	得分（分）
布局和环境管理	5. 产房每日清洁与消毒至少2次，分娩室地面及物体表面应每日湿式擦拭；每位产妇分娩后应湿式擦拭地面、产床及周围的所有物体表面；遇有明显血液、体液等污染时，先用吸湿材料去除可见的污染物，再清洁和消毒；并如实记录。所用消毒剂应符合国家规定	5	现场查看	一项不合要求扣2分		
	6. 窗台、墙面等应定期湿式擦拭，产房每周行搬家式清洁消毒1次，刷洗地面、墙面、产床及其他物品并如实记录	2	现场查看	一项不合要求扣1分		
	7. 清洁用具应分区使用、分池清洗消毒、悬挂晾干、分类放置	2	现场查看	一项不合要求扣1分		
	8. 每月对环境卫生学及消毒灭菌效果监测1次，如监测不合格应有原因分析、整改措施和追踪监测，并记录。当怀疑医院感染暴发与环境有关时，应立即进行监测	2	查阅资料	一项不合要求扣1分		
	9. 工作人员及产妇每次使用后的拖鞋应用含氯消毒剂浸泡消毒，冲洗、晾干、备用或使用全自动的清洗消毒机清洗消毒干燥备用	2	查阅资料现场查看	一项不合要求扣1分		
感染控制	1. 诊疗过程中应遵循标准预防的原则，应备有相应的防护用品；接产时应戴口罩和帽子、穿无菌手术衣、戴无菌手套。有血液、体液暴露危险时应戴防护面罩、穿防水围裙和防护鞋	8	查阅资料现场查看	一项不合要求扣2分		
	2. 接送产妇的平车应保持清洁，隔离产妇使用后应立即消毒	5	现场查看	一项不合要求扣2分		
	3. 产床上的所有织物均应一人一用一更换，感染性疾病患者和明确感染性物质污染的织物应分开收集、标识明确、封闭运送。不应在产房内和走廊上清点污染织物	5	现场查看	一项不合要求扣2分		
	4. 接触患儿皮肤、黏膜的器械、器具及物品应当一人一用一消毒。清理新生儿呼吸道所用的生理盐水应一婴一瓶一更换，不得共用。负压吸引装置应每日清洁消毒	7	现场查看	一项不合要求扣2分		

项目	检查标准及内容	标准分（分）	评价方法	扣分标准	扣分原因	得分（分）
感染控制	5.备皮用具首选一次性器具，且不损伤患者皮肤	5	现场查看	一项不合要求扣2分		
	6.传染性疾病、感染性疾病患者，应于隔离待产室待产、隔离分娩室分娩。医护人员应根据传播途径采取相应隔离措施，所有物品严格按照消毒灭菌要求单独处理，尽可能使用一次性物品。分娩结束后房间应严格进行终末消毒处理	5	现场查看	一项不合要求扣2分		
无菌技术操作机医疗用品的管理	1.无菌敷料开封应标注开封日期及时间，开封>24h不得使用。一次性耗材不得重复使用	2	现场查看	一项不合要求扣1分		
	2.无菌持物钳干式保存，标注开启日期及时间，4h更换1次。夹取无菌物品必须用无菌持物钳。禁止跨越无菌区	3	现场查看	一项不合要求扣1分		
	3.婴儿脐带结扎线应灭菌后使用	2	现场查看	一项不合要求扣1分		
	4.皮肤消毒宜首选一次性小包装的瓶装碘酒、乙醇，启封后使用时间不超过7d。氧气湿化瓶每次使用后用有效浓度消毒液浸泡消毒，再用清水冲洗、晾干备用或送消毒供应中心消毒处理；湿化液应选用灭菌水。吸氧管应一次性应用	3	现场查看	一项不合要求扣1分		
医疗废物处置	1.分类收集，密闭运送。盛装医疗废物的包装物与容器应符合国家规定，包装物外标识明确；锐器应放入锐器盒，锐器盒不得重复使用；医疗废物盛装不得超过容器的3/4	2	现场查看	一项不合要求扣1分		
	2.患有或疑似传染病产妇的胎盘必须放入双层黄色医疗废物袋内密闭运送，按病理性医疗废物处理（需签知情同意书），实行数量和重量交接	2	现场查看查阅资料	一项不合要求扣1分		
	3.医疗废物交接登记内容完善，登记资料齐全，保存3年	1	查阅资料	一处登记资料不齐全扣0.5分		

（骆 嫚 张 慧 李 莹 史婷婷 封西蓉）

第六节　产房职业暴露防护

一、产房医护人员职业防护、助产人员职业暴露防护管理规范

1）医护人员必须重视职业暴露对身体健康造成的危害，应加强自我防护意识。

2）医护人员在工作中发生职业暴露时，应根据职业暴露的分级（一、二、三级）和职业暴露的方式（接触暴露、针刺或锐器割伤、其他方式如抓伤、咬伤等），采取相应的局部处理措施并及时报告医院相关管理部门。

3）医护人员发生职业暴露后，应遵守职业暴露处理流程。

4）为了有效预防职业暴露，医护人员应采取的防护措施如下。

（1）坚持标准预防和普及性预防原则。

（2）落实职业暴露基础性预防措施，如洗手、戴手套、戴口罩、戴帽子、穿隔离衣等。

（3）坚持正确使用个人防护用品。

（4）严格遵守操作流程，以规范医护人员的诊疗行为。

（5）正确使用和处理锐器，防止发生锐器伤害。

（6）定期进行健康检查，必要时，对有关人员进行免疫接种。

5）医院设有职业防护经费，以确保防护措施的落实和防护用品的到位。

二、产房医护人员职业暴露管理规范及处置

（一）医护人员职业暴露分级防护的规定

1）医护人员职业暴露。指医护人员在从事诊疗、护理活动过程中意外接触有毒、有害物质或传染病病原体，有可能损害健康或危及生命的情况。分感染性职业暴露，放射性职业暴露，化学性（如消毒剂、某些化学药品）职业暴露及其他职业暴露。

2）血源性病原体职业暴露针刺伤后的局部处理方法（概括为"一挤、二冲、三消毒"）。

（1）立即从损伤处伤口的近心端向远心端挤出损伤处的血液。

（2）再用流动水和肥皂冲洗伤口。

（3）使用75％乙醇、碘酊或其他皮肤消毒剂消毒。

（4）口、鼻黏膜暴露后应用清水反复冲洗，眼睛可用无菌的（生理）盐水或清水冲洗。

3）暴露程度分级。

一级暴露：暴露源为体液、血液或者含有体液、血液的医疗器械、物品；暴露类型为暴露源沾染了有损伤的皮肤或者黏膜，暴露量小且暴露时间较短。

二级暴露：暴露源为体液、血液或者含有体液、血液的医疗器械、物品；暴露类型为暴露源沾染了有损伤的皮肤或者黏膜，暴露量大且暴露时间较长；或者暴露类型为暴露源刺伤或者割伤皮肤，但损伤程度较轻，为表皮擦伤或者针刺伤。

三级暴露：暴露源为体液、血液或者含有体液、血液的医疗器械、物品；暴露类型为暴露源刺伤或者割伤皮肤，但损伤程度较重，为深部伤口或者割伤物有明显可见的血液。

4）医护人员的分级防护要求见表3-6-1。

表3-6-1　医护人员的分级防护要求

防护级别	使用情况	防护用品								
		外科口罩	医用防护口罩	防护面屏或护目镜	手卫生	乳胶手套	工作服	隔离衣	防护服	工作帽	鞋套
一般防护	普通门(急)诊、普通病房医护人员	+	−	−	+	±	+	−	−	−	−
一级防护	发热门诊与感染疾病科医护人员	−	+	−	+	+	+	+	−	+	−
二级防护	进入疑似或确诊经空气传播疾病患者安置地或为患者提供一般诊疗操作	−	+	±	+	+	+	±★	±★	+	−
三级防护	为疑似或确诊患者进行产生气溶胶操作时	−	+	+	+	+	−	−	+	+	+

注："+"应穿戴的防护用品，"−"不需穿戴的防护用品，"±"根据工作需要穿戴的防护用品，"±★"为二级防护级别中，根据医疗机构的实际条件，选择穿隔离衣或防护服。

（二）医护人员锐器伤预防措施

（1）在进行侵袭性诊疗、护理、实验操作过程中，要保证充足的光线，并特别注意防止被针头、缝合针、刀片等锐器刺伤或者划伤。

（2）采用新技术，如使用有安全保护装置的锐器。

（3）消除不必要的锐器和针具，如使用适宜的钝化针具和"U"形针具等。

（4）使用带有刀片回缩处理装置的或带有刀片废弃一体化装置的手术刀，以避免装、卸刀片时被手术刀伤害。

（5）手术中传递锐器应使用传递容器，以免损伤医护人员。

（6）锐器用完后应直接放入防穿刺、防渗漏、有警示标识或安全标识和中文警示说明的锐器盒中，以便进行适当处理。

（7）禁止重复使用一次性医疗用品，禁止弯曲被污染的针具，禁止用手分离使用过的针具和针管，禁止用手直接接触污染的针头、刀片等锐器，禁止双手回套针帽，如需盖帽只能单手盖帽或借用专用套帽装置。

（8）禁止用手直接拿取被污染的破损玻璃物品，应使用刷子、垃圾铲和夹子等器械处理。

（9）处理污物时，严禁用手直接抓取污物，尤其是不能将手伸入垃圾容器中向下压挤废物，以免被锐器刺伤。

三、产房医护人员职业暴露处置制度及报告

职业暴露对医护人员健康的潜在威胁不容忽视，由职业暴露而引发血源感染的危险日趋严重，有报告锐器伤已经成为医护人员发生血源性感染最重要的传播途径。为降低职业暴露风险，保障医护人员生命健康安全，根据《医院感染管理办法》制订我院医护人员职业暴露报告及处理制度。

（1）用肥皂水和流动水清洗污染的皮肤，用生理盐水冲洗黏膜。如有伤口，应在伤口上端轻轻挤压，可由近心端向远心端挤压

（2）受伤部位清洗后，应用消毒液（75％乙醇或0.5％碘附）进行消毒，并包扎伤口（防渗透性能的敷料）被暴露的黏膜用盐水冲洗

（3）进行登记，上报防保科，咨询，用药。

（4）医护人员进行有可能接触患者血液、体液的操作时，必须戴手套，操作完毕，脱去手套后立即洗手，必要时进行手消毒。

（5）有可能发生血液、体液飞溅到医护人员面部时，医护人员应戴手套，戴有防渗透性的口罩，大面积飞溅时穿隔离衣或围裙。

（6）医护人员手部皮肤破损，操作时戴双层手套。进行侵袭性治疗护理时，保证充足的光线，防止针头、刀片、缝合针刺伤或划伤。

（7）使用后的锐器直接放入耐刺渗漏的利器盒子，禁止将作用后的针头重新套上针头套，禁止用手直接接触作用后的针头，刀片等锐器指向他人。

四、产科产房医院感染监测、质量检查反馈

（一）空气净化效果的监测

监测时间每月采样时间在消毒处理后、操作前进行采样。采样前，关好门、窗，在无人走动的情况下，静止10min进行采样。

采样方法：沉降法。

（1）布点：室内面积小于30m²，设内、中、外对角线三点，内、外点应距墙壁1m处；室内面积大于30m²，设四角及中央五点，四角的布点位置应距墙壁1m处。

（2）采样：将普通营养琼脂平皿（直径为9cm）放置各采样点，采样高度为距地面0.8～1.5m；采样时将平皿盖打开，扣放于平皿旁，暴露规定时间（二类环境暴露15min，三类环境暴露5min）后盖好盖上平皿盖及时送检。

注意事项：

（1）室内测试人员不能多于2人。

（2）采样时应遵守无菌操作原则，布点应由内向外。

（3）洁净室必须设空白对照。

（4）采样前标明培养皿的相关信息（手术区/周边区）。

（5）放置培养皿时手臂及头不可越过培养皿上方，采样后尽快将培养皿送至检验科培养。

（6）检验报告单应注明房间名称、洁净级别及培养皿数。

（二）物体表面的消毒效果监测

1.采样时间

潜在污染区、污染区消毒后采样。清洁区根据现场情况确定。

2.采样面积

被采表面＜100 cm²，取全部表面；被采表面＞100cm²，取100cm²。

3.采样方法

用5cm×5cm灭菌规格板放在被检物体表面，用没有无菌0.03mol/L磷酸盐缓冲液或生理盐水采样液的棉拭子1支，在规格板内横竖往返各涂抹5次，并随之转动棉拭子，连续采样1～4个规格板面积，剪去手接触部分，将棉拭子放入装有10mL采样液的试管中送检（卫生标准见表3-6-2）。门把手等小型物体则采用棉拭子直接涂抹物体采样。若采样物体表面有消毒剂残留时，采样液应含相应中和剂。

表3-6-2　各类环境空气、物体表面菌落总数卫生标准

环境类别		空气平均菌落数[a]		物体表面平均菌落数
		cfu/皿	cfu/m³	cfu/m³
Ⅰ类环境	洁净手术部	符合GB50333要求	≤150	≤5.0
	其他洁净场所	≤4.0（30min）[b]		
Ⅱ类环境		≤4.0（15min）	—	≤5.0
Ⅲ类环境		≤4.0（5min）	—	≤10.0
Ⅳ类环境		≤4.0（5min）	—	≤10.0

a.cfu/皿为平板暴露法，cfu/m³为空气采样器法。

b.平板暴露法检测时的平板暴露时间。

（三）医护人员手卫生效果的监测

1.采样时间

采取手卫生后，在接触患者或从事医疗活动前采样。

2.采样方法

将浸有无菌 0.03mol/L 磷酸盐缓冲液或生理盐水采样液的棉拭子一支在双手指曲面从指根到指端来回涂擦各两次（一只手涂擦面积约 30cm²），并随之转动采样棉拭子，剪去手接触部位，将棉拭子放入装有 10mL 采样液的试管内送检。采样面积按平方厘米计算，若采样时手上有消毒剂残留，采样液应含相应中和剂。

3.标准

卫生手消毒后医护人员手表面的菌落总数应≤10cfu/cm²。外科手消毒后医护人员手表面的菌落总数应≤5cfu/cm²。

（四）消毒剂卫生监测

1.消毒剂采样

采样分库存消毒剂和使用中消毒液。

2.消毒剂有效成分含量检查方法

库存消毒剂的有效成分含量应依照《消毒技术规范》或产品企业标准进行检测；使用中消毒液的有效浓度测定可用前述方法，也可使用经国家卫生行政部门批准的消毒剂浓度试纸（卡）进行监测。

3.消毒液染菌量检查方法

（1）用无菌吸管按无菌操作方法吸取 1.0mL 被检消毒液，加入 9mL 中和剂中混匀。醇类与酚类消毒剂用普通营养肉汤中和，含氯消毒剂、含碘消毒剂和过氧化物消毒剂用含 0.1％硫代硫酸钠中和剂，氯己定、季铵盐类消毒剂用含 0.3％吐温 80 和 0.3％卵磷脂中和剂，醛类消毒剂用含 0.3％甘氨酸中和剂，含有表面活性剂的各种复方消毒剂可在中和剂中加入吐温 80 至 3％；也可使用该消毒剂消毒效果检测的中和剂鉴定试验确定的中和剂。

（2）灭菌用消毒液的菌落总数应为 0cfu/mL；皮肤黏膜消毒液的菌落总数应符合相应标准要求；其他使用中消毒液的菌落总数应≤100cfu/mL，不得检出致病性微生物。

（3）使用灭菌用消毒液：无菌生长；使用皮肤黏膜消毒液染菌量：≤10cfu/mL，其他消毒液染菌量≤100cfu/mL。

（五）无菌物品监测

（1）采样时间：灭菌后存放至有效期内采样。

（2）采样方法：用浸有缓冲液的棉拭子在被检物体表面往返涂抹，并随之转动采样棉拭子，采样完毕后将棉拭子投入含中和液的试管内立即送检。

（3）结果判断：灭菌器械应为无菌。

（六）产房院感质量检查反馈制度

指院感质控小组主要对组织管理、医疗废物管理、手卫生、消毒隔离制度的落实及无菌物品管理感染病例上报等情况进行检查，对于检查中存在的问题进行原因分析，落实整改措施，然后再进行质量追踪、效果评价的过程。

五、产房传染病的职业暴露处理方法与报告流程

1.乙肝职业暴露处理方法与报告流程

乙肝职业暴露处理方法与报告流程见图3-6-1。

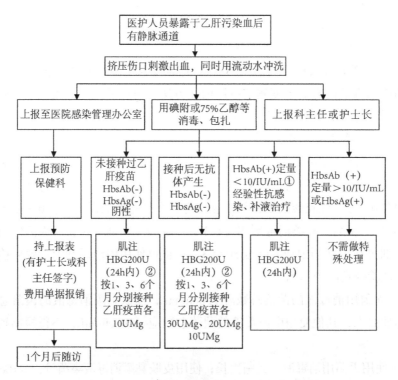

图3-6-1 乙肝职业暴露处理方法与报告流程图

2.丙肝职业暴露处理方法与报告流程

丙肝职业暴露处理方法与报告流程见图3-6-2。

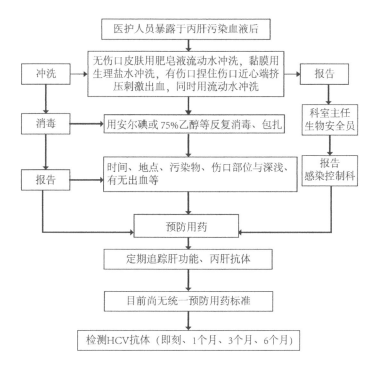

图3-6-2 丙肝职业暴露处理方法与报告流程图

3.梅毒职业暴露处理方法与报告流程

梅毒职业暴露处理方法与报告流程见图3-6-3。

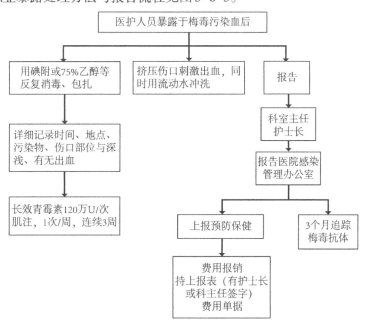

图3-6-3 梅毒职业暴露处理方法与报告流程图

4.HIV暴露处理方法与报告流程图

HIV暴露处理方法与报告流程见图3-6-4。

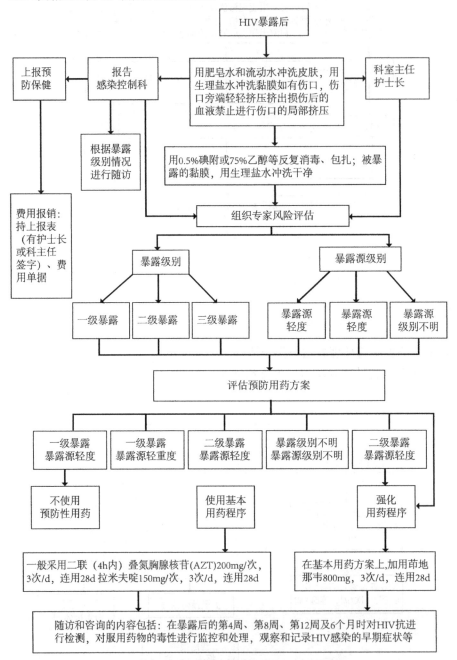

图3-6-4 HIV职业暴露处理方法与报告流程图

（张　慧　梁小林　吴　慧　王　峰）

参 考 文 献

[1] 中华医学会妇产科学分会产科学组,中华医学会围产医学会分会. 正常分娩指南[J]. 中华围产医学杂志,2020,23(6):361-369.

[2] 冉雨鑫,尹楠林,漆洪波.ACOG《胎膜早破临床实践指南(2020)》解读[J].中国实用妇科与产科杂志,2020,8(36):736-739.

[3] 谢幸,孔北华,段涛. 妇产科学[M].9版. 北京:人民卫生出版社,2019.

[4] 武建利,朱启英.妊娠合并心脏病妊娠风险及分娩方式评估[J].中国实用妇科与产科杂志,2019,11(35):1193-1196.

[5] 中华医学会内分泌学分会. 妊娠和产后甲状腺疾病诊治指南[J]. 2版.中华内分泌代谢杂志,2019,35(8):636-665.

[6] 余昕烊,吴侠霏,漆洪波.昆士兰卫生组织《妊娠期糖尿病指南(2021年版)》要点解读[J].中国实用妇科与产科杂志,2021,9(37):933-936.

[7] 魏玉梅,杨慧霞.妊娠期高血糖的诊断及管理[J].中国实用妇科与产科杂志,2020,36(2):117-120.

[8] 中华医学会妇产科学分会妊娠期高血压疾病学组.妊娠期血压管理中国专家共识(2021)[J].中华妇产科杂志,2021,56(11):737-745.

[9] 曹泽毅.中华妇产科学(临床版)[M].北京:人民卫生出版社,2010:198-199.

[10] 胡小靖,漆洪波.ACOG《正常分娩抗生素预防性应用指南(2018)》解读[J].中国实用妇科与产科杂志,2019,6(35):666-671.

[11] 中华医学会妇产科学分会产科学组.预防围生期B族链球菌病(中国)专家共识[J].中华围产医学杂志,2021,24(8),561-566.

[12] 肖梅,赵蕾.人工破膜的临床应用[J].中国实用妇科和产科杂志,2021,37(9):911-914.

[13] 原鹏波,赵扬玉. 双胎妊娠阴道分娩[J].中华产科急救电子杂志,2016,5(3):165-168.

[14] 章锦曼,阮强,张宁,等.TORCH感染筛查、诊断与干预原则和工作流程专家共识[J].中国实用妇科与产科杂志,2016,32(6):535-541.

[15] 中华医学会妇产科学分会产科学组.乙型肝炎病毒母婴传播预防临床指南(2020)[J].中华妇产科杂志,2020,55(5):291-299.

[16] 刘喆,杨慧霞.规范使用催引产技术促进自然分娩[J].实用妇产科杂志,2015,31(4):251-253.

［17］ 中华医学会风湿病学分会.中国系统性红斑狼疮诊疗指南[J].中华内科杂志，2020,59(3):172-185.

［18］ 郎景和,王辰,瞿红,等.妇科手术后深静脉血栓形成及肺栓塞预防专家共识[J].中华妇产科杂志,2017,52(10):649-653.

［19］ 中华医学会心血管病学分会肺血管病学组.急性肺栓塞诊断与治疗中国专家共识(2015)[J].中华心血管病杂志,2016,44(3):197-211.

［20］ 中华医学会妇产科学分会产科学组.羊水栓塞临床诊断与处理专家共识(2018)[J].中华妇产科杂志,2018,53(12):831-835.

［21］ 中国医师协会心血管外科分会大血管外科专业委员会.主动脉夹层诊断与治疗规范中国专家共识[J].中华胸心血管外科杂志,2017,33(11):641-654.

［22］ 中华医学会围产医学分会胎儿医学学组,中华医学会妇产科学分会产科学组.双胎妊娠临床处理指南(2020年)[J].中华围产医学杂志，2020，23(8):505-516.

［23］ 曹泽毅.中华妇产科学[M].3版.北京:人民卫生出版社,2014.

［24］ 刘兴会,徐先明,段涛,等.实用产科手术学[M].2版.北京:人民卫生出版社2020.

［25］ 段燕丽.院外阴道分娩54例母婴结局分析[J].现代中西医结合杂志,2012,21(32):3561-3562.

［26］ 雷高峰,吴晓良.厦门地区院外分娩的流行病学特征及接诊状况分析[J].航空航天医学杂志,2019,30(1):79-80.